Lof voor Tongriem

Na sinds het begin van de jaren 1980 pasgeborenen tot volwassenen met orale restricties te hebben onderzocht en behandeld, heb ik nog nooit zo'n complete en grondige studie over dit onderwerp gezien. Dr. Baxter heeft alles behandeld! Zijn eigen persoonlijke ervaring was een grote motivator om dit boek een must-read te maken voor ouders, artsen, tandartsen, lactatiekundigen en therapeuten van allerlei aard.

Greg Notestine, DDS, AAACD
Oprichtend lid en voormalig directeur, International Affiliation of Tongue-Tie Professionals (IATP)

Er kan geen groter gevoel zijn dan te zien dat ik individuen zoals Dr. Baxter heb kunnen stimuleren om bij te dragen aan de kennis die nodig is om de gezondheidszorggemeenschap en ouders te informeren over de noodzaak om gebonden orale weefsels te laten evalueren op de vele potentiële problemen met betrekking tot de tong, die niet alleen een spier is, maar een deel van ons lichaam dat veel van de systemen van het lichaam, de groei en ontwikkeling van baby's, spraak en nog veel meer kan beïnvloeden. Gefeliciteerd met het schrijven van dit uitstekende boek.

Larry Kotlow, DDS
Pionier en wereldberoemd expert op het gebied van gebonden orale weefsels

Tongue-Tied is een revolutionaire bron voor ouders, patiënten en professionals. Een dergelijk gedetailleerd, uitgebreid en op onderzoek gebaseerd werk bestond tot nu toe niet! Als logopedist en gecertificeerd orofaciaal myoloog zal dit boek bovenaan mijn boekenplank staan en een bron zijn die ik aanbeveel aan mijn collega's, patiënten en studenten. Bedankt voor het vullen van deze lacune!

Autumn R. Henning, MS, CCC-SLP, COM
Oprichter, TOTS Training

Wat verfrissend om een bron voor ouders en professionals te hebben die gebaseerd is op klinische expertise en actueel onderzoek! Tongue-Tied is een directe, no-nonsense benadering van de invloed van gebonden orale weefsels op zowel spraak- als voedingsontwikkeling.

Melanie Potock, MA, CCC-SLP
Auteur van Adventures in Veggieland en mede-auteur van Raising a Healthy Happy Eater

Als chirurgisch specialist en klinisch onderzoeker op het gebied van gebonden orale weefsels voor bijna 20 jaar, heb ik gewacht op een uitgebreide tekst over dit onderwerp. Tongue-Tied is zowel een welkome aanvulling als lang overdue. Het zou moeten dienen als een beknopte gids voor professionals en gezinnen die op zoek zijn naar meer kennis over dit onderwerp. Bedankt Dr. Baxter voor het vooruithelpen van ons vakgebied!

Scott A. Siegel, MD, DDS, FACS, FICS, FAAP, DABLS
Mond- en kaakchirurg en pionier van laserlip- en tongriemchirurgie

Dr. Baxter en zijn co-auteurs hebben opmerkelijk werk verricht door alle huidige informatie over gebonden orale weefsels en hun impact op de gezondheid op één plek samen te brengen. Deze publicatie is de ontbrekende schakel en zal ons allemaal helpen die betrokken zijn bij uitgebreide patiëntenzorg, van pasgeborenen tot ondergediagnosticeerde volwassenen. Geweldig werk, Dr. Baxter en team!

Martin A. Kaplan DMD, DABLS
Kinderarts en directeur van laser-tandchirurgie voor de American Board of Laser Surgery

TONGRIEM:

Hoe een klein bandje onder de tong invloed heeft
op borstvoeding, spraak, eten en meer

RICHARD BAXTER, DMD, MS
met
Megan Musso, MA, CCC-SLP, Lauren Hughes, MS, CCC-SLP,
Lisa Lahey, RN, IBCLC, COMS, Paula Fabbie, RDH, BS, COM,
Marty Lovvorn, DC, en Michelle Emanuel, OTR/L, NBCR, CST
Voorwoord door Rajeev Agarwal, MD, FAAP

Tongriem: Hoe een klein bandje onder de tong invloed heeft op borstvoeding, spraak, eten en meer

Uitgegeven door Alabama Tongue-Tie Center www.TongueTieAL.com

Voor meer informatie, neem contact op met Alabama Tongue-Tie Center via Info@TongueTieAL.com

2480 Pelham Pkwy, Pelham, AL 35124

© 2025 Richard Baxter, DMD, MS, en individuele bijdragen © 2025 Megan Musso, MA, CCC-SLP, Lauren Hughes, MS, CCC-SLP, Lisa Lahey, RN, IBCLC, Paula Fabbie, RDH, BS, COM, Marty Lovvorn, DC, Michelle Emanuel, OTR/L, NBCR, en Rajeev Agarwal, MD.

Eerste editie

Omslagontwerp: Kostis Pavlou
Binnenwerkontwerp: Allan Ytac
Redacteurs: Barbara Stark Baxter, Christine Ekeroth, Michael McConnell en Taylor McFarland

Auteursfoto door Christine Ekeroth
Vertaler: Grok
ISBN-13: 978-1-7325082-9-3
Gedrukt in de Verenigde Staten van Amerika

Catalogusgegevens van de uitgever:
Namen: Baxter, Richard Turner, auteur. | Musso, Megan, auteur. | Hughes, Lauren, auteur. | Lahey, Lisa, auteur. | Fabbie, Paula, auteur. | Lovvorn, Marty, auteur. | Emanuel, Michelle, auteur. | Agarwal, Rajeev, voorwoord auteur.

Titel: Tongriem: hoe een klein bandje onder de tong invloed heeft op borstvoeding, eten, spraak en meer / Richard Baxter, DMD, MS; met Megan Musso, MA, CCC-SLP; Lauren Hughes, MS, CCC-SLP; Lisa Lahey, RN, IBCLC; Paula Fabbie, RDH, BS, COM; Marty Lovvorn, DC; en Michelle Emanuel, OTR/L, NBCR, CST; voorwoord door Rajeev Agarwal, MD.

Beschrijving: Pelham, AL: Alabama Tongue-Tie Center, 2025

Identificatoren: ISBN 978-1-7325082-9-3 | LCCN 2018907841

Onderwerpen: LCSH Tong. | Kindergeneeskunde. | Borstvoeding. | Spraak. | Spraakproblemen bij kinderen. | Spraaktherapie voor kinderen. | Voedingsproblemen bij baby's. | Voedingsproblemen bij kinderen. | Kindertandheelkunde. | Tandverzorging voor kinderen. | BISAC MEDISCH / Kindergeneeskunde | MEDISCH / Tandheelkunde / Algemeen | MEDISCH / Logopedie & Spraakpathologie | MEDISCH / Perinatologie & Neonatologie

Classificatie: LCC RF47.C4 .B39 2018 | DDC 618.92/09751--dc23

De opbrengsten van de auteur van dit boek worden geschonken aan een goed doel.

Disclaimer:

Dit boek biedt algemene informatie over tongriem en is geen medisch advies. De auteur heeft betrouwbare bronnen gebruikt die kloppen met de standaarden van het moment van publicatie. Dit boek is niet bedoeld als professionele dienstverlening.

Kennis over tongriem verandert voortdurend. Nieuw onderzoek kan leiden tot nieuwe inzichten en werkwijzen. Controleer altijd de nieuwste informatie en richtlijnen voordat je medische handelingen uitvoert. De inhoud van dit boek is niet gegarandeerd volledig, nauwkeurig of actueel.

Zorgverleners en onderzoekers moeten vertrouwen op hun eigen kennis en ervaring bij het gebruik van de methoden, tabellen of informatie in dit boek. Houd rekening met je eigen veiligheid en die van anderen, vooral van mensen voor wie je professioneel verantwoordelijk bent. Als je medische hulp nodig hebt, raadpleeg dan een professional. De informatie in dit boek is geen vervanging voor advies van een ervaren zorgverlener.

DE INFORMATIE IN DIT BOEK WORDT GELEVERD 'ZOALS HET IS'. DE UITGEVER EN AUTEUR GEVEN GEEN GARANTIES, INCLUSIEF GARANTIES OVER PRESTATIES, VERKOOPBAARHEID OF GESCHIKTHEID VOOR EEN SPECIFIEK DOEL. De uitgever en auteur zijn niet verantwoordelijk voor de volledigheid, nauwkeurigheid of actualiteit van de informatie. Het gebruik van deze informatie is op eigen risico.

Voor Hannah, Noelle en Molly,
en voor alle patiënten die wij hebben mogen helpen.

Inhoudsopgave

Dankwoord

Richard Baxter, DMD, MS

Allereerst wil ik mijn vrouw, Tara, bedanken voor haar steun aan dit project en haar liefdevolle toewijding aan het opvoeden van onze drie dochters, die allemaal moeite hadden met borstvoeding door tong- en lipriemen. Dank aan Dr. Taylor McFarland, Dr. Bobbie Baxter, Christine Ekeroth, Michael McConnell en Lynn Richardson voor de talloze uren die zij hebben besteed aan het redigeren en voorstellen doen om onze gedachten te verhelderen en dit project op ongeëvenaarde wijze te verbeteren. Ik wil de pioniers op het gebied van tongriem bedanken, die het voor zorgverleners zoals ik gemakkelijker hebben gemaakt om voor deze gezinnen te zorgen. Dank aan Dr. Larry Kotlow, die zo behulpzaam is geweest met het beantwoorden van vragen, het geven van lezingen en het adviseren over behandelingen, zowel aan mij als aan duizenden andere zorgverleners. Dank aan Dr. Marty Kaplan voor zijn steun, aanmoediging en nuttige cursussen over tongriemen. Dank aan Dr. Bobby Ghaheri voor zijn prikkelende blogposts, het nalezen van het manuscript en het benaderen van tandartsen als KNO-arts om te informeren en samen te werken. Veel van de gedachten en ideeën in dit boek zijn ontstaan uit interacties met en lezingen van deze mensen, naast de kennis die ik heb opgedaan door dagelijks patiënten met tongriemen in onze praktijk te zien. Dank aan Megan, Lauren, Lisa, Paula, Marty, Michelle en Rajeev, die hebben bijgedragen aan dit boek en vele, vele uren hebben gestoken in het realiseren ervan. Ik dank de Heer dat Hij onze persoonlijke worstelingen met tongriem heeft gebruikt als katalysator om anderen met deze aandoening te helpen.

Megan Musso, MA, CCC-SLP

Ik wil mijn dank uitspreken aan Dr. Baxter voor het betrekken van mij bij dit boek en voor zijn geduld en steun terwijl ik schrijven combineerde met mijn dagelijks leven. Aan Courtney Gonsoulin, Diane Bahr, Melanie Potock, Autumn Henning, Kristie Gatto en Dana Hearnsberger: dank voor het bieden van een sterke basis in dit vakgebied, het aanmoedigen om een stem te zijn voor mijn patiënten, het helpen wanneer de woorden niet kwamen en het zijn van moedige pioniers in onze voedingswereld. Aan Kacie Peterson en Danielle Robinson: dank dat jullie deel zijn van het team en mij helpen een betere zorgverlener te zijn voor onze patiënten. Zonder jullie zou ik mijn werk niet kunnen doen. Aan mijn man: dank voor je vertrouwen in mij en je steun bij al mijn inspanningen, en dat je nooit klaagt als ik werk mee naar huis neem. Aan de gezinnen die ik mag helpen: dank dat jullie vechten voor jullie kinderen en hun grootste voorvechters zijn. Tot slot ben ik God dankbaar voor al mijn gaven en talenten en dat Hij mij heeft gekozen om Zijn werk te doen via deze enorm bevredigende baan.

Lauren Hughes, MS, CCC-SLP

Allereerst wil ik Dr. Baxter bedanken, niet alleen voor het betrekken van mij bij dit project, maar ook voor alle hulp die hij mij heeft gegeven bij het opstarten van mijn praktijk. Zonder zijn betrokkenheid vanaf onze eerste ontmoeting zou ik mijn huidige ervaring en kennis over tongriemen niet hebben. Dank aan Autumn Henning voor het introduceren van tongriemen vanuit het perspectief van een logopedist en voor het delen van haar waardevolle informatie voor mijn hoofdstukken. Dank aan mijn vrienden en familie voor hun steun terwijl ik met vertrouwen mijn eigen praktijk opbouw. Bovenal dank ik de Heer voor het gebruik van Dr. Baxter en iedereen die heeft bijgedragen aan dit boek om aandacht te vragen voor een onderwerp dat meer gezinnen, kinderen en volwassenen raakt dan we misschien beseffen.

Lisa Lahey, RN, IBCLC, COMS

Dank aan Dr. Baxter voor zijn toewijding aan het schrijven van dit boek en voor het vragen van mijn bijdrage. Het is mijn passie om mijn ervaring te delen, te onderwijzen en ouders en andere professionals te helpen meer te leren over borstvoeding en mondfunctie op alle leeftijden. Ik waardeer de gezinnen, kinderen en volwassenen met wie ik werk, die mij dagelijks leren over complexe voedingsproblemen en doorzettingsvermogen. Ik wil mijn mentoren bedanken die mij aanmoedigden om meer te leren over mondfunctiestoornissen en revalidatie. Ik ben vooral dankbaar voor mijn liefhebbende man en vijf kinderen, die mij hebben gesteund en de opoffering van mijn tijd en talenten begrijpen. Ik ben God dankbaar voor het zegenen van mij met talenten, vaardigheden en een vervullende roeping die mij in staat stelt anderen te helpen gezondheid en welzijn te vinden.

Paula Fabbie, RDH, BS, COM

Dank aan Dr. Baxter en alle artsen en zorgverleners voor hun vertrouwen en aanmoediging door de jaren heen. Hun steun heeft mij geholpen mijn interesse en vaardigheden als orofaciaal myoloog/myofunctioneel therapeut te ontwikkelen. Ik ben dankbaar voor mijn collega's die mijn hoge mate van altruïsme delen en samen met mij veel gevallen succesvol hebben behandeld. Een speciale dank aan Lorraine Frey RDH, LDH, BAS, COM, FAADH, mijn mede-auteur, voor haar bijdragen, voortdurende steun en uitstekend werk in dit essentiële opkomende veld. Aan mijn man Joe, zoon Marc en zijn vrouw Laura: dank voor het geven van de tijd weg van familie voor deze gepassioneerde missie. Tot slot, aan alle kinderen en volwassenen die hebben geprofiteerd van deze broodnodige therapie: dank dat ik jullie mocht helpen op weg naar welzijn.

Marty Lovvorn, DC

Ik heb grote bewondering voor Dr. Baxter en zijn vermogen om toekomstige generaties positief te beïnvloeden met zijn werk. Ik voel mij zeer vereerd om deel uit te maken van zijn boek. Ik waardeer Dr. Baxter's bereidheid om samen te groeien in kennis tijdens dit project en ben dankbaar voor de kans om een chiropractisch perspectief te delen over tongriem. Ik wil mijn geweldige, ondersteunende vrouw, Lindsey, bedanken voor haar onvermoeibare passie voor chiropractie en dienstbaarheid aan anderen. Haar liefde voor Christus, gulle hart en toewijding aan het opvoeden van onze twee prachtige kinderen inspireren mij dagelijks. Bovenal wil ik mijn Heer en Verlosser, Jezus Christus, bedanken voor het zegenen van allen die betrokken zijn bij dit boek met de gaven om het leven van anderen te verbeteren en hen te helpen optimale gezondheid te bereiken.

Michelle Emanuel, OTR/L, NBCR, CST

Ik ben dankbaar voor mijn drie kinderen, Eric Henry, Marin Elise en Ella Ann, en voor de duizenden baby's die ik de afgelopen 22 jaar heb beoordeeld en behandeld. Zowel het ouderschap als mijn werk als neonatale/pediatrische ergotherapeut hebben mijn expertise gevormd. Ik ben dankbaar voor mijn andere leraren, Loren "Bear" Rex, Stephen Porges, Sue Ricks, en de vele artsen, fellows en neonatologen en neurologen tijdens mijn ziekenhuiscarrière, evenals mijn therapiecollega's die mijn denken hebben uitgedaagd en mij hebben aangemoedigd om mijn eigen gedachten en bijdragen te ontwikkelen. Dank je, Dr. Baxter, voor het samenstellen van dit "team" ten behoeve van de baby's en gezinnen die navigeren door de wereld van tongriem.

Alle opbrengsten van dit boek worden gedoneerd aan goede doelen voor werk lokaal en in de armste gebieden ter wereld. Wij willen echt dat dit boek ouders en zorgverleners helpt om meer te leren. Deel dit boek alstublieft met uw zorgverleners en andere ouders die baat kunnen hebben bij meer kennis over deze veelvoorkomende aandoening, en weet dat de opbrengsten naar een goed doel gaan.

Voorwoord

Rajeev Agarwal, MD, FAAP

Het is een grote eer en voorrecht om gevraagd te worden om het voorwoord te schrijven voor deze broodnodige, uitgebreide en informatieve publicatie over de evaluatie, diagnose en behandeling van tong- en lipriemen. Ik werk al meer dan tien jaar in dit veld en heb vaak gewenst dat er een allesomvattend, evenwichtig document zou zijn dat ik kon delen met mijn collega-kinderartsen, patiënten en gezinnen, waarin de vroegere, huidige en toekomstige problemen rond deze veelvoorkomende diagnoses worden beschreven.

Kinderartsen hebben de verantwoordelijkheid om snel en nauwkeurig veranderingen in de belangrijkste functies van pasgeborenen te herkennen, zoals ademhaling, voeding, groei en ontwikkeling. Voeding is een complex proces dat draait om fysiologie, anatomie, de mondbewegingen van de baby en de band met de primaire verzorger, meestal de borstvoedende moeder. Mijn interesse in de effecten van tong- en lipriemen begon toen ik zag hoeveel moeders en baby's moeite hadden om hun borstvoedingsdoelen te bereiken.

De afgelopen decennia is flesvoeding vaak het standaardantwoord geworden voor kinderartsen wanneer baby's langzaam aankomen of moeite hebben met borstvoeding. Hoewel aanvullende voeding soms helpt om gewichtstoename te bevorderen en complicaties na de geboorte of langere ziekenhuisopnames te voorkomen, zou vroege opsporing van obstakels voor borstvoeding zeker het succes van borstvoeding kunnen vergroten. Tijd is cruciaal in de vroege periode na de bevalling, en voedingsproblemen moeten grondig worden onderzocht om moeders te helpen een goede borstvoedingsrelatie op te bouwen.

Mijn interesse in tong- en lipriemen groeide in de afgelopen twintig jaar van mijn werk als kinderarts, in een gebied dat nog weinig bekend was. Pas recent erkennen andere professionals uit verschillende vakgebieden dat mondbeperkingen bijdragen aan slechte borstvoedingsresultaten. Hoewel mijn focus begon bij problemen met melkextractie bij pasgeborenen, werd al snel duidelijk hoe tong- en lipriemen iemands leven lang kunnen beïnvloeden. Soms compenseert het lichaam voldoende, zodat een ingreep niet nodig is, maar vaak is die compensatie niet genoeg, wat leidt tot levenslange functionele problemen.

Ik denk vaak terug aan mijn vroege medische opleiding. Ik leerde ingewikkelde methoden om zeldzame ziekten te diagnosticeren en te behandelen, maar het ogenschijnlijk eenvoudige probleem van tong- en lipriemen werd niet herkend of genegeerd. Helaas geldt dit nog steeds voor de meeste kinderartsenopleidingen, ondanks het overweldigende bewijs van de voordelen van borstvoeding voor de gezondheid en het welzijn van baby's.

Door de jaren heen zijn deze diagnoses omringd door mythes, mysteries en overdreven beweringen die de kinderzorggemeenschap hebben verdeeld. Omdat zoveel specialismen zich met de diagnose bezighouden en er hun eigen draai aan geven, is het alsof blinde mensen een olifant beschrijven: iedereen heeft iets te zeggen, maar niemand heeft het complete beeld effectief gepresenteerd.

Er is toenemende weerstand, vooral door misverstanden, onder kinderartsen over het evalueren, diagnosticeren en behandelen van tong- en lipriemen, vooral de minder zichtbare achterste tongriemen. Het ontbreken van gestandaardiseerde criteria en behandelrichtlijnen, voornamelijk door een gebrek aan gepubliceerde, meetbare resultaten, heeft het begrip van deze aandoeningen bemoeilijkt en geleid tot onduidelijkheid en variatie in behandelmethoden. Sommige kinderartsen maken zich zorgen dat "te veel" baby's een tongriemoperatie ondergaan die misschien niet nodig is. Hoe bepalen we wat nodig is? Hoe meten we resultaten? Hoe ontwikkelen we standaardprocedures voor veilige en geschikte criteria? Is tongriem een "nieuw probleem" of een onderkend, ondergediagnosticeerd probleem? De plotselinge toename in diagnoses van tongriem, samen met een sterke stijging van zorgverleners die deze ingrepen uitvoeren, heeft geleid tot veel discussie in de medische en borstvoedingsgemeenschap.

Hopelijk zal dit boek helpen om informatie te onderzoeken, te verenigen en te verduidelijken, en zo een waardevolle en nuttige bron te creëren voor zowel ouders als professionals. Dit boek is uitgebreid, goed georganiseerd en goed geschreven, maar bovenal evenwichtig. Het kan helpen om bewustzijn, kennis en vertrouwen te vergroten over tong- en lipriemen en gerelateerde problemen bij kinderartsen, beroepsbeperkingen en onderwijs in medische opleidingen. Zoals ik vaak zeg in mijn lezingen: "Je ogen zien niet wat je geest niet kent... maar als je het eenmaal hebt gezien, kun je het niet meer niet zien."

Inleiding:
Waarom een boek over tongriem?

Stel je voor dat je geboren wordt met bijziendheid (zoals alle baby's van nature zijn), maar dat je bijziendheid nooit vanzelf verdwijnt. Sommige lezers hoeven hun verbeelding niet ver te stretchen, want dit is hun realiteit. Als je als jong kind bijziend bent, lijkt alles prima; speelgoed, eten en geliefden zijn allemaal dichtbij. Maar achter de schermen maakt deze beperking alledaagse taken steeds uitdagender. Het kind merkt dit vaak niet, want hij denkt dat wat hij ervaart normaal is, net zoals iemand die kleurenblind geboren is, denkt dat zijn manier van zien normaal is. Het bijziende kind past zijn gedrag aan aan deze onopgemerkte beperking, bijvoorbeeld door dichter bij de televisie te gaan zitten of vooraan in de klas om het bord beter te zien. Hoewel bijziendheid vaak vóór het twaalfde jaar wordt vastgesteld, ontdekt een kind soms pas op zijn zestiende, als hij zakt voor het zichtgedeelte van een rijexamen, dat hij een bril nodig heeft! Dankzij een eenvoudige diagnose via een oogtest en een simpele behandeling met een bril, gaat er een wereld in hoge definitie open. Voor het eerst ziet dat kind bladeren aan de bomen! Wat een wonderen liggen in het verschiet!

Een niet-gediagnosticeerde en onbehandelde tongriem (ook wel ankyloglossie genoemd) kan een vergelijkbaar pad volgen als onopgemerkte bijziendheid. Steeds vaker worden de effecten van een tongriem vroeg herkend door problemen met borstvoeding, eten of spraak, maar soms glipt de diagnose erdoorheen en blijft deze onopgemerkt tot in de puberteit of zelfs volwassenheid. Veel volwassenen die dit lezen, hebben mogelijk last van slaapstoornissen, migraine, nek- of schouderpijn, of moeite met slikken of spreken. Als je deze klachten hebt en als kind moeite had met eten of spreken, is het verstandig om door een getrainde tandarts of arts te laten controleren of er sprake is van beperkte tongbeweging door een tongriem.

Hoewel de kennis over tongriem toeneemt, worden de gevolgen ervan nog vaak genegeerd of zelfs ontkend. Bij eetproblemen wordt bijvoorbeeld gezegd dat een kind "snel afgeleid" is of "een kieskeurige eter". Bij problemen met borstvoeding krijgt een moeder te horen: "Het hoort zes weken pijn te doen," of "Je krijgt na verloop van tijd eelt, dus het doet minder pijn," of "Je baby is gewoon een luie drinker." Zulke adviezen zijn vaak goedbedoeld en bedoeld als bemoediging, maar ze negeren het probleem of zien het helemaal niet. Het echte probleem kan een tongriem zijn. Jarenlang kan iemand zijn leven aanpassen aan deze onopgemerkte beperking, terwijl het diagnosticeren en behandelen van een tongriem veilig, eenvoudig en duidelijk kan zijn, net zoals bij het bijziende kind. Net zoals dat kind niet weet wat hij mist, kan een leven met een vrije tong de deur openen naar een nieuwe wereld van spreken, eten en andere waardevolle ervaringen.

Het diagnosticeren van een tongriem vraagt om een uitgebreide voorgeschiedenis, persoonlijke beoordelingen vóór de behandeling en een onderzoek van de mond en hoofd- en nekstructuren. Dit proces kan verwarrend zijn voor zowel patiënten als zorgverleners. Ons doel met dit boek is om het diagnosticeren en behandelen van tongriem veilig, eenvoudig en duidelijk te maken voor zorgverleners en toegankelijker voor patiënten, naarmate meer zorgverleners zich comfortabel voelen met het stellen van de diagnose en behandelen.

Op persoonlijk en professioneel vlak heeft tongriem mijn leven diep beïnvloed. Ik had zelf een tongriem die tot in mijn volwassenheid onopgemerkt bleef, en mijn tweelingdochters hadden allebei een tongriem. Ik heb geleerd dat dit niet verrassend is – aanleg voor tongriem is erfelijk en komt vaak voor. Toen mijn tongriem werd ontdekt, was ik in opleiding tot tandarts, en het werd alleen genoemd als mogelijke oorzaak van lichte tandvleesproblemen. Zelfs na mijn tandartsopleiding aan een goede school wist ik niet dat een tongriem andere problemen kon veroorzaken, maar later ontdekte ik dat ik er meerdere had.

Sommige onderzoekers schatten dat 4% tot 10% van de bevolking een tongriem heeft, maar het echte aantal ligt waarschijnlijk hoger omdat de meeste studies geen rekening houden met achterste tongriemen (die we later in detail bespreken). Waarschijnlijk ken je iemand die deze aandoening heeft zonder het te weten. Een tongriem kan de verborgen oorzaak zijn van problemen met borstvoeding bij baby's, eetproblemen bij peuters, spraakproblemen bij kinderen en zelfs migraine of nekpijn bij volwassenen. Is tongriem de oorzaak van alle problemen in de wereld? Nee. Maar het wordt vaak over het hoofd gezien, verkeerd gediagnosticeerd en afgedaan door veel zorgverleners. Ik hoop dat dit boek en de verhalen erin zorgverleners, onderwijzers, ouders en patiënten zullen aanmoedigen om te erkennen dat deze aandoening de moeite waard is om te begrijpen en te behandelen. Laten we deze reis samen beginnen.

HOOFDSTUK 1

---∞---

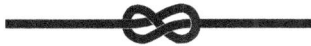

Wat is een tongriem eigenlijk?

Ik groeide op met een tongriem en wist nooit dat ik er een had (en misschien geldt dat ook voor jou of iemand die je kent). Ik voltooide mijn tandartsopleiding en specialisatie in kindertandheelkunde zonder ooit een college over tongriem te krijgen. Een tongriem is vast niet belangrijk of veroorzaakt weinig problemen als het niet wordt onderwezen op tandarts- of medische opleidingen, toch? Is het allemaal een mythe? Is het diagnosticeren en behandelen van tongriemen een modegril of een manier voor chirurgen om geld te verdienen? Dit boek is mijn bescheiden poging om ouders van kinderen met tongriemen, zorgverleners en zelfs getroffen volwassenen te laten zien wat de gevolgen zijn van een onbehandelde of slecht behandelde tongriem. Als je een zorgverlener bent en skeptisch, sla dan gerust door naar Hoofdstuk 9 voor het onderzoek en bewijs over tongriemen en borstvoeding. Lees anders verder met een open geest en ontdek het nieuwe perspectief dat ontstaat rond tongriemen.

De aandoening, bekend als ankyloglossie, bestaat al duizenden jaren. Er zijn tientallen definities voorgesteld, die meestal vergelijkbare elementen bevatten, zoals zichtbare kenmerken, ontwikkelingsachtergronden en functionele beperkingen. Onlangs heeft de International Affiliation of Tongue-Tie Professionals (IATP, en ja, dat is een echte organisatie!) een korte definitie afgesproken die de verschillende vormen van tongriem omvat. Deze stelt dat een

1

tongriem "een embryonaal overblijfsel van weefsel in het midden tussen de onderkant van de tong en de mondbodem is, dat de normale tongbeweging beperkt".[1] Dit betekent dat het een strak bandje weefsel onder de tong is dat de tong kan verhinderen goed te werken. De meeste mensen hebben een frenulum of bandje onder de tong, dus veel professionals zien een tongriem als normaal of een variant van normaal. Daarom bevat de definitie de toevoeging dat het "de normale tongbeweging beperkt". Er moet een functionele beperking zijn naast een zichtbare afwijking onder de tong om te spreken van een tongriem. Als de tong vast lijkt te zitten, is het belangrijk te kijken welke functies zijn beïnvloed. Functionele problemen worden vaak aan andere oorzaken toegeschreven ("Hij is gewoon afgeleid tijdens het drinken," of "Hij is een kieskeurige eter," terwijl hij eigenlijk moeite heeft met basisbewegingen van de tong), dus het stellen van specifieke vragen is belangrijk. Vaak lijkt een patiënt het prima te doen met een beperkte tong, of groeit een baby goed, dus krijgen ouders te horen "Hij is in orde" (zelfs als andere symptomen van tongriem de levenskwaliteit flink beïnvloeden). We willen dat baby's, kinderen en jongeren niet alleen overleven of "in orde" zijn, maar floreren en leven zonder beperkingen en aanpassingen in borstvoeding, eten, spraak en meer. Geen ouder wil middelmatigheid voor zijn baby of kind. We willen dat ze het beste uit zichzelf halen en hun volle potentieel bereiken. Iets eenvoudigs als het losmaken van een tongriem kan een deel zijn van het helpen van een kind om zijn of haar potentieel te bereiken en een normale ontwikkeling te krijgen.

> *Er moet een functionele beperking zijn naast een zichtbare afwijking onder de tong om te spreken van een tongriem.*

Omgekeerd kan de tong er niet vastgebonden uitzien, maar kan een baby, kind of volwassene toch symptomen van een tongriem vertonen. In dat geval is verder onderzoek nodig, omdat het om een variant kan gaan, bekend als een achterste tongriem. We hebben talloze patiënten gezien die last hadden van symptomen van een tongriem en te horen kregen van een zorgverlener dat ze geen tongriem hadden; toch verbeterden de symptomen vaak na het losmaken van een achterste tongriem. Borstvoeding, eten, spraak en slaap verbeteren, en vaak zijn die resultaten direct en niet toe te schrijven aan iets anders. Andere weefsels kunnen ook beperkend zijn of vastzitten, wat problemen in de mond veroorzaakt. Voorbeelden zijn een labiaal frenulum (bij beperking een lipriem) of zelfs de wangfrenula (bij beperking wangriemen). Deze andere riemen worden later in dit boek besproken, samen met traditionele tongriemen.

Nu we weten wat een tongriem is, laten we kijken wat een tongriem doet. Stel je voor dat je eerste paar hardloopschoenen met de veters aan elkaar vastgebonden is. Je probeert rond de baan te rennen, maar het lukt niet goed. Kun je uiteindelijk de baan rond? Waarschijnlijk wel. Maar zou je vallen, langzaam gaan of je balans verliezen? Bijna zeker. Als iemand wijst op de vastgebonden veters en ze losmaakt of doorknipt, kun je sneller en vrijer rennen, en besef je niet eens dat de veters niet aan elkaar hoorden te zitten! Deze vergelijking laat zien hoe het is om te leven met een tongriem. Vaak worden de voordelen van het losmaken van een tongriem pas duidelijk na het opheffen van de beperking, maar het losmaken alleen geeft niet alle voordelen. Onze fictieve loper met nu vrije voeten zal in het begin wat onhandig zijn, rennend met twee losse schoenen en veters, maar zal snel aanpassen met begeleiding en tijd. Chirurgische behandeling gecombineerd met spraak-, eet- en myofunctionele therapie voor patiënten van alle leeftijden, plus lactatieondersteuning voor baby's, kan leiden tot betere resultaten. Als je hebt rondgelopen met vastgebonden schoenen, zijn je spieren en vaardigheden niet volledig ontwikkeld, en moeten aanpassingen worden ongedaan gemaakt. De tong is een spier en, net zoals je benen opnieuw moeten leren lopen, moet het spiergeheugen van de tong worden getraind om de juiste bewegingen en patronen te maken voor kauwen, praten en slikken.

De tong is een complex orgaan met acht spieren die betrokken zijn bij eten, ademhaling, spreken, slapen, houding en andere belangrijke functies. Een goede tongfunctie en rustposities van de spieren zorgen ook voor een mal voor de juiste groei van de tandbogen en gezichts- en luchtwegontwikkeling. Na de ontwikkeling van de mond in de foetus blijft een dun vlies, een frenulum, onder de tong achter. Dit bandje varieert in lengte, dikte, positie en elasticiteit. Als het frenulum te kort, te dik, te hoog op de tong of te weinig elastisch is (of vaak een combinatie hiervan), kan een baby, kind of volwassene problemen hebben met eten, spraak en meer. Sommige riemen zijn verborgen onder de buitenste slijmvlieslaag en niet direct zichtbaar. De mond is van nature een mysterieuzer deel van het lichaam omdat de inhoud verborgen is. Als het lichaam een zichtbare aangeboren afwijking heeft, zoals vergroeide vingers, is diagnose en behandeling meestal eenvoudiger dan bij een aangeboren afwijking in de mond. Sommige mondafwijkingen zijn goed begrepen, hun beoordeling is routine en behandeling wordt breed geaccepteerd. Bijvoorbeeld, de meeste zorgverleners herkennen een gespleten gehemelte en weten dat het problemen kan veroorzaken met borstvoeding, eten en spraak. Maar als het gaat om een afwijking aan de tong, weten velen niet hoe ze deze moeten diagnosticeren, noch koppelen ze functionele problemen aan de anatomische afwijking.

Embryologie

Een tongriem ontstaat doordat het weefsel onder de tong niet volledig verdwijnt tijdens de ontwikkeling, een proces dat apoptose (geprogrammeerde celdood) heet, rond de 12e week in de baarmoeder. [2,3] Het frenulum ontstaat als de tong naar achteren beweegt vanuit het oorspronkelijke kaakbot en houdt de tong op de juiste plek. Het zou daarna moeten verdwijnen.[2] Een bekend voorbeeld van apoptose is het geleidelijk verdwijnen van de staartachtige structuur bij de ontwikkeling van een menselijke embryo. Een fout in dit proces kan een bandje onder de tong laten zitten dat te hoog op het tandvlees en onder de tong vastzit. Een andere variant is wanneer het bandje grotendeels is verdwenen, maar het weefsel strakker of minder elastisch is dan het hoort te zijn. Dit beperkende weefsel kan vergelijkbare problemen veroorzaken als een klassieke tongriem.

Het voorbeeld van vergroeide vingers, ook wel syndactylie genoemd, komt ook voort uit een fout in apoptose.

Een korte geschiedenis van tongriem

De aandoening tongriem en het losmaken van de tong zijn opgemerkt in vroege Japanse geschriften, andere historische documenten en zelfs de Bijbel. Mozes zou een tongriem hebben gehad, zoals staat in Exodus 4:10, waar hij "traag van spraak en tong" was (NBV). Marcus 7:35 vertelt over een dove man die Jezus genas en ook een spraakgebrek had. Er staat dat "zijn oren geopend werden, zijn tong werd losgemaakt, en hij sprak duidelijk" (NBV). Sommige vertalingen noemen zelfs "het bandje van zijn tong" (SV).

Lange tijd werd een tongriem zonder aarzeling losgemaakt en gezien voor wat het is: een beperkend stukje weefsel dat de tong omlaag houdt en verhindert zijn belangrijke werk te doen. In de 17e eeuw was frenotomie wijdverbreid. Een verloskundig boek uit 1609 stelt: "Men moet ook voorzichtig met de vinger onder de tong voelen om te kijken of er een bandje is... de chirurg die hiervoor wordt geraadpleegd, zal het met een schaar verwijderen zonder risico."[4] Lodewijk XIII, de koning van Frankrijk geboren in 1610, onderging de ingreep. "Zien dat hij moeite had met drinken, keken we in zijn mond. Het bleek dat het tongbandje de oorzaak was. Om vijf uur 's avonds werd het op drie plaatsen doorgesneden door M. Guillemeau, de chirurg van de koning."[4] In die tijd en eerder hielden vroedvrouwen een nagel scherp, zodat ze bij een pasgeboren baby met een tongriem de tong konden losmaken zonder instrumenten (die ze niet mochten gebruiken).[5] Houtsnijwerken uit 1620 tonen de techniek van Fabricius voor het losmaken van de tong, met een ingebakerde baby en de tong vastgehouden met een zakdoek. In 1666 vond Scultetus een "tonglifter" uit, die in 1680 werd verbeterd door Mauriceau. In 1774 (vlak voor de Amerikaanse Revolutie) verbeterde Petit deze ontwerpen en vond de groefdirector uit, die nog steeds wordt gebruikt.[4]

Het losmaken van de tong lijkt een van de oudste chirurgische ingrepen die nog steeds wordt uitgevoerd, hoewel het vroeger veel gebruikelijker was. Problemen met borstvoeding en spraak, zoals stotteren, spraakvertraging en slissen, werden ook gezien als tongriemproblemen en behandeld door het bandje zonder aarzeling door te snijden.[5]

Van 1830 tot 1841 trok een golf van operaties door Frankrijk, Duitsland en Engeland,[5] waardoor veel mensen chirurgen zochten voor allerlei problemen. Sommige operaties waren echt nuttig, andere minder. Toen men in de jaren 1850 besefte dat chirurgie niet altijd de beste optie was, dachten sommigen dat het in geen enkel geval nuttig was. Het spreekwoordelijke "het kind met het badwater weggooien" gebeurde, en helaas raakte het chirurgisch losmaken van de tong in onbruik – niet door gebrek aan bewijs, maar door een culturele keuze.

In het verleden, als een moeder haar baby niet kon voeden, huurde het gezin een min in om de baby te voeden, of de baby overleed door gebrek aan voeding. In sommige periodes werd borstvoeding gezien als iets voor "gewone mensen", dus huurden royalty of de elite minnen in plaats van zelf te voeden. Het gebruik van minnen nam af in de 19e eeuw, maar velen gebruikten ze nog. Toen flesvoeding in de vroege 20e eeuw werd ontwikkeld en veiliger werd, begonnen bedrijven zoals Nestlé® hun producten te promoten en te suggereren dat ze beter waren dan moedermelk. Deze bedrijven leverden flesvoeding aan ziekenhuizen om baby's een goede start te geven. Bij flesvoeding viel de melk met weinig moeite in de mond van de baby, dus problemen met borstvoeding werden behandeld met een fles en kunstvoeding. Naarmate flesvoeding gebruikelijker werd, werd een tongriem niet bij de geboorte behandeld en bleef deze bestaan in de peuterjaren, kindertijd en volwassenheid. Omdat tongriemen vaak door dominante genen worden doorgegeven, hadden opeenvolgende generaties steeds meer mensen met tongriemen.

In recente decennia is er een heropleving van borstvoeding, samen met groeiend onderzoek dat de voordelen ervan ondersteunt. [6–8] Deze omvatten minder oorontstekingen, astma, eczeem, obesitas, diabetes, kinderleukemie en wiegendood.[6] We zien ook meer moeders die beginnen met borstvoeding en daar moeite mee hebben. Een fles vertelt je niet of het pijn heeft of slecht aanhapt, maar een moeder voelt dat bij elke voeding. Veel moeders ervaren pijnlijke borstvoeding, met bloedende en gebarsten tepels, terwijl hun baby's weinig aankomen, veel gas, reflux en een zwakke aanhap hebben. De reactie van veel zorgverleners is nog steeds om het kind een fles met kunstvoeding te geven, en misschien wat medicijnen tegen reflux. Sommige zorgverleners herkennen deze problemen niet of wuiven ze weg, waardoor patiënten elders antwoorden zoeken.

In recente jaren is het aantal mensen dat om hulp vraagt op online fora of sociale media gestegen. Moeders met problemen rond borstvoeding hebben grote online gemeenschappen gevormd waar ze tips en informatie delen. Hierdoor is er hernieuwde interesse in de diagnose en behandeling van tongriem. Het behandelen van een tongriem is een chirurgische ingreep die grote voordelen kan bieden met weinig risico voor patiënten die het nodig hebben. Ik moedig zorgverleners, hoe skeptisch ook, aan om verder te lezen, want patiënten zoeken antwoorden voor hun problemen, en tongriem kan een factor zijn die je kunt leren herkennen en behandelen of doorverwijzen voor behandeling.

Een fles vertelt je niet of het pijn heeft of slecht aanhapt, maar een moeder voelt dat bij elke voeding.

HOOFDSTUK 2

---∞---

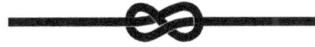

Het is ingewikkeld – De verkeerd begrepen tongriem

Volgens een zoekopdracht op PubMed zijn er tot nu toe meer dan 500 artikelen over tongriemen gepubliceerd in wetenschappelijke tijdschriften. Onderzoek naar tongriemen heeft historisch gezien discussies opgeroepen over de definitie, beoordeling en diagnose van een tongriem, de manieren om de effecten van het losmaken te meten en de complexe ethische kwesties rond het werken met kwetsbare baby's. Er zijn sterke meningen aan beide kanten van het debat over de voordelen van het losmaken van een tongriem. Zoals eerder genoemd, lijkt een tongriem op syndactylie, ook wel vergroeide vingers genoemd. Syndactylie is een aangeboren afwijking van vergroeid weefsel dat een beperking kan veroorzaken met een negatieve impact op het functioneren gedurende het leven. Net zoals het scheiden van vergroeide vingers bij syndactylie een gangbare praktijk is, vind ik dat het losmaken van een tongriem niet controversieel zou moeten zijn. Het belangrijkste verschil tussen de twee aandoeningen is dat een tongriem relatief verborgen is en niet gemakkelijk beoordeeld kan worden door een ongetrainde zorgverlener. Zodra de tanden doorkomen, kan het optillen van de tong om een baby goed te onderzoeken riskant zijn – je kunt zomaar een vinger verliezen, of op zijn minst gebeten worden! Bovendien heeft de hedendaagse medische gemeenschap tijdens de opleiding weinig aandacht besteed aan de diagnose of behandeling van tongriemen.

Lactatiekundigen, die vaak als eersten dit probleem opmerken, mogen volgens hun richtlijnen geen officiële diagnose stellen van een tongriem. Logopedisten kijken niet standaard in de mond en moeten speciale toestemming krijgen om een mondonderzoek te doen in schoolgerichte spraakprogramma's. Lactatiekundigen, logopedisten en andere zorgverleners verschillen in hun kennis en ervaring met tongriemen. Veel opleidingsprogramma's laten het onderwerp tongriemen weg of wuiven het idee dat ze problemen veroorzaken weg. De tandarts is de arts van de mond en zou een beperkte tong moeten opmerken tijdens een onderzoek van het zachte weefsel, maar zonder goede opleiding en training blijven tongriemen ook door tandartsen vaak onopgemerkt.

Als erkend en actief praktiserend kindertandarts zie ik regelmatig nieuwe patiënten van 7 tot 15 jaar oud bij wie ik als eerste tegen de ouder zeg dat hun kind een aanzienlijke en functioneel beperkende tongriem heeft. Ouders vragen zich vaak af waarom niemand hen ooit heeft verteld dat hun kind een tongriem had. Na dit vaak te hebben gehoord, voelde ik de verantwoordelijkheid om op zijn minst te proberen het aantal ongediagnosticeerde tongriemen dat functionele problemen veroorzaakt bij kinderen te verminderen. Ik geloof niet dat dit komt door een gebrek aan zorg of slechte training; het is simpelweg een gat in de medische en tandheelkundige opleiding. Artsen leren veel minder over aandoeningen in de mond dan tandartsen, en tandartsopleidingen richten zich vaak sterk op tanden en tandvlees. Op de tandartsopleiding bestuderen studenten urenlang mondpathologie en worden ze getoetst op zeer zeldzame aandoeningen die één op een miljoen mensen treffen, terwijl iets dat één op de tien mensen kan treffen, wordt weggelaten. Mijn hoop is dat dit boek zorgverleners, ouders, onderwijzers en patiënten helpt te zien dat deze ogenschijnlijk kleine aandoening grote problemen kan veroorzaken. Zodra de medische gemeenschap als geheel deze aandoening erkent en weet hoe ze te diagnosticeren en te behandelen, zullen talloze levens ten goede veranderen. Het is zeer waarschijnlijk dat elke zorgverlener, zodra hij of zij goed is geïnformeerd over deze veelvoorkomende aangeboren afwijking, de volgende dag al in de praktijk een tongriem kan herkennen die een functionele beperking veroorzaakt!

Veel professionals hebben sterke en uiteenlopende meningen over tongriemen.[9] Sommige kinderartsen geloven dat geen enkele tongriem invloed heeft op borstvoeding, terwijl anderen zeggen dat alleen klassieke tongriemen (aan of nabij de punt van de tong) borstvoeding beïnvloeden. Weer anderen hebben de voordelen gezien van het losmaken van zowel voorste als achterste (of submucosale) tongriemen. Lactatiekundigen hebben verschillende niveaus van training over tongriemen, waarbij sommigen aan verschillende kanten staan in het debat over

Zodra de medische gemeenschap als geheel deze aandoening erkent en weet hoe ze te diagnosticeren en te behandelen, zullen talloze levens ten goede veranderen.

"losmaken of niet losmaken". Sommigen vinden dat klassieke voorste tongriemen moeten worden losgemaakt als ze functionele problemen veroorzaken, maar dat achterste tongriemen niet bestaan. Sommige borstvoedingsspecialisten denken dat tongriemen en problemen met borstvoeding kunnen worden opgelost met betere positionering tijdens het voeden, en dat het losmaken van een tongriem zelden of nooit nodig is.

Veel ouders van baby's die ik heb behandeld voor een achterste tongriem (nadat alle andere opties waren uitgeput) melden echter een duidelijke verbetering in de borstvoeding direct na het losmaken van de tongriem. Een baby met een achterste tongriem en een beperkende lipriem dronk slechts 60 ml moedermelk in 45 minuten tijdens een gewogen voeding (weeg de baby, laat hem drinken, weeg opnieuw, en het verschil is de hoeveelheid melk die is ingenomen). Direct na de ingreep – en dat was het enige verschil – dronk hij 120 ml in 10 minuten borstvoeding. Dat is een verbetering van 1,3 ml/min naar 12 ml/min na de ingreep. Een gewogen voeding is een objectieve maat, maar het is ook belangrijk om op te merken dat de moeder subjectief veel minder pijn ervoer tijdens het voeden. Dit voorbeeld is representatief voor patiënten bij wie tongriemoperaties correct worden uitgevoerd. Objectieve metingen zoals melkconsumptie voor en na het voeden en het niet horen van klikgeluiden, samen met subjectieve metingen zoals een diepere aanhap en minder pijn bij de moeder, bevestigen dat een achterste of submucosale tongriem aanwezig was en problemen veroorzaakte. Dit scenario herhaalt zich regelmatig in veel praktijken wanneer achterste tongriemen worden losgemaakt, en andere zorgverleners melden dezelfde resultaten.

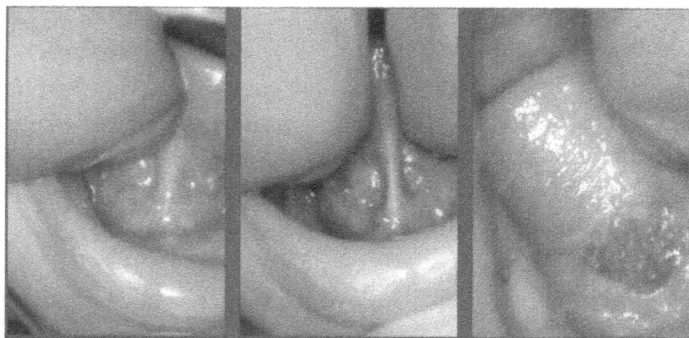

Genoemde baby met achterste tongriem: optillen en beoordeling met twee vingers tonen het dikke, beperkende bandje.

We zijn het aan onze patiënten verschuldigd om de meest actuele kennis en het beste klinische oordeel te gebruiken om moeder-baby duo's te helpen die worstelen met pijnlijke en inefficiënte borstvoeding. Er zijn meerdere studies en geblindeerde gerandomiseerde gecontroleerde onderzoeken die laten zien dat het losmaken van de tong kan helpen bij problemen met borstvoeding. [10–20] Er is geen op bewijs gebaseerd onderzoek dat aantoont dat de behandeling van tongriemen bij baby's die moeite hebben met effectief voeden geen effect heeft. Het enige gerapporteerde risico van de ingreep is lichte bloeding, hoewel hevigere bloeding mogelijk is als een schaar wordt gebruikt of de snede te diep is, wat het belang van goede training onderstreept. De meeste studies ondersteunen de bewering van Buryk in het tijdschrift *Pediatrics* dat de ingreep "snel, eenvoudig en zonder complicaties" is. [10] Interessant is dat

Dr. Kotlow, een kindertandarts, verwijst naar een parodieartikel over parachutesveiligheid,[21] en in zijn lezingen vraagt: "Wie wil deelnemen aan een gerandomiseerde gecontroleerde studie om te bepalen of een parachute werkt?" Het antwoord is natuurlijk stilte. Voor sommige dingen die duidelijk werken, hoeven we anderen niet aan schade bloot te stellen voor een nette onderzoeksstudie. Dit is waarom het moeilijk is om goedkeuring te krijgen van ethische commissies voor gerandomiseerde studies bij baby's; het potentiële voordeel van het losmaken van een tongriem maakt het onethisch om die behandeling te onthouden voor een controlegroep in een studie. Toch zijn er geblindeerde gerandomiseerde gecontroleerde onderzoeken en casestudy's uitgevoerd, en ik hoop dat dit boek skeptici zal overtuigen dat diagnose en behandeling van tongriemen enorme voordelen kunnen bieden aan hun patiënten.

De effecten van een tongriem kunnen een leven lang duren. Sommigen die dit boek hebben voorgelezen, zeiden dat het pijnlijke herinneringen opriep aan gepest worden in hun kindertijd, en vonden het moeilijk om te lezen. Als dit voor jou geldt, weet dan dat het nooit te laat is om een tongriem los te laten maken, en dit boek kan je helpen je situatie beter te begrijpen. De bronnen aan het einde van het boek kunnen je helpen de juiste zorgverlener of steungroep te vinden voor jouw situatie.

Dit boek geeft een overzicht van het huidige denken en onderzoek over tong- en lipriemen en hoe ze patiënten hun hele leven beïnvloeden. Na het lezen van dit boek hopen we dat het belang van het corrigeren van tongriemen duidelijk voor je is, en dat je nieuwe mogelijkheden vindt om patiënten, ouders en misschien zelfs familieleden te helpen. In het voorwoord herinnert Dr. Agarwal ons terecht aan de uitspraak: "Je ogen zien niet wat je geest niet kent." Zodra je de nieuwste kennis over tongriemen in je hoofd hebt, kun je waarschijnlijk de gerelateerde problemen van je patiënten in een nieuwe context analyseren. Geniet dus van de ontdekkingsreis die hier wordt gepresenteerd. Moeders en kinderen wachten op antwoorden van hun zorgverleners over gezondheidsproblemen rond moeilijkheden met borstvoeding, eten, spreken en vele andere aspecten van het leven die worden beïnvloed door deze abnormale structuren.

Sectie 1: Borstvoeding

Het volgende verhaal is een samenvoeging van de achtbaan van emoties en doktersbezoeken van veel van mijn patiënten, en het is een verhaal dat in onze praktijk vaker voorkomt dan ons lief is.

Baby Maggie werd na een voldragen zwangerschap van 40 weken geboren met een gewicht van 3,7 kg voor een moeder die voor het eerst borstvoeding wilde geven. In het ziekenhuis leek alles normaal toen Maggie probeerde aan te happen. De lactatiekundige kwam langs en de moeder meldde dat het voeden een beetje pijnlijk was. De specialist stelde haar gerust dat Maggie gewoon moest wennen aan borstvoeding en dat de houding er goed uitzag. Thuis spuugde Maggie echter vaak en liet ze veel boertjes. Ze leek prikkelbaarder dan gemiddeld en zag er ongemakkelijk uit. Bij Maggie's eerste bezoek aan de kinderarts kreeg haar moeder te horen dat sommige baby's nu eenmaal prikkelbaarder zijn.

Maar elke voeding bleef een strijd, en Maggie spuugde nog steeds veel. De pijn werd erger, en na drie weken had Maggie haar geboortegewicht nog niet terug. Haar moeder zocht een lactatiekundige op, die opmerkte dat de aanhap er van buitenaf goed uitzag en dat Maggie voldoende melk leek te krijgen, dus gaf ze een tepelhoedje om het ongemak te verlichten.

Nog steeds gefrustreerd en op zoek naar antwoorden, plaatste Maggie's moeder haar situatie op Facebook. Een vriendin raadde aan om lid te worden van een ondersteuningsgroep op Facebook en een online lijst te bekijken van professionals die werken met baby's met tongriemen. Als laatste redmiddel voordat ze zou overstappen op flesvoeding, besloot de moeder vier uur te rijden naar de dichtstbijzijnde zorgverlener op de lijst. In de praktijk stelde de zorgverlener vragen over de symptomen van de baby en de moeder, onderzocht de hele mond van de baby met de juiste houding en een hoofdlamp met vergroting, en maakte foto's, waarbij hij wees op de plekken waar het weefsel beperkte. De moeder kreeg al haar vragen in detail beantwoord.

Na het bespreken van de ingreep, risico's, voordelen, nazorg-oefeningen en de noodzaak van follow-up met een team van professionals, gebruikte de zorgverlener een uiterst precieze laser om het beperkende weefsel onder de lip en de tong te verwijderen met minimaal tot geen bloedverlies en zonder hechtingen. Er was geen algemene verdoving of sedatie nodig. Een kleine hoeveelheid verdovende gel werd gebruikt om het ongemak te verzachten. Direct na de ingreep werd Maggie naar haar moeder gebracht in een privé-voedingskamer waar ze ongestoord kon voeden. De moeder merkte meteen een diepere aanhap en minder pijn, hoewel Maggie leek te moeten wennen aan de nieuwe vrijheid van haar tong. Na het voeden leek ze blijer en voller. Ze maakte geen klikgeluiden meer en voedde eindelijk in een ontspannen houding in plaats van gefrustreerd te zijn aan de borst.

De week erna had de moeder meerdere afspraken met haar lactatiekundige, die hielp met houding, aanhap en emotionele steun. Zeven dagen na de ingreep woog de moeder Maggie opnieuw, en ze was een halve kilo aangekomen! Er waren nog steeds enkele moeilijke voedingen, maar over het algemeen merkte de moeder dat de verbetering aanhield. Het moeilijkste was het volhouden van de nazorg-oefeningen vier tot zes keer per dag om het gebied goed te laten genezen. Hoewel de oefeningen snel en zo speels mogelijk waren, vond Maggie het niet prettig dat de vingers van haar moeder in haar mond waren. De moeder had meer vertrouwen dat ze Maggie borstvoeding kon geven, en de pijn en stress die ze beiden ervoeren, waren flink afgenomen. Maggie bereikte haar gewicht en zat in de derde maand weer op de 75e percentiel.

Deze sectie is om veel redenen waarschijnlijk de belangrijkste. We beginnen met hoe symptomen van een tongriem de moeder en daarna de baby beïnvloeden. Vervolgens bespreken we de lipriem en andere mondriemen. De rol van de lactatiekundige, beoordeling, zorg met compassie, het losmaken van een tongriem en wat daarna te doen, komen ook aan bod. Tot slot sluiten we deze sectie af met een overzicht van het gepubliceerde bewijs. Als de tongriem in de babytijd wordt losgemaakt, kunnen veel toekomstige problemen worden voorkomen.

HOOFDSTUK 3

---∞---

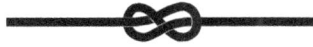

Tongriem en baby's

De band tussen moeder en baby tijdens borstvoeding is essentieel, en de problemen die ze ervaren, kunnen hun band en de gezondheid van de baby beïnvloeden in een cruciale ontwikkelingsperiode. Veel moeders van baby's met een tongriem hebben hevige pijn door een slechte aanhap. Bijna dagelijks horen we in onze praktijk moeders die ernstige pijn melden tijdens het voeden. Moeders weten hoe goed borstvoeding is, en ze willen het graag doen, maar de pijn kan zo hevig zijn dat ze het niet lang volhouden. Ondertussen adviseren veel goedbedoelende mensen in hun omgeving om op te geven, aan te vullen met flesvoeding of alleen te kolven als er problemen zijn. Moeders proberen door de pijn heen te bijten en zoeken hulp bij professionals. Vaak betekent hevige pijn dat er een probleem is, en de meest waarschijnlijke reden is dat de baby op de tepel bijt of te veel zuigkracht gebruikt om melk te krijgen. Dit komt meestal doordat de tong niet goed beweegt.

Baby's hebben een reflex om te bijten als er iets (tepel, fles, vinger, speen) tussen hun tandvlees zit en de tong niet over het onderste tandvlees naar voren steekt. Als de tong beperkt is en de tepel niet kan omvatten en het tandvlees bedekken, bijt de baby reflexmatig. Dat doet pijn. Pijn wijst echter niet altijd op een tongriem, en verrassend genoeg veroorzaken veel baby's met een tongriem geen pijn bij de moeder tijdens het voeden, maar hebben ze andere symptomen, zoals een slechte aanhap, slechte afsluiting, melk die uit de mondhoek loopt en kokhalzen tijdens het voeden. Een zorgverlener die tongriemen losmaakt, beoordeelt al deze symptomen en probeert de beste beslissing te nemen voor de baby en de moeder, en grijpt alleen in als andere opties niet werken. Daarom is het bij problemen met borstvoeding belangrijk om eerst een beoordeling te krijgen van een deskundige International Board

Als de tong beperkt is en het tandvlees niet bedekt, bijt de baby reflexmatig.

Certified Lactation Consultant (IBCLC). Als borstvoeding is beoordeeld en lactatie-interventies het probleem niet oplossen, of als een tongriem is vastgesteld, moet een onderzoek door een zorgverlener die kennis heeft van tongriemen worden overwogen.

Symptomen bij de moeder
>> Pijnlijke borstvoeding
>> Slechte aanhap
>> Gescheurde, gekreukte of platte tepels
>> Bloedende tepels
>> Lippenstiftvormige tepels
>> Slechte borstlediging
>> Verstopte melkkanalen, stuwing, mastitis
>> Tepelschimmel
>> Gebruik van een tepelhoedje
>> Het gevoel dat het voeden van de baby een fulltime baan is

Het consult moet een overzicht omvatten van de medische en voedingsgeschiedenis en alle symptomen van de moeder en de baby om een volledig beeld te krijgen van waar de problemen liggen. Deze symptomen zijn essentieel om te bepalen of een tongriem moet worden losgemaakt. Zonder deze informatie is het moeilijk om een weloverwogen beslissing te nemen over behandeling. Andere problemen voor moeders zijn onder meer bloedende, gescheurde, gekreukte of lippenstiftvormige tepels. Deze komen door een ondiepe aanhap, overmatig bijten en druk van de baby die zo goed mogelijk probeert melk te krijgen. Als de baby de lippen en wangspieren moet gebruiken om een vacuüm te creëren, zoals bij drinken uit een rietje, haalt hij melk inefficiënt op en veroorzaakt hij ook aanzienlijke tepelschade. Deze schade kan leiden tot gewonde tepels, mastitis of schimmel. Een ineffectieve aanhap kan ook leiden tot verstopte melkkanalen en slechte borstlediging, waarbij melk achterblijft na het voeden en de borsten vol blijven.

Een baby met een tongriem krijgt vaak niet genoeg melk om vol te zitten, waardoor de baby elke 30 tot 60 minuten wil voeden. Baby's met een tongbeperking zuigen en transporteren melk inefficiënt en kunnen wel een uur per voeding nodig hebben. Om stuwing of mastitis te voorkomen, moet een moeder mogelijk een borstkolf gebruiken om de druk van overtollige melk die de baby niet kon opnemen te verlichten en haar eigen melk in een fles geven om de baby te verzadigen. Het drievoudig voeden – voeden aan de borst, kolven en gekolfde melk geven via een fles of aanvullend voedsysteem (SNS) aan de borst – laat de moeder vaak uitgeput en gefrustreerd achter, en kan leiden tot vroegtijdig stoppen met borstvoeding. Meestal melden moeders ons dat het "voelt alsof het voeden van hem een fulltime baan is!"

Baby's zijn zeer aanpasbaar en proberen op elke manier melk te krijgen. Er bestaat geen baby die "niet wil eten" of "gewoon niet geïnteresseerd is". Ze kunnen moe zijn van de enorme inspanning om te voeden, maar zeggen dat ze geen melk willen of niet willen voeden, klopt niet. Het is de biologische behoefte van een baby om borstvoeding te krijgen voor zowel voeding als geborgenheid. Zinnen als "Zo zijn sommige baby's nu eenmaal" of "Sommige moeders [of baby's] kunnen gewoon geen borstvoeding geven" zouden een alarmsignaal moeten zijn voor gezinnen dat de zorgverlener mogelijk niet op de hoogte is van actuele informatie over borstvoeding of tongriem, en zouden ouders moeten aanmoedigen om verder te

Moeders melden ons dat het "voelt alsof het voeden van hem een fulltime baan is!"

zoeken naar antwoorden. Dat iets vaak voorkomt, betekent niet dat het gezond of normaal is.

Problemen bij baby's met een tongriem
» Slechte aanhap aan borst of fles
» In slaap vallen tijdens het voeden
» Van de tepel af glijden tijdens het voeden
» Vaak huilen/vaak prikkelbaar
» Refluxsymptomen
» Vaak spugen
» Klik- of smakgeluiden tijdens het eten
» Kokhalzen of verslikken tijdens het eten
» Gassige boertjes en scheten
» Slechte gewichtstoename
» Bijten/kauwen op de tepel
» Speen valt gemakkelijk uit of blijft niet zitten
» Melk druppelt uit de mond tijdens het eten
» Korte slaaptijden
» Mondademhaling, snurken, lawaaierige ademhaling
» Verstopte neus
» Melk komt uit de neus
» Frustratie aan de borst of met de fles
» Meer dan 20 minuten per voeding nodig na de pasgeboren periode
» Vaker eten dan elke 2 tot 3 uur

Zoals eerder genoemd, kunnen baby's een slechte gewichtstoename hebben omdat ze per zuigbeurt minder melk binnenkrijgen dan een baby zonder tongriem. Ze gebruiken andere spieren, zoals wang- of lipspieren, om melk te krijgen, waardoor ze vermoeider raken en meer calorieën verbranden dan een baby zonder beperkingen. Veel (maar niet alle) baby's die we zien, hebben moeite om hun geboortegewicht terug te krijgen of op de groeicurve te blijven. Idealiter zouden baby's binnen 10 dagen hun geboortegewicht terug moeten hebben, hoewel sommige er langer over doen. Maar in onze praktijk zien we baby's van één of zelfs twee maanden oud die amper zwaarder zijn dan hun oorspronkelijke geboortegewicht.

We moedigen ouders aan om voedings- en gewichtsproblemen te bespreken met hun kinderarts en hulp te zoeken bij een ervaren IBCLC. Ouders kunnen de baby wegen als ze vermoeden dat er een probleem is met gewichtstoename. Lactatiekundigen beoordelen vaak het gewicht voor en na een borstvoeding met een zeer nauwkeurige digitale weegschaal om precies te bepalen hoeveel milliliter melk de baby per borst per voeding binnenkrijgt. Te vaak krijgen baby's die moeite hebben met aankomen flesvoeding of wordt aangeraden over te stappen op flesvoeding zonder alle mogelijke oorzaken te onderzoeken. Een IBCLC kan de melkvoorraad van de moeder en voedingsproblemen het beste beoordelen en een voedingsplan opstellen om de oorzaken aan te pakken en de melkvoorraad te vergroten.

Dat iets vaak voorkomt, betekent niet dat het gezond of normaal is.

Vaak merken ouders op dat de dokter van hun kind niet zeker wist hoe te helpen met borstvoedingsproblemen, dus werd flesvoeding gezien als een snelle oplossing. Een recente enquête onder kinderartsen toonde aan dat ze beperkte klinische kennis en training hebben in borstvoedingsbeheer. De enquête onthulde dat kinderartsen vaak slechts drie uur borstvoedingsonderwijs per jaar krijgen tijdens hun opleiding.[22] Meer onderwijs en training zijn essentieel. Een gebrek aan opleiding, gecombineerd met toenemende werklasten en afnemende vergoedingen voor eerstelijnszorgverleners, vergroot dit probleem alleen maar, omdat het de tijd die een zorgverlener met elke patiënt kan besteden om diepgaande vragen te stellen, vermindert.

Meestal, als problemen aanhouden, raadt de kinderarts aan om te kolven en flesvoeding te geven of simpelweg over te stappen op kunstvoeding. Sommige baby's met een tongriem verbeteren met flesvoeding, maar velen hebben nog steeds problemen zoals gasvorming, prikkelbaarheid, reflux en spugen. Veel baby's hebben melk die uit de mondhoek druppelt tijdens het voeden, wat leidt tot het dragen van een slab en uitslag op de nek. Sommige baby's op kunstvoeding of gekolfde moedermelk – als de moeder drievoudig voedt (voeden aan de borst, kolven en gekolfde melk geven) – hebben nog steeds moeite met aankomen en worden opgenomen in het ziekenhuis. In dat geval ondergaan ze allerlei invasieve tests en procedures, zoals slikstudies, maag-darmscopia, echo's, röntgenfoto's en voedingssondes, die duizenden dollars kosten en uren stress en zorgen voor de ouders opleveren. Te vaak worden baby's in deze intensieve voedingsprogramma's niet goed beoordeeld of nooit gecontroleerd op een tongriem. Zelfs als ze worden onderzocht, zijn veel beoordelaars niet op de hoogte van het spectrum van presentaties. Artsen kijken vaak niet verder dan de baby en stellen moeders geen vragen over de symptomen die hierboven zijn besproken met behulp van een checklist of vragenlijst (zie Bijlage). Idealiter zou deze beoordeling plaatsvinden tijdens een routinecontrole bij de kinderarts, met een doorverwijzing naar een ervaren lactatiekundige voor persoonlijke therapie als er problemen zijn.

Andere symptomen bij baby's met beperkte weefsels hebben te maken met de slechte aanhap. De lipriem, of beperkende bovenlipfrenulum, kan de borstvoeding en een goede aanhap sterk beïnvloeden. Als de baby een ineffectieve afsluiting heeft op de borst (of fles), hoor je een klik- of smakgeluid tijdens het eten. Dit geluid is een teken dat er lucht in de mond van de baby komt en de baby luchtbellen inslikt. Deze

Veel beoordelaars zijn niet op de hoogte van het spectrum van presentaties.

baby's eten letterlijk lucht, een aandoening die aerofagie heet.[23] Als dit gebeurt tijdens het voeden, krijgt de baby een opgezette of harde buik en is hij erg gassig en prikkelbaar. De lucht komt terug als grote boeren of spugen, of gaat door het lichaam en komt eruit als scheten. Het spugen varieert van kleine theelepelgrote natte boertjes tot grote "Ik denk dat hij alles heeft uitgespuugd" braakpartijen. Spugen zorgt ook voor enorme hoeveelheden wasgoed door het herhaaldelijk wassen van slabbetjes, spuugdoekjes, babykleren en kleren van de moeder of vader. Dit schijnbaar kleine probleem vergroot de last van een tongriem voor gezinnen. Veel ouders melden dat hun baby "scheten laat als een volwassen man". Deze baby's hebben overmatig gas in hun darmen en laten vaak scheten. Ze worden bestempeld als "koliekachtig" of "prikkelbaar" en behandeld met koliekwater of simethicondruppels om het overtollige gas te verlichten in plaats van de oorzaak van de gasvorming te zoeken. Natuurlijk kunnen er andere oorzaken zijn van koliek of reflux, maar elke baby met tekenen van een van beide moet worden gecontroleerd op een tong- of lipriem.

Dr. Scott Siegel, MD, DDS, FAAP (Fellow van de American Academy of Pediatrics), behandelt al bijna 20 jaar baby's met tong- en lipriemen in New York en publiceerde recent een artikel over aerofagie-geïnduceerde reflux (AIR).[23] Hij beschrijft een aandoening die we net bespraken, waarbij een baby met een tongriem lucht inslikt of eet en vervolgens refluxachtige symptomen heeft. In de studie behandelde Dr. Siegel 1000 baby's met reflux door alleen de tong- en/of lipriem los te maken, en 52,6% verbeterde zo sterk in hun refluxsymptomen dat ze hun medicijnen (zoals Zantac® of Nexium®) konden afbouwen of stoppen. Verbeteringen waren vaak binnen een week of twee zichtbaar. Nog eens 19,1% verbeterde in hun refluxsymptomen maar had nog medicijnen nodig. De laatste groep, 28,3%, zag geen verandering in hun refluxsymptomen – wat wijst op een andere oorzaak van hun reflux. Deze studie toont de effectiviteit aan van het behandelen van een beperkte tong in veel gevallen van reflux. Het concept van AIR zou in praktijk moeten worden gebracht voor elke baby met tekenen en symptomen van reflux voordat medicatie wordt overwogen. Baby's met reflux, verslikken of spugen moeten worden gecontroleerd op een voorste (klassieke) tongriem of een achterste submucosale tongriem die de functie beperkt en mogelijk het probleem veroorzaakt.

De ongrijpbare achterste tongriem

Sommige baby's hebben moeite met borstvoeding of flesvoeding en hebben symptomen zoals hierboven beschreven, maar als een ouder of zorgverlener in de mond kijkt, lijkt alles op het eerste gezicht normaal. Vaak wordt op basis van alleen het uiterlijk vastgesteld dat het kind geen tongriem heeft. De moeder blijft verward achter, omdat ze nog steeds problemen heeft met borstvoeding, wat haar al dan niet aanzet om elders advies te zoeken. De oplossing om deze ongrijpbare achterste tongriemen te vinden is eenvoudig – een mondonderzoek, inclusief het voelen onder de tong.

Sommige zorgverleners geloven dat een achterste tongriem niet bestaat of geen problemen veroorzaakt. De naam "achterste tongriem" beschrijft de bevinding niet precies (het zit niet achter in de keel), maar het is de meest gebruikte term, dus gebruiken we die in dit boek. Let op: veel baby's lijken een achterste tongriem te hebben, maar als er geen symptomen of functionele problemen zijn, is het per definitie geen achterste tongriem. Er moeten problemen zijn om de diagnose en behandeling te rechtvaardigen – "Als het niet kapot is, repareer het niet!"

Als het niet kapot is, repareer het niet!

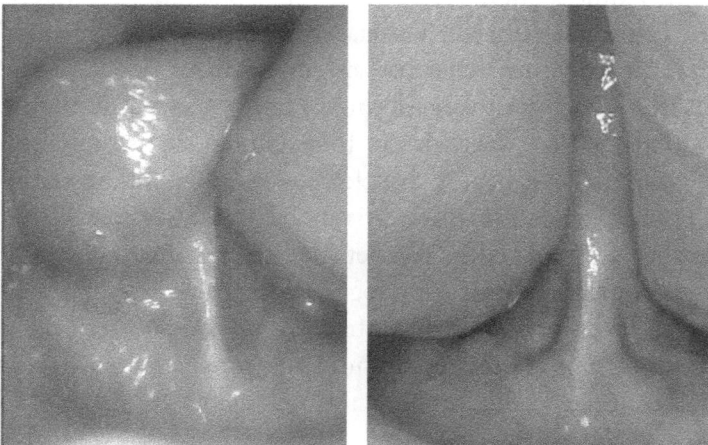

Voorbeelden van twee achterste tongriemen die aanzienlijke symptomen veroorzaakten en verbeterden na behandeling.

De achterste tongriem werd voor het eerst beschreven door Watson-Genna en Coryllos in 2004, dus het concept is relatief nieuw.[24] Alle tongriemen hebben een submucosaal component, maar één soort achterste tongriem is volledig submucosaal. De tongriem, of beperking, is verborgen onder het weefsel (slijmvlies) dat de mondbodem bekleedt. Bij de eerste blik is er geen duidelijk of zichtbaar bandje weefsel, zoals bij een voorste tongriem. Achterste tongriemen bestaan over het algemeen uit bindweefsel dat strakker of beperkender is dan normaal,[25] wat een functioneel probleem veroorzaakt, ook al reikt het niet tot aan of nabij de punt van de tong.

De tongriem zelf bevat geen spier, maar ligt vlak boven de genioglossusspier onder de tong. Bij het onderzoeken van de tong moet de zorgverlener achter het hoofd van de baby gaan zitten, met twee wijsvingers de tong optillen en kijken hoe ver deze omhoog komt. Als een strak bandje verschijnt of de tong omlaag houdt, of als je een kuiltje in het midden van de tong ziet, zijn dit tekenen van beperkte beweging en wijzen ze op een achterste tongriem. Als de zorgverlener met de wijsvinger onder de tong veegt (van links naar rechts), moet de mondbodem glad, zacht en sponsachtig aanvoelen. Als er strak weefsel in de mondbodem is, zoals een drempel of alsof de vinger over een hek in het midden moet springen om naar de andere kant te komen, is dit een teken van een achterste tongriem.

Een achterste tongriem kan met een schaar worden losgemaakt door een ervaren en voorzichtige zorgverlener die meerdere sneden maakt, maar een laser biedt betere zichtbaarheid en bloedstelping, zoals we later bespreken. Als een baby alle symptomen van een tongriem heeft maar geen zichtbare tongriem, is het waarschijnlijk een achterste tongriem. Als de moeder alle symptomen van een tongriem beschrijft zoals eerder besproken, en de zorgverlener kijkt snel en niet grondig, kan een achterste tongriem worden gemist. Als de zorgverlener handschoenen aantrekt, achter de baby gaat zitten met een hoofdlamp, de tong optilt en de vinger-veeg uitvoert, zal strakker dan normaal weefsel waarschijnlijk duidelijk zijn. Als er symptomen zijn, houdt meestal iets de tong omlaag en verhindert het de baby om goed aan te happen. Veel baby's die in het ziekenhuis worden onderzocht, lijken een achterste tongriem te hebben, maar zonder symptomen en functionele problemen hoeft er niets te gebeuren. Dit benadrukt de noodzaak om één of twee weken na ontslag uit het ziekenhuis te controleren of gezinnen hun doelen bereiken.

Een kort woord over lichaamswerk (zoals craniosacrale therapie, chiropractische zorg of myofasciale release) is hier nuttig. Lichaamswerk is een belangrijk onderdeel van de teamgerichte aanpak voor de behandeling van tongriemen. Het kan zeker eerst worden geprobeerd en is nuttig bij eenzijdige pijn (bijvoorbeeld, de linkerborst doet meer pijn dan de rechter bij het voeden), torticollis of andere problemen, maar als de borstvoedingsproblemen niet volledig worden opgelost, moet snel worden doorverwezen naar een deskundige zorgverlener voor een tongriemonderzoek. Meer informatie is te vinden in Hoofdstuk 25 en 26.

De lipriem

Hoewel de tong de meest voorkomende vorm van beperkte mondweefsels is, zijn de lip en de frenula nog steeds cruciale onderdelen van de puzzel en verdienen ze onderzoek. Samen worden tongriemen, lipriemen en wangriemen aangeduid als TOTs, of beperkte mondweefsels. Het weefsel in al deze gevallen wordt een frenulum genoemd. Een beperkt of strak frenulum verhindert normale beweging van de mondweefsels.

Wat is dan de normale bewegingsvrijheid van mondweefsels? Zoals we hebben besproken, moet er een functionele impact van beperkte weefsels zijn, samen met de klinische presentatie van een tongriem, om behandeling te rechtvaardigen. De lipriem kan bijdragen aan problemen met borstvoeding voor de baby en kan op zichzelf borstvoeding pijnlijk en moeilijk maken voor de moeder. Het kan leiden tot een slechte afsluiting op de borst doordat de bovenlip niet normaal naar buiten kan klappen. In mijn ervaring, als een kind alleen een lipriem heeft en deze wordt losgemaakt,

> *De lipriem kan bijdragen aan problemen met borstvoeding voor de baby en kan op zichzelf borstvoeding pijnlijk en moeilijk maken voor de moeder.*

kunnen de symptomen verdwijnen. Een artikel bespreekt ook het fenomeen van borstvoedingsproblemen door alleen een lipriem, en bij 14 baby's die alleen een lipriemoperatie ondergingen, zag 78% verbetering.[26] Als er ook een tongriem aanwezig is (wat het meest voorkomt), maken zorgverleners zowel de tongriem als de lipriem tegelijkertijd los. Hoewel er een classificatiesysteem is ontwikkeld door Dr. Kotlow (Klasse 1 tot Klasse 4), is de belangrijkste factor bij het beoordelen van een tongriem de functionele impact.[18,27] Geen zorgverlener, familielid of Facebook-vriend kan een lipriem diagnosticeren op basis van alleen een foto (en dat geldt ook voor een tongriem). In feite hebben de meeste baby's wat lijkt op een lipriem als het frenulum visueel wordt geïnspecteerd, maar slechts een fractie daarvan toont aanzienlijke functionele beperkingen.

Volgens een studie van Flinck uit 1994 had 93,4% van de onderzochte baby's een bovenlipfrenulum dat in de tandvleesrand of het gehemelte zat.[28] Als de baby problemen heeft met borstvoeding en de bovenlip een strak frenulum heeft dat deze omlaag houdt en voorkomt dat het normaal naar buiten klapt, is de kans groot dat het losmaken helpt. Vaak zijn een lipriem en een tongriem samen aanwezig bij dezelfde baby. Volgens Dr. Bobby Ghaheri, een KNO-arts en bekende autoriteit op het gebied van tongriem, als er verbleking is (het wordt wit als de lip wordt opgetild) waar het frenulum aan het weefsel hecht, als er een kuiltje is op het bovenoppervlak van de lip, als er een inkeping is in het tandvlees of bot, en/of als de lactatiekundige (IBCLC) vaststelt dat de baby een aanhap heeft die wijst op een lipriem, dan kan een lipriem aanwezig zijn en moet een ingreep worden overwogen.[29]

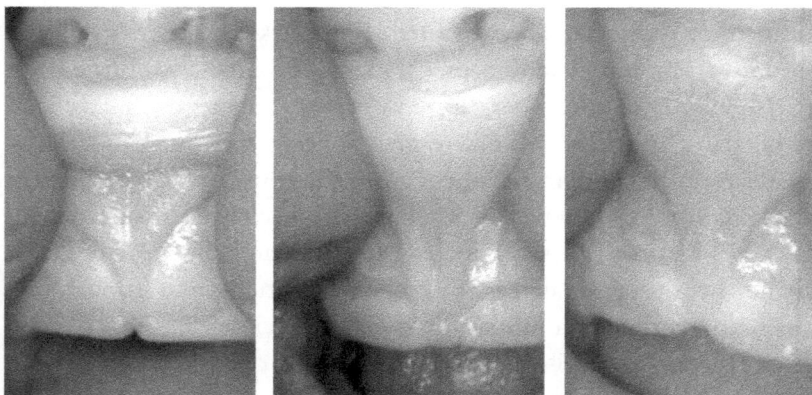

Lipriemen komen in verschillende vormen en maten, dik of dun,
en sommige veroorzaken zelfs inkepingen in het bot.

Als het frenulum pijn of ongemak bij de baby veroorzaakt als het wordt opgetild, of als de tongriem al is losgemaakt en de aanhapproblemen blijven, kan een lipriem ook de aanhap beïnvloeden. Sommige lipfrenula zijn bijzonder dik, strak of breed. Hun vorm is zeer variabel, maar de belangrijkste factor is hun impact op de functie. Als de lip niet gemakkelijk naar buiten klapt of naar binnen krult tijdens het voeden, is de afsluiting meestal beïnvloed en zal de aanhap ondiep zijn. De baby maakt klikgeluiden, reflux kan aanwezig zijn en de moeder kan ongemak ervaren.

Het is moeilijk te bepalen welke problemen door de tongriem en welke door de lipriem worden veroorzaakt, omdat er aanzienlijke overlap is en er geen goede studies zijn die de onderscheidende kenmerken van elke aandoening definiëren. We hebben moeders en baby's gezien die aanhoudende problemen met borstvoeding blijven ervaren nadat de tongriem is behandeld. We zijn het deze moeders en baby's verschuldigd om het beste beschikbare bewijs en ons klinisch oordeel te gebruiken om hen nu te helpen

> *De vorm van de lipriem is zeer variabel, maar de belangrijkste factor is de impact op de functie.*

met borstvoedingsproblemen. Om het gezin dat voor ons staat te helpen, maken we een uniek plan voor die individuele baby met de beste praktijkadviezen van de groep professionals die momenteel deze gevallen van aanhoudende borstvoedingsproblemen behandelt. Het is geen eenheidsbehandeling.

Idealiter zou de lipriemoperatie, indien nodig, tegelijkertijd met de tongriemoperatie moeten plaatsvinden, zodat de baby niet twee verschillende ingrepen hoeft te ondergaan. Als er twijfel is over het al dan niet losmaken, kan de tweede correctie worden uitgevoerd bij de follow-upafspraak na een week. Een recente studie toonde aan dat meerdere clinici het niet eens konden worden over de classificatie van de lipriem op basis van een foto – of deze helemaal tot aan het gehemelte liep, of halverwege stopte.[30] De clinici maakten hun eigen classificatietype, vergelijkbaar met het Kotlow-classificatiesysteem, maar met slechts drie typen: Type 1 – in het gebied tussen het slijmvlies (wangbekleding) en de

Je kunt een lipriem niet diagnosticeren op basis van alleen een foto.

gingiva (hard tandvlees); Type 2 – in het midden van de aangehechte gingiva; en Type 3 – in de ondermarge van de papilla (aan de rand van het tandvlees) of rondlopend naar het gehemelte. In de voorbeeld foto van het artikel lijken Type 2 en Type 3 echter beide in de onderrand te zitten. Ze vonden ook dat de overeenstemming tussen beoordelaars van hun nieuwe schaal slechts 38% was. De onderzoekers concludeerden dat omdat het moeilijk is om de classificatie van elke tongriem op basis van een foto te bepalen, een ingreep niet alleen op uiterlijk moet worden uitgevoerd,[30] een aanbeveling waarover algemene overeenstemming bestaat. Je kunt een lipriem niet diagnosticeren op basis van alleen een foto. Het gaat meer om het gevoel van het weefsel en de geschiedenis die de moeder rapporteert dan om hoe het eruitziet. Als de lip naar binnen krult tijdens het voeden, kan deze niet goed naar buiten klappen, en de baby en/of moeder kunnen symptomen ervaren; in dat geval moet een ingreep worden besproken met de ouders. De procedure brengt weinig risico met zich mee wanneer deze met een laser wordt uitgevoerd (anders dan lichte bloeding, lichte zwelling en pijn gedurende ongeveer drie dagen).

31

Het duurt ongeveer 15 seconden als het correct wordt gedaan. De techniek van de ingreep wordt besproken in Hoofdstuk 7.

Lipriemen komen in allerlei denkbare vormen en maten voor. Nogmaals, de meeste baby's (meer dan 90%) hebben een frenulum dat dicht bij of op het gehemelte ligt. Het kan dun of dik, vlezig of fibreus, driehoekig of koordachtig zijn, maar alleen als het functioneel beperkend is en de baby problemen heeft met borstvoeding, is behandeling waarschijnlijk nodig. Als er geen borstvoedingsproblemen zijn, is geen ingreep nodig. We krijgen in onze praktijk veel telefoontjes van ouders die zich zorgen maken dat hun kind een lipriem heeft. Als we bij onderzoek geen functionele beperking vinden en/of geen borstvoedingsproblemen, voeren we de ingreep niet uit. We behandelen de baby niet voor iets dat in de toekomst mogelijk problemen veroorzaakt, zoals een spleet tussen de tanden of moeite met tandenpoetsen (zie Hoofdstuk 22). We behandelen de baby op basis van het huidige probleem, de beste beschikbare informatie, het klinisch onderzoek en het beste oordeel van de clinicus.

Sommige zorgverleners geloven dat een lipriem geen grote rol speelt bij borstvoedingsproblemen, terwijl anderen hebben geconcludeerd dat de lipriem op zichzelf wel degelijk aanzienlijke problemen veroorzaakt. Soms wordt een lipriem vastgesteld, maar kiezen ouders ervoor om alleen de tongriem los te maken; in andere gevallen dekt de verzekering maar één ingreep per dag, en kiezen ouders ervoor te wachten, zodat alleen de tong wordt losgemaakt. Dit is passend als slechts één beperkend weefsel kan worden behandeld, omdat de kans groot is dat de tong de primaire oorzaak is van borstvoedingsproblemen. De wondgenezing van de tong duurt ongeveer drie weken, en die van de lipriem ongeveer twee weken. Als de ouder nazorg-oefeningen of stretches uitvoert (zie Hoofdstuk 8) na het losmaken van de tong, kan de baby na een week terugkomen om de genezing te controleren. Als de symptomen nog steeds aanhouden, kan de lipriem bij dat bezoek worden losgemaakt, wat de totale herstelperiode niet verlengt. Wanneer de lipriem een week na de tongriem onafhankelijk wordt behandeld, melden moeders vaak een aanzienlijke afname van pijn en een veel betere en diepere aanhap.

Het maakt klinisch verschil – en we zien vaak de resultaten direct na de ingreep voordat de moeder de praktijk verlaat.

Een laatste type: Wangriemen

Er zijn geen onderzoeksstudies die de impact van wangriemen op borstvoeding of mondmotoriek noemen, maar veel zorgverleners die routinematig beperkte mondweefsels behandelen, erkennen hun bestaan en zien dat ze ook behandeling kunnen vereisen. Wangriemen zijn ook het onderwerp geweest van lezingen en discussies op verschillende professionele conferenties. Er zijn vier wangfrenula in de wang, wat de naam "wang" (uitgesproken als "wank") betekent – bij de wang. Twee zitten in de bovenste boog van de mond en twee in de onderste boog.

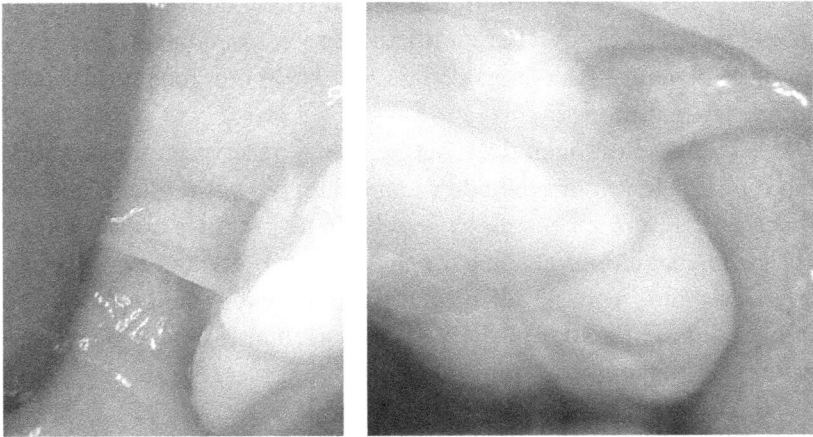

Wangriemen kunnen moeite met wangmobiliteit veroorzaken.

De onderste wangfrenula lijken meestal geen problemen te veroorzaken. De bovenste wangfrenula kunnen echter strak zijn, de baby beletten zijn kaak of wangen goed te bewegen en bijdragen aan borstvoedingsproblemen. Bij een eerste onderzoek controleer ik eerst buiten de mond, dan de lipflens en het bovenlipfrenulum, vervolgens de tongbeweging en het tongfrenulum, en tot slot de wangen om te zorgen dat het glad aanvoelt als ik met een vinger van voor naar achter wrijf in het diepste deel tussen de wang en het tandvlees. Als er een wangriem is, voelt het strak en als een drempel, vergelijkbaar met een achterste tongriem maar in de bovenste wangen. In mijn praktijk brengen we geen extra kosten in rekening voor wangriemen, en ik maak ze veel minder vaak los dan lip- of tongriemen.

Hoewel minder vaak voorkomend dan lip- of tongriemen, is het belangrijk om te controleren op wangriemen omdat ze de beweging van de wangen en lippen kunnen beperken. We hebben ook klinisch verschil gezien bij het losmaken van wangriemen na het uitvoeren van een tong- en lipriemoperatie bij baby's die nog steeds enige aanhoudende borstvoedingsproblemen hadden. Toen we de wangriemen losmaakten, merkten moeders een verschil in de aanhap en ervoeren ze minder pijn. Ik heb ook gemerkt dat wanneer de bovenlipriem is losgemaakt en de lip nog steeds niet zo mobiel lijkt als zou moeten, de wangriem aan een of beide kanten met de laser in ongeveer 5 seconden per kant kan worden losgemaakt. Hierdoor klapt de bovenlip vaak gemakkelijker omhoog met meer vrijheid en minder inspanning.

Lactatiekundigen door het hele land observeren uit de eerste hand hoe deze wangriemen de wangen kunnen verhinderen goed te functioneren, en zien een direct verschil in de kwaliteit van de aanhap na het losmaken omdat de baby de wangen beter kan bewegen en effectiever kan zuigen. Andere zorgverleners die tongriemen losmaken in het land merken deze beperkende wangfrenula ook op en maken ze los met vergelijkbare positieve resultaten.

HOOFDSTUK 4

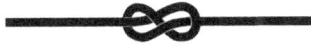

De rol van de lactatiekundige

Lisa Lahey, RN, IBCLC, COMS

In de Verenigde Staten geven meer vrouwen borstvoeding dan vroeger. Huidige statistieken (2016) laten zien dat 81% begint met borstvoeding, maar na zes maanden geeft slechts 22% exclusief borstvoeding, wat betekent dat er geen andere aanvullingen of voedingsmiddelen worden gegeven.[31] Veel gezondheidsorganisaties, zoals de American Academy of Pediatrics, raden aan om zes maanden borstvoeding te geven, gevolgd door de introductie van vast voedsel en voortzetting van borstvoeding tot twee jaar of zolang beide partijen dat willen.[32] De voordelen van borstvoeding zijn optimale voeding en immuniteit voor het kind, het bevorderen van de band en sociale interacties, en het stimuleren van de juiste groei en ontwikkeling van de luchtwegen en de structuren van mond en gezicht. Borstvoeding is een fundamentele mondvaardigheid die wordt gevolgd door andere vaardigheden, zoals kauwen, slikken en spreken.

Meer ouders willen optimale borstvoeding en moedermelk voor hun kinderen, maar waarom halen moeders hun doelen niet? Er zijn meerdere redenen waarom we als gemeenschap moeten streven naar betere ondersteuning en succes bij borstvoeding als we nationale doelen willen halen, zoals die in Healthy People 2020 (in de Verenigde Staten).[31] Deze doelen omvatten het vergroten van het aantal baby's dat borstvoeding krijgt, het uitbreiden van lactatieprogramma's op de werkplek voor werkende moeders, het verminderen van het aantal borstgevoede baby's dat kunstvoeding krijgt in de eerste twee dagen van hun leven, en het verhogen van het aantal geboorten in Babyvriendelijke ziekenhuizen.[31] We hebben prenatale voorlichtingslessen en consulten vóór de geboorte nodig om moeders te empoweren en gezinnen te informeren over de voordelen en basisprincipes van borstvoeding. Daarnaast hebben we ziekenhuisbeleid nodig dat optimale geboorte en borstvoeding ondersteunt, zoals minder ingrepen bij de bevalling, meer en langer huid-op-huidcontact, het vroeg en vaak stimuleren van borstvoeding, het vermijden van onnodige kunstvoeding en het bieden van optimale lactatieondersteuning terwijl ouders borstvoeding leren.[32] Onze gemeenschappen hebben culturen en werkplekken nodig die borstvoeding ondersteunen en tijd bieden om te kolven. Het is bekend dat de belangrijkste redenen waarom moeders stoppen met borstvoeding zijn: een slechte start (bijvoorbeeld moeite met het beginnen), pijn aan borst/tepel, aanhapproblemen, gebrek aan melkproductie (echt of vermeend), gebrek aan ondersteuning en terugkeer naar werk.[33] Een International Board Certified Lactation Consultant (IBCLC) kan deze zorgen aanpakken en borstvoeding optimaliseren, zodat ouders hun persoonlijke borstvoedingsdoelen kunnen halen.

Misschien heb je nog nooit van een IBCLC gehoord. Een IBCLC is een hoogopgeleide zorgprofessional die strenge onderwijs- en geschiktheidseisen moet halen, elke 5 tot 10 jaar een onafhankelijk certificeringsexamen aflegt en klinisch up-to-date blijft met verplichte bijscholing. Deze certificering verschilt van andere lactatiehulpverleners, zoals peer-counselors of lactatievoorlichters, die een rol hebben in het ondersteunen en informeren van gezinnen met ongecompliceerde borstvoeding. De opleidingsvereisten, klinische competenties en het werkveld van de IBCLC richten zich op klinische beoordeling en zorg.

Het werkveld en de expertise van de IBCLC omvatten ontwikkeling van baby's en kinderen, voeding, fysiologie en pathologie; dit omvat voedingsgedrag op verschillende leeftijden en stadia, introductie van vast voedsel, voedselintoleranties/allergieën, babyanatomie en mondanatomie, neurologische uitdagingen, spierspanning, reflexen, groeipatronen/grafieken en voedingsbehoeften. De IBCLC biedt ook beoordeling, voorlichting en begeleiding bij lactatieproblemen van de moeder, zoals borstontwikkeling en -groei, anatomische of chirurgische uitdagingen, borstinfecties, melkproductiebeheer, voedingsstatus van de moeder, samenstelling van moedermelk, melkbanken en de impact van endocriene hormonen op borstvoeding. De IBCLC leert over aandoeningen zoals diabetes, onvruchtbaarheid, metabole, hormonale en auto-immuunziekten, farmacologie, galactagogen (stoffen die de melkproductie verhogen) en de invloed van medicinale kruiden op het vergroten van de melkproductie. Helaas hebben veel zorgverleners zelden de tijd of extra expertise in borstvoeding om de moeder-baby combinatie samen en holistisch te beoordelen. Het apart beoordelen van moeder en baby negeert de biologische wisselwerking en dans die plaatsvindt tijdens borstvoeding, waarbij de problemen van de moeder ook die van de baby zijn en vice versa. De IBCLC neemt de tijd om zowel de moeder als de baby samen te beoordelen en speelt een cruciale rol in het ondersteunen van het gezin terwijl ze omgaan met voedingsveranderingen en uitdagingen, en zorgt ervoor dat de moeder emotioneel wordt ondersteund terwijl ze haar nieuwe rol leert en borstvoeding geeft. Bovendien zijn IBCLC's betrokken bij psychologie, sociologie, onderzoek, volksgezondheid, antropologie en de dynamiek van borstvoeding in de cultuur. IBCLC's promoten, ondersteunen en pleiten voor de borstvoedingscombinatie/gezin in verschillende settings, zoals ziekenhuizen, poliklinieken, dokterspraktijken en hun eigen privépraktijken.

Lactatiekundigen gebruiken een probleemoplossende aanpak om klinische beoordeling, voorlichting, aanbevelingen, lactatietherapie, voedingsplannen en doorverwijzingen naar andere zorgverleners te bieden. IBCLC's pakken voedingsproblemen aan, van eenvoudig tot complex. Hoogopgeleide IBCLC's zijn een essentieel onderdeel van het team dat werkt met beperkte mondweefsels (TOTs), en werken met de borstvoedende moeder-baby combinatie bij zuigproblemen en nazorg na een frenectomie. Zuigproblemen kunnen komen door slechte aanhap en positionering, ongecoördineerde reflexen en spieren van de baby, of structurele en houdingsproblemen die de functie tijdens het voeden beïnvloeden. IBCLC's hebben veel te beoordelen en te optimaliseren bij de borstvoedingscombinatie, en elk zorgplan is zeer gedetailleerd en geïndividualiseerd. We werken vaak met baby's met zuigproblemen en tongriemen, maar ook met baby's die gestopt zijn met direct borstvoeding krijgen en hulp nodig hebben met flesvoeding.

Een grote uitdaging voor het specialisme beperkte mondweefsels en voor IBCLC's is een algemeen gebrek aan bewustzijn bij zowel het publiek als zorgverleners over monddysfunctie en tongriemen. Er is grote behoefte aan betere beoordelingsvaardigheden, meer training en onderwijsmogelijkheden zodat meer zorgverleners alert zijn op het bieden van passende zorg. Om deze reden zijn veel IBCLC's betrokken bij het geven van onderwijs of het schrijven van boeken.

De volgende uitdaging is de gevoelige vraag wie kan beoordelen en diagnosticeren. Als IBCLC's kunnen we beschrijven en rapporteren aan de patiënt en de zorgverlener wat we observeren en beoordelen met de voedingsbeoordeling en mondonderzoek. De beste manier om dat te doen is door goede verslaglegging, het schrijven van consultnotities en het communiceren van beoordelingen en bevindingen aan ouders en zorgverleners. We erkennen ook dat tongriemen complex en gevarieerd kunnen zijn in tekenen en symptomen. Ik zeg vaak dat tongriemen zijn als vingerafdrukken, anatomisch

> *Er is grote behoefte aan betere beoordelingsvaardigheden, meer training en onderwijsmogelijkheden zodat meer zorgverleners alert zijn op het bieden van passende zorg.*

en functioneel verschillend, dus onze zorg moet rekening houden met individuele behoeften, en we moeten beoordeling, therapie en behandelaanbevelingen daarop afstemmen.

Degenen in het TOTs-specialisme werken aan betere training voor lactatiekundigen en zorgverleners, zodat ze uitgerust zijn om grondige beoordelingen en diagnoses, volledige functionele releases en uitstekende postoperatieve wondzorg te bieden. IBCLC's die tijd hebben genomen om goed thuis te raken in tongriemen en mondfunctie weten dat er grote behoefte is aan goed ontworpen onderzoek om de resultaten te valideren die duidelijk zijn voor degenen die momenteel in dit gebied werken. Totdat die studies er zijn, blijven we voorlichting, communicatie en een teamgerichte aanpak bieden die de patiënt centraal stelt in de zorg.

Ouders die een lactatieconsult zoeken, vragen zich vaak af waarom een baby niet goed kan aanhappen of borstvoeding krijgen. IBCLC's bespreken betere aanhap- en positioneringstechnieken en hoe beperkte tongmobiliteit een probleem kan zijn dat een grote rol speelt bij borstvoedingsproblemen. De IBCLC begrijpt de anatomie en fysiologie van de tong en de werking van de tong tijdens borstvoeding. De mond opent, lippen en tong maken contact met de borst, en de tong steekt uit om de tepelhof en tepel te grijpen om het borstweefsel in de mond van de baby te stabiliseren. Vervolgens creëert het omvatten van de tong rond de tepel een afsluiting, de tong gaat omhoog en drukt tegen het gehemelte, en de onderkaak zakt om het nodige vacuüm te creëren om melk te krijgen.[12] De middelste tot achterste tong regelt de beweging van de vloeistof voor goed slikken en optimale luchtwegbescherming, terwijl het gehemelte en de tong samenwerken om de nasofaryngeale ruimte af te sluiten tijdens de zuig-, slik- en ademhalingssequentie. De tong helpt ook om het gehemelte en de tandboog te vormen en geeft feedback aan het autonome zenuwstelsel om gereguleerd te worden.

De IBCLC moet met finesse beoordelen

Laten we bespreken hoe een IBCLC voeding en mondfunctie beoordeelt. Wanneer IBCLC's een moeder persoonlijk of telefonisch ontmoeten, gebruiken we actieve luistervaardigheden om te leren over de zorgen en voedingsproblemen, en noteren we zowel de symptomen van de moeder als de baby. Vervolgens stellen we diepgaande vragen om een volledige medische en voedingsgeschiedenis te krijgen. Intakegesprekken duren vaak een uur of langer en omvatten prenatale, zwangerschaps- en geboortegeschiedenis. We vragen naar eerdere borstvoedingservaringen, het dieet van de moeder, medicijnen en eventuele chronische of huidige gezondheidsproblemen van moeder of baby. We bespreken voedingsroutines en -patronen, de urine- en ontlastingsfrequentie van de baby, de gewichtstoename en groei van de baby, persoonlijke borstvoedingsdoelen en het ondersteuningssysteem van de combinatie. De IBCLC plant een afspraak in huis, kantoor of poliklinische setting, waar we de baby observeren tijdens het voeden, een borstexamen bij de moeder uitvoeren, helpen met aanhap en positionering, de melkoverdracht beoordelen door de baby voor en na het voeden te wegen op een nauwkeurige en zeer gevoelige digitale weegschaal, een mondzuigexamen uitvoeren op onze gehandschoende vinger om het zuigen te beoordelen, en de mondmotoriek van tong, wangen, lippen, gehemelte en kaken beoordelen.

Een goede functionele beoordeling voor tongriemen begint met de voedingsbeoordeling. Hoe hapt de baby aan en positioneert hij zich aan de borst? Moet de moeder meerdere aanpassingen doen of enorme inspanningen leveren om het voeden te laten werken? De IBCLC beoordeelt op een wijde mondopening, uitgeklapte lippen, afsluiting en tonguitsteeksel voorbij de onderste tandvleesrand om de tepel te lokaliseren en te omvatten terwijl de zuiging behouden blijft. De wangen moeten rond en vol lijken, niet hol of met kuiltjes. De kaakbewegingen zijn soepel en ritmisch om goede zuig-, slik- en ademhalingspatronen mogelijk te maken. Het zuigpatroon moet georganiseerd zijn met voldoende zuiguitbarstingen en slikken die elke 1 tot 3 zuigbewegingen hoorbaar zijn, stil maar krachtig terwijl de moedermelk vrijkomt en wordt overgedragen. De baby moet alert en ontspannen blijven aan de borst en voldoende uithoudingsvermogen hebben gedurende de voeding totdat hij de borst loslaat, verzadigd en "melkdronken". Tijdens deze tijd observeren we de moeder om haar comfort en haar vermogen om zonder pijn te voeden te beoordelen.

We vragen haar te beschrijven hoe de aanhap en het zuigen aanvoelen en vertrouwen niet alleen op hoe een aanhap er van buitenaf uitziet.

Alarmsignalen die vaak opduiken bij het voeden vallen meestal in een van twee categorieën: zwakke zuigtonus en hoge zuigtonus. Baby's met een zwakke zuigtonus zoeken verwoed, maar kunnen niet aanhappen of happen slecht aan. Na veel pogingen glijdt de baby vaak af of behoudt hij slechts lichte, fladderende zuiging en voedt hij mogelijk niet door meerdere melktoeschietreflexen heen. De baby met zwakke zuigtonus valt in slaap aan de borst bij te veel inspanning of sluit af voordat voldoende melk is opgenomen. De baby houdt vaak van grazen aan de borst en voedt zacht en vaak. De moeder heeft zelden pijn, en deze baby's lopen risico op langzame of geen gewichtstoename. Ouders kunnen worden misleid omdat de baby vaak en pijnloos voedt. Andere baby's reageren met een hoge zuigtonus en verhoogde zuiginspanning om op welke manier dan ook melk te krijgen, dus bijten of klemmen ze om melk te laten stromen, of zuigen harder met strakke lippen en verhoogde wangactiviteit. De baby met een hoge zuigtonus veroorzaakt vaak veel pijn en schade aan de tepels door een onjuiste balans of krachten van de lip en wangen. Wanneer de baby de tepel loslaat, kan er een witte streep/plooi, een lippenstiftvormige tepel, een vasospasme (plotselinge pijnlijke vernauwing van een bloedvat) of, bij herhaalde trauma's elke paar uur, beschadigd tepelweefsel met scheuren, blaren, blebs of bloeding ontstaan.

Baby's met submucosale tongriemen hebben vaak veel moeite met het optillen van de middentong en het omvatten van de zijranden van de tong, wat leidt tot een ongeorganiseerd slikken. Deze baby's kunnen klik- of smakgeluiden maken terwijl ze voeden, naast gorgelende, hoestende, kokhalzende en verslikkende geluiden. Baby's zouden zonder veel geluid moeten eten, en deze baby's kunnen de melkstroom niet goed aan, nemen vaak veel lucht in en vertonen aerofagie en reflux. Moeders melden vaak een overproductie en overactieve melktoeschietreflex. De baby met een achterste tongriem weigert vaak spenen of moedermelk via een fles. Mijn theorie is dat de borsten en het lichaam van de moeder weten dat het zuigen niet optimaal is en, in combinatie met frequente overstimulatie, de borst melk snel en krachtig afgeeft. De baby vertoont gedragingen zoals het achteroverbuigen van de rug, het strak aanspannen van het bovenlichaam en een stijfheid die lijkt op een militaire houding. De baby worstelt om de luchtweg open te houden tijdens het voeden en kan moeite hebben met het beschermen van de luchtweg. Hierdoor komt de baby van de borst, waardoor de zuiging wordt verbroken, en lijkt hij niet te rusten en te verteren. Vaak moet een gassige of prikkelbare baby rechtop worden gehouden of langdurig worden rondgedragen na een voeding. De moeder zal zeggen dat de baby een hekel heeft aan borstvoeding of alleen voedt in een bepaalde houding, zoals liggend, of wanneer hij slaperig of in slaap is. Ik heb ook opgemerkt dat deze baby's risico lopen op het abrupt stoppen met borstvoeding en op mondaversie. Ze hebben meestal meer ondersteuning nodig voor en na een frenectomie om een optimale zuig- en voedingsfunctie te bereiken.

Ons doel als IBCLC's is om borstvoeding te ondersteunen terwijl we ervoor zorgen dat de baby optimaal gevoed wordt en de melkproductie van de moeder wordt vergroot of behouden totdat de problemen zijn opgelost en/of een frenectomie wordt uitgevoerd (indien nodig). Afhankelijk van de omstandigheden kunnen we een tepelhoedje en/of aanvulling tijdens het voeden aanbevelen door moedermelk, donormelk of kunstvoeding via een slangetje aan de borst te geven, met behulp van een lactatiehulp of aanvullend voedsysteem (SNS).

IBCLC TOTs-examen

IBCLC's gebruiken vaak een functioneel beoordelingsinstrument om hun beoordeling van tongriemen te leiden. De drie best gevalideerde instrumenten die momenteel beschikbaar zijn, zijn de Hazelbaker Assessment Tool for Lingual Frenulum Function (HATLFF),[34] de Frenotomy Decision Rule for Breastfeeding Infants (FDRBI) van Dobrich,[35] en het Martinelli Lingual Frenulum Protocol.[36]

Deze instrumenten kunnen helpen bij de evaluatie van uiterlijk en functie, maar ze hebben elk beperkingen, dus de IBCLC gebruikt zijn of haar gecombineerde klinische ervaring en differentiële beoordelingsvaardigheden om een volledig beeld van het mondonderzoek te krijgen. IBCLC's kunnen beginnen door de baby op een vinger te laten zuigen. Ze starten door licht op de lippen van de baby te tikken, wachten tot de vinger (met de vingertop naar boven) naar de overgang van het harde en zachte gehemelte gaat om te beoordelen hoe sterk of zwak de zuiging is, waar de tongbewegingen beginnen en hoe de tong omvat, lateraliseert, optilt, uitsteekt of intrekt. We letten op de vorm en boog van het gehemelte, de lengte van het gehemelte, de kokhalsreflex en de zuigkwaliteit wat betreft tonus, kracht, ritme en omvatting. We kunnen een gebogen spuit gebruiken om melk toe te voegen tijdens een digitaal zuigexamen om de reactie van de baby te beoordelen en de zuigkwaliteit met en zonder een vloeistofbolus te vergelijken. De Murphy-manoeuvre (genoemd naar Dr. Jim Murphy, een kinderarts, borstvoedingsspecialist en IBCLC) wordt ook uitgevoerd tijdens het zuigexamen door met de wijsvinger zachtjes onder de tong te vegen, links en rechts, om te beoordelen of er een strak of verhoogd bandje weefsel is dat een soepele veeg over de mondbodem verhindert.

Vervolgens beoordelen we andere gebieden die het zuigen, slikken, ademhalingspatroon en het vermogen om gemakkelijk aan te happen en te positioneren kunnen beïnvloeden, zoals de lichaamshouding van de baby. Baby's met aandoeningen zoals torticollis, plagiocefalie, gezichtsasymmetrieën of houdingsspanningen kunnen ongemak ervaren, wat het moeilijker maakt om goed aan te happen, te positioneren en te voeden. Een IBCLC houdt de baby of het kind op een plat oppervlak om de zijliggende, buikliggende en rugliggende posities te bekijken. We observeren het hele lichaam, de houding en tonus tijdens beweging, die zacht, stevig, gespannen, ontspannen of op zijn gemak kan zijn. Hoe bewegen en reageren de nek, schouders, armen, benen en heupen op aanraking en beweging? Extensie en flexie worden geanalyseerd terwijl we met de baby spelen. Buigt het lichaam van de baby of blijft het in een rechte lijn? Vervolgens letten we op het gezicht, de ogen en de kaken/kin voor symmetrie. We beoordelen de vorm van het hoofd – voorkant, achterkant, zijkanten, fontanellen en schedelnaden – en noteren afwijkingen zoals vreemd gevormde, verhoogde of afgeplatte gebieden. Bijvoorbeeld, een baby die een voorkeur heeft om het hoofd naar één kant te draaien of spanning heeft aan de linkerkant van de nek, kan gemakkelijk aanhappen aan de rechterborst maar niet comfortabel aan de linkerborst. In dit geval kan manuele therapie of lichaamswerk, zoals myofasciale of craniosacrale therapie door een getrainde professional (osteopaat, chiropractor, fysiotherapeut, ergotherapeut, masseur, logopedist of verpleegkundige), worden gebruikt om gespannen spieren te ontspannen die het voeden kunnen beïnvloeden. Hoewel dit voor sommige baby's voedingsproblemen kan oplossen, leidt een gebrek aan reactie tot de conclusie dat de tongriemen bijdragen aan disfunctioneel voeden en de waargenomen fasciale spanningen. Als dat gebeurt, is het tijd om door te verwijzen voor een frenectomie.

Mondonderzoek voor TOTs

De beoordelaar, meestal een IBCLC, plaatst de baby in de juiste knie-tot-knie-positie of legt de baby plat op zijn of haar rug op een onderzoekstafel, met het hoofd van de baby dicht bij de beoordelaar en de tenen naar buiten gericht. De beoordelaar staat of zit achter het hoofd van de baby, zoals een tandarts zou doen voor een onderzoek. We wiegen het hoofd van de baby tussen de handpalmen en trekken met beide wijsvingers de bovenlip naar de neus. We letten op spanning of moeite bij het optillen van de lip, kijken of de lip gemakkelijk naar de neusgaten klapt, beoordelen of de bovenlip naar beneden zakt of als een accordeon opbolt bij de filtrum, beoordelen of de lipriem dik of dun is en bepalen waar het frenulum aanhecht op de tandvleesrand. Vervolgens kijken we naar verbleking en inkepingen op de bovenste tandvleesrand. We vegen ook met een vinger over de bovenste tandvleesrand om te controleren op wangriemen. Een wangriem die een zachte vinger-veeg stopt, die laag aan de tandvleesrand of voorbij de mucogingivale lijn is bevestigd, of die verbleking op het tandvlees veroorzaakt, vraagt om verdere beoordeling van symptomen met liptensie en afsluiting tijdens het voeden.

Om de tong of tongbeperking te beoordelen, gebruikt de beoordelaar beide wijsvingers om onder de tong te komen en drukt zachtjes in de mondbodem, waarbij de tong zo hoog mogelijk en naar achteren richting de keel wordt opgetild, terwijl de middelvingers op de kaak worden gehouden om de tongliftbeoordeling te stabiliseren. We noteren de spanning en elasticiteit, de lengte van een tongriem als die aanwezig is en waar deze aanhecht, en of de tongriem dik of dun is. We palperen het tongfrenulum op spanning, kijken naar verbleking, onderzoeken het uiterlijk van de tongpunt en beschrijven deze als hartvormig of ingedeukt, en noteren of de tong vierkant is of wit is bedekt. De beoordelaar neemt de tijd om naar het harde en zachte gehemelte te kijken. We maken vaak foto's van de tongriemen of laten ouders foto's maken van de tongriemen en helpen hen de smartphone of camera in een ideale positie en hoek te zetten, met flits om de tongriemen vast te leggen voor hun dossier.

De IBCLC communiceert vervolgens effectief en legt aan de ouders de bevindingen van de beoordeling uit en hoe functie en voeding worden beïnvloed. We delen vaak foto's, ouder-vriendelijke educatieve artikelen of handouts die we hebben gemaakt, afgestemd op problemen die verdere uitleg of educatieve versterking nodig hebben. Een belangrijke rol die de IBCLC vervult, is het bieden van anticiperende begeleiding en voorlichting over wat te verwachten is tijdens en na een frenectomie en andere tongriemoperaties. We leggen uit hoe de procedure wordt uitgevoerd, evenals de relevante voordelen en risico's. Vervolgens bespreken we wat te verwachten is met genezing en wondzorg, bieden we comforttechnieken en gangbare homeopathische of conventionele medicijnen die kunnen worden gebruikt voor ongemak, samen met tips voor herstel en succesvolle revalidatie.

De lactatiekundige bekijkt pre-frenectomie mond-oefeningen, instructies voor wondnazorg en het zorgplan dat is geïndividualiseerd voor de combinatie om problemen zoals gewichtstoename en melkproductie aan te pakken voordat wordt doorverwezen voor een frenectomie. De consultnotitie en het voedingsplan worden vervolgens aan de ouders en de arts van de baby verstrekt, en een doorverwijzing voor lichaamswerk en/of een frenectomie-zorgverlener wordt gegeven. Follow-upafspraken worden gepland om de voedingsvoortgang, mond-oefeningen, nazorg na frenectomie en emotionele ondersteuning tijdens de genezing te beoordelen. Ouders hebben vaak een herinnering nodig dat een frenectomie vaak geen snelle oplossing is en dat tongriemen gedurende langere tijd functie en voeding hebben beperkt. Daarom zijn geduld, tijd en inspanning door middel van therapie nodig voor succesvolle mondrevalidatie, waarbij de baby leert hoe hij zijn tong en lippen op een geheel nieuwe manier moet bewegen. Na de revisie heeft de baby aanpassing nodig van de techniek van de moeder met aanhap en voeding. Ze moet mogelijk nieuwe technieken leren, zoals aanhappen zonder een tepelhoedje, een voedingshouding kiezen die geen compensatie meer vereist, en effectieve borstvorming en compressies uitvoeren. De mond-oefeningen en zuigtraining helpen om de beweging en functie van de tong, kaak, lippen en wangen te rehabiliteren. IBCLC's die extra training hebben gevolgd en gespecialiseerd zijn in complexe voeding en mondrevalidatie kunnen aanzienlijke ondersteuning bieden om de combinatie te helpen een nieuwe aanhap te optimaliseren, voedingsgedrag te stabiliseren en borstvoedingsvaardigheden na een frenectomie te verbeteren, en meerdere afspraken kunnen nodig zijn om mond-oefeningen en voedingsvaardigheden te beoordelen om de functie te optimaliseren.

Geduld, tijd en inspanning door middel van therapie zijn nodig voor succesvolle mondrevalidatie.

Als de baby 1 tot 2 weken na de frenectomie nog steeds worstelt, zal de IBCLC een follow-upbezoek voorstellen om specifieke zuigtraining en mond-oefeningen te leren op basis van eventuele problemen die tijdens de herbeoordeling worden vastgesteld. Het tonen aan ouders hoe ze buiktijd, babymassage, reflexintegratie en babyspelactiviteiten kunnen doen, helpt om de nek, schouders en andere spieren van de baby te versterken die effectief voeden ondersteunen. Coördinatie met lichaamswerkprofessionals wordt aangemoedigd om optimale revalidatie verder te ondersteunen (zie Hoofdstuk 26 voor meer informatie).

Beoordeling van mondweefsels bij oudere baby's tot peuters

De IBCLC werkt niet alleen met zuigelingen, maar ook met oudere baby's en peuters die doorgaan met borstvoeding, overgaan op vast voedsel of beginnen met spenen. Ouders zoeken voorlichting en ondersteuning bij de IBCLC in al deze situaties en meer. IBCLC's zijn bekend met symptomen die oudere baby's kunnen hebben, zoals aanhoudende gewichts- of voedingsproblemen, moeite met de overgang naar vast voedsel (met symptomen zoals afkeer van texturen, verslikken, kokhalzen, braken, voedsel vasthouden in de mond of langzaam eten), vertraagde spraak of moeite met spreken, en tandafwijkingen. Bij een van deze symptomen zal een IBCLC de kinderarts informeren en vervolgens doorverwijzen naar spraak- of ergotherapie. Het voedingsteam, inclusief de IBCLC, bespreekt vervolgens en doet aanbevelingen voor het optimaliseren van borstvoeding, het eten van vast voedsel en voor een frenectomie indien nodig als de symptomen wijzen op tongriemen en functionele voedingsproblemen.

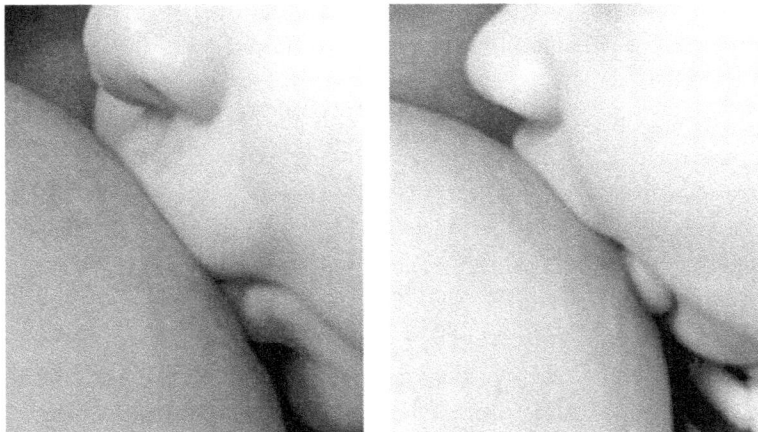

Baby's ondiepe aanhap vóór (links) en na de tong- en lipriemoperatie (rechts) op dezelfde dag. Merk op dat de mond wijder open is en de lippen van de baby minder getuit zijn.

Anticiperende begeleiding bij nazorg

Als er beperkende tongriemen aanwezig zijn en de baby wordt doorverwezen voor verdere evaluatie, is het het beste om bij het eerste consult de wondzorg-lifts van de tong en lip te bespreken en te leren. De consultant zal de zorg en interactie modelleren die ouders nodig hebben bij post-frenectomie stretches of lifts en kan de beste manieren begeleiden om hun vingers in de mond van de baby te plaatsen voor mondrevalidatie-oefeningen en nazorg.

Vervolgens worden ouders aangemoedigd om tweemaal daags te oefenen vóór de frenectomie en voordat er een echte wond aanwezig is. Dit bouwt het vertrouwen van de ouders op, wat op zijn beurt helpt om het kind vertrouwd te maken met het proces van nazorg en zuigtraining; bovendien beginnen deze mond-oefeningen de spieren te activeren en te versterken om de algehele tonus en kracht te verbeteren.

Tot slot wordt een zorgplan voor comfort en ongemak na de ingreep besproken. Ouders hebben een checklist nodig van wat ze van tevoren moeten aanschaffen, zoals homeopathische middelen, tandjesdruppels en/of pijnmedicatie. We bespreken met ouders dat beschikbaar zijn voor een paar dagen tot een week na de frenectomie helpt om het comfort van de baby te optimaliseren. Het vaker vasthouden van de baby, het verhogen van huid-op-huidtijd, het geven van warme badjes aan de baby en het verhogen van de pogingen van de baby om aan de borst te drinken zijn allemaal interventies om te overwegen. Ouders moeten erkennen dat de eerste 7 tot 10 dagen na de frenectomie uitdagend kunnen zijn vanwege ongemak, frequente nazorg-lifts en follow-upafspraken bij verschillende zorgverleners. Ouders worden aangemoedigd om te bellen of een follow-upbezoek te plannen met de IBCLC 2 tot 5 dagen na de frenectomie, 2 weken na de frenectomie, en daarna indien nodig, afhankelijk van de leeftijd van de baby en de fase van de voedingsvoortgang. Idealiter zorgen 2 tot 6 follow-upafspraken met de IBCLC ervoor dat het voeden weer op de rails komt. Follow-upafspraken van de IBCLC richten zich op het geruststellen van ouders over normale genezing, het optimaliseren van nieuwe voedingstechnieken, het doornemen van items in het voedingszorgplan zoals lage melkproductie, het beoordelen van mond-oefeningen en het bieden van emotionele ondersteuning voor ouders. Ouders hebben vaak veel vragen en beginnen te twijfelen of de ingreep effectief of waardevol was tijdens deze periode van overgang en genezing. We kunnen ouders aanmoedigen en wijzen op waar vooruitgang wordt geboekt en blijven ouders leren wat ze kunnen doen om het kind te helpen op weg naar herstel. Soms willen ouders praten met andere ouders wier kinderen een frenectomie hebben ondergaan, dus de IBCLC kan ouders verbinden met anderen die vergelijkbare problemen hebben ervaren, of aanbevelen om een ondersteuningsgroep bij te wonen, persoonlijk of online.

Uitdagingen voor IBCLC-zorg

Vaak ontmoeten IBCLC's combinaties waarbij de kans om de melkproductie volledig te herstellen is gepasseerd, of de baby al vele maanden geen directe of frequente borstvoeding meer krijgt en nu gedeeltelijk borstvoeding krijgt of exclusief flesvoeding. In deze gevallen zal de IBCLC de inspanningen van de moeder prijzen en haar aanmoedigen dat haar hoeveelheid melk, zelfs in combinatie met kunstvoeding, nog steeds bijdraagt aan de groei

Het vaker vasthouden van de baby, het verhogen van huid-op-huidtijd, het geven van warme badjes aan de baby en het verhogen van de pogingen van de baby om aan de borst te drinken zijn allemaal interventies om te overwegen.

en het immuunsysteem van het kind. Baby's die flesvoeding krijgen, kunnen ook worstelen met zuigvaardigheden; soms zien we baby's die prikkelbaar en gefrustreerd gedrag vertonen tijdens het nemen van de fles, melk morsen of lekken tijdens het voeden, en er 30 minuten of langer over doen om een fles te legen, waardoor de baby te veel energie verbruikt, wat kan leiden tot slechte gewichtstoename of flesweigering.

We doen ons best om de melkproductie te optimaliseren, betere manieren te tonen om flesvoeding te geven en relactatie-inspanningen te bespreken indien mogelijk. Ouders rouwen om het verlies van borstvoeding wanneer tongriemen de vroege voeding beïnvloeden, maar de IBCLC kan de kiem leggen voor borstvoedingsucces voor het volgende kind door ouders aan te moedigen om binnen de eerste week na de volgende geboorte contact op te nemen met de lactatiekundige. Werken met voedingsuitdagingen kent veel hoogte- en dieptepunten, maar de beloningen zijn spannend wanneer ouders succesverhalen delen en volhouden totdat hun baby's vooruitgang boeken naar betere voedings- en ontwikkelingspaden.

HOOFDSTUK 5

___∞___

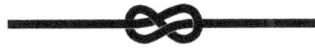

De beoordeling door de behandelaar

En jonge baby met een tongriem is misschien wel de meest uitdagende patiënt om te behandelen, omdat timing cruciaal is en alle leden van het behandelteam op één lijn moeten zitten. Patiënten van alle leeftijden hebben unieke uitdagingen met herstel en moeten de juiste spiercoördinatie leren en/of compenserende spiergewoontes afleren om een normale tongfunctie te bereiken. Baby's vormen daarop geen uitzondering, en velen hebben aanzienlijke hulp nodig tijdens de revalidatie.

De behandeling van een baby zou in het ziekenhuis moeten beginnen met een onderzoek na de geboorte. Baby's worden beoordeeld op verschillende mogelijke problemen bij de geboorte, en in sommige landen, zoals Brazilië, helpt wetgeving daarbij. Brazilië heeft een wet die gratis beoordeling van het tongfrenulum bij alle baby's vereist door een logopedist, die zoekt naar beperkingen zoals een tongriem.[37,38] Dit soort wetgeving zou in veel landen, waaronder de Verenigde Staten, nuttig zijn, en de steun ervoor groeit. De sleutel is ervoor te zorgen dat degenen die de mond en mondweefsels van de baby onderzoeken, weten waar ze op moeten letten en goed zijn getraind in methoden om beperkingen nauwkeurig te beoordelen en te behandelen.

Net zoals baby's worden onderzocht op tal van andere aangeboren afwijkingen, zou een tongriemonderzoek bij de geboorte moeten worden uitgevoerd door een zorgverlener die recente bijscholing heeft gehad over het volledige spectrum van tongriemen. De bevindingen, indien aanwezig, moeten worden besproken met de lactatiekundige (IBCLC), die een aparte evaluatie doet en alle aspecten van de borstvoedingsrelatie beoordeelt. De IBCLC moet de aanhap beoordelen, de moeder observeren terwijl ze de baby voedt, vervolgvragen stellen, begeleiding bieden en de mond controleren op een tong- of lipriem, zoals in detail besproken in het vorige hoofdstuk. Hoewel de lactatiekundige officieel geen beperkte weefsels mag diagnosticeren, ondersteunt het werkveld van de IBCLC de beoordeling van de mondweefsels van de baby, wat cruciaal is om te bepalen of er een functioneel probleem is. Als er een vermoeden is van een tong- en/of lipriem, moet de IBCLC doorverwijzen naar een geschikte zorgverlener voor verdere evaluatie van beperkte weefsels en behandeling indien nodig.

Lactatiekundigen zijn pleitbezorgers voor het gezin, en het ziekenhuis en de behandelend artsen moeten hen de mogelijkheid geven om binnen hun werkveld te werken. Lactatiekundigen moeten voorlichting en begeleiding bieden aan gezinnen over tongriemen. Vaak zijn er bij een achterste tongriem in het begin niet veel symptomen die verschillen van die van een baby zonder tongriem die voor het eerst probeert aan te happen. Er kan moeite zijn met aanhappen, initieel ongemak en enige prikkelbaarheid, en dat kan allemaal als normaal worden beschouwd. De in het ziekenhuis werkende IBCLC moet het gezin echter adviseren dat als de borstvoeding verslechtert of andere problemen ontstaan, ze moeten terugkomen voor een evaluatie bij de IBCLC of een zorgverlener zoeken die verstand heeft van tongriemen. Het ziekenhuis moet ervoor zorgen dat ouders weten dat ze kunnen terugkeren naar de lactatiekundige, een IBCLC in een privépraktijk kunnen vinden of een lokale borstvoedingsondersteuningsgroep kunnen bezoeken als borstvoedingsproblemen aanhouden nadat het nieuwe gezin thuiskomt. Een IBCLC is de spil van het voedingsteam, bezoekt de moeder en baby vaker dan andere zorgverleners (thuis, in een ondersteuningsgroep of in een kliniek) en begeleidt borstvoedingscombinaties tijdens de cruciale postpartumperiode en daarna.

Zodra een tongriem is vastgesteld, moet een doorverwijzing worden gemaakt naar een deskundige zorgverlener. Nadat onze tweelingdochters werden gediagnosticeerd en behandeld voor tongriem met grote verbetering, heb ik talloze artikelen gelezen, video's bekeken, conferenties bijgewoond, boeken gelezen en gesproken met behandelaars door het hele land om zoveel mogelijk over dit onderwerp te leren. Aanzienlijke zelfstudie en toekomstige studie zijn nodig om baby's te gaan behandelen. Er zijn veel verschillende soorten zorgverleners betrokken bij de zorg voor baby's met tongriemen. Het vereist een team van mensen om goed voor de moeder en baby te zorgen, zoals blijkt uit de professionals die bijdragen aan dit boek.

Zoals eerder genoemd, kan de IBCLC de eerste zijn die een probleem in de borstvoedingsrelatie opmerkt, en haar expertise gaat veel verder dan alleen het beoordelen van de aanhap of helpen met positionering – zoals ik uit de eerste hand leerde met onze dochters. Het geven van borstvoeding is voor sommige baby's moeilijk, wat sommige moeders en zorgverleners verrast omdat ze verwachten dat het van nature en instinctief gaat. Nogmaals, de IBCLC moet het gezin doorverwijzen naar andere zorgverleners als gespecialiseerde zorg nodig is.

Het ziekenhuis moet ervoor zorgen dat ouders weten dat ze kunnen terugkeren naar de lactatiekundige als borstvoedingsproblemen aanhouden nadat het nieuwe gezin thuiskomt.

Daarna moet het gezin terugkeren naar de IBCLC voor vervolgbezoeken en ondersteuning na een ingreep, zoals beschreven in Hoofdstuk 4.

Zodra is vastgesteld dat een worstelende borstvoedingscombinatie evaluatie nodig heeft voor mogelijke chirurgie, wordt de behandelaar voor tongriemoperaties geraadpleegd. Dit kan een arts zijn, zoals een kinderarts, neonatoloog of KNO-chirurg, een algemene of kindertandarts, een parodontoloog, een kaakchirurg, een verpleegkundig specialist of een andere zorgverlener met voldoende training en licentie om de ingreep uit te voeren. Veel soorten zorgverleners kunnen de ingreep correct uitvoeren, de patiënt een volledige en functionele release geven en uitstekende follow-up bieden. Evenzo is het gereedschap (laser, schaar, scalpel) dat wordt gekozen voor de ingreep minder belangrijk dan het vermogen van de zorgverlener om een volledige functionele release te bereiken. Als een patiënt meldt dat een "knip" of "clip" is gedaan, is de kans groot dat het niet voldoende was, omdat zorgverleners met meer ervaring in het veld meestal termen gebruiken zoals tongriemoperatie of tongriemrevisie.

Een zorgverlener die operaties uitvoert, moet kennis hebben van zowel voorste als achterste tongriemen, lipriemen, de gevolgen van een onbehandelde tongriem gedurende het leven van de patiënt en de benodigde nazorg-oefeningen. De zorgverlener moet een volledig onderzoek uitvoeren, de vragen van de ouders beantwoorden, geïnformeerde toestemming verkrijgen voor de ingreep en alle risico's, voordelen en behandelalternatieven aan de ouders uitleggen. In sommige gevallen worden ouders niet geïnformeerd dat het frenulum van hun baby in het ziekenhuis is geknipt totdat het al gedaan is. Vaak blijkt dit type ingreep onvolledig (en onethisch) te zijn. De zorgverlener moet zich richten op het verkrijgen van een juiste release met meerdere kleine vervolgincisies, gebruikmakend van goede verlichting, vergroting en stabilisatie. Het zou uiterst zeldzaam moeten zijn dat een baby onder algemene verdoving moet worden gebracht om de ingreep te voltooien. Deze aanbeveling komt doordat de risico's van algemene verdoving, zowel tijdens de ingreep als in de toekomst, zwaarder wegen dan de voordelen. Als de ingreep veilig kan worden uitgevoerd met minimale stress of ongemak voor het kind, wegen de voordelen van een frenectomie in de praktijk veruit op tegen de risico's en kosten van sedatie of verdoving in een ziekenhuisomgeving.

> *Het gereedschap (laser, schaar, scalpel) dat wordt gekozen voor de ingreep is minder belangrijk dan het vermogen van de zorgverlener om een volledige functionele release te bereiken.*

De Food and Drug Administration (FDA) heeft recent nieuwe waarschuwingen uitgegeven tegen het gebruik van sedativa en algemene anesthetica bij kinderen jonger dan drie jaar, en diermodellen hebben celdood in de hersenen en andere schadelijke effecten op de ontwikkeling van een kind aangetoond na blootstelling aan deze medicijnen.[39] De FDA beveelt aan dat algemene anesthetica worden gebruikt voor belangrijke operaties die niet kunnen worden uitgesteld, zoals aangeboren hartafwijkingen, gespleten gehemelte, enz. De effecten van algemene verdovingsmedicijnen en gassen op de zich ontwikkelende hersenen zijn niet volledig onderzocht, en er is reden tot bezorgdheid bij het sederen of in slaap brengen van een kind als er een alternatief bestaat.[40]

Het gebruik van verdoving vraagt altijd om een afweging van risico versus voordeel. Als een kind een ernstige hartaandoening heeft, is algemene verdoving nodig tijdens de reparatie. Voor kinderen met veel tandbederf en infectie gebruiken kindertandartsen algemene verdoving in poliklinische operatiecentra om de behandeling van jonge kinderen te vergemakkelijken. Deze praktijk minimaliseert psychologische trauma's en maakt behandelingen efficiënter en van

De zorgverlener met een schaar moet zich richten op het verkrijgen van een juiste release met meerdere kleine vervolgincisies, gebruikmakend van goede verlichting, vergroting en stabilisatie.

hogere kwaliteit dan wat kan worden bereikt bij een bewuste jonge kind dat erg angstig is. Een ingreep zoals een frenectomie, die veilig in de praktijk kan worden uitgevoerd, vereist echter geen algemene verdoving. Af en toe kiezen zorgverleners ervoor om het aan te bieden, maar het zou slechts zeer zelden nodig moeten zijn, omdat de ingreep meestal niet veel traumatischer is dan een routinevaccinatie en zeker minder ingrijpend dan een besnijdenis.

De kennis om deze beperkte weefsels goed te behandelen moet door zorgverleners zelf worden opgezocht, omdat dit meestal niet in detail wordt onderwezen op de medische opleiding of tijdens de specialisatie. En als het wordt onderwezen, is het vaak verouderd en onjuist. De behandelaar moet in de afgelopen jaren enkele bijscholingscursussen over tongriemen hebben gevolgd, omdat de methoden en ideeën over hoe tongriem het beste te behandelen snel evolueren. Een gekwalificeerde zorgverlener is te herkennen aan zijn of haar bereidheid om samen te werken met andere teamleden, zoals IBCLC's, vragen te beantwoorden, voorbeelden te tonen van eerdere gevallen onder zijn of haar zorg en up-to-date referenties en voltooide bijscholing over beperkte mondweefsels te tonen.

Het onderzoek van de zorgverlener

Een zorgverlener kan iedereen zijn die met de baby omgaat, zoals een kinderarts, lactatiekundige, logopedist, ergotherapeut, voedingsspecialist of de behandelaar, zoals eerder besproken. De zorgverlener moet eerst een medische geschiedenis afnemen en de moeder een vragenlijst laten invullen met alle relevante problemen die mogelijk verband houden met de tongriem van de baby (zie Bijlage). De moeder realiseert zich mogelijk niet dat spugen, reflux, spruw, mastitis en het niet kunnen vasthouden van een speen in de mond verband

Een frenectomie kan veilig in de praktijk worden uitgevoerd en vereist normaal geen algemene verdoving.

kunnen houden met een tongriem. Nadat de moeder de vragenlijst heeft ingevuld, moet de baby uit de autostoel en uit de armen van de moeder worden gehaald en op een onderzoekstafel, een tandartsstoel of een knie-tot-knie bord worden gelegd dat op de schoot van de moeder en de zorgverlener past, zodat de moeder de baby kan vasthouden en zien terwijl de zorgverlener de mondholte bekijkt.

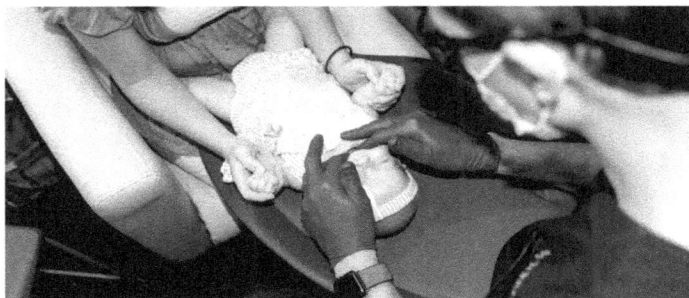

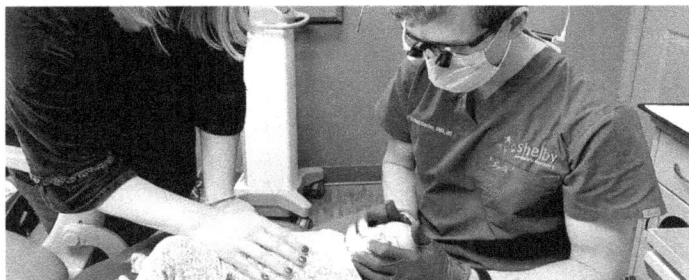

Het onderzoeken van de baby op een speciaal schootbord (boven) of stoel (onder) van achteren met vergroting en verlichting.

De beste positie om een tongriem te beoordelen is meestal van boven de baby terwijl hij of zij ligt, maar sommige zorgverleners geven de voorkeur aan onderzoek van onderen. Het is mogelijk om een minder duidelijke tongriem (zoals een achterste tongriem) te missen als de baby van onderen wordt onderzocht, omdat het onderste tandvlees de zichtlijn voor dit gebied kan blokkeren.

De zorgverlener moet de tongriem controleren met twee wijsvingers en aan beide kanten van het frenulum drukken om de tong op te tillen. Als de tong niet gemakkelijk optilt, kan er sprake zijn van een beperking. Zelfs als de baby zijn tong kan uitsteken, betekent dit niet dat er geen tongriem is. Soms is het van de andere kant van de kamer duidelijk dat de tongriem helemaal tot aan de punt van de tong loopt. Andere keren is het subtieler en vereist het een nadere blik om het te zien. Hoe dan ook, een volledig onderzoek is nodig om ervoor te zorgen dat niets dat de voeding kan compliceren wordt gemist.

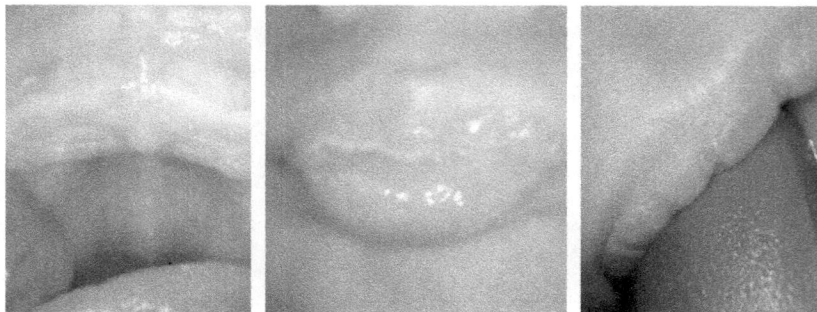

Hoog gewelfd gehemelte en zuigblaren bij een baby.

Een andere goede test is de Murphy-manoeuvre, zoals genoemd in Hoofdstuk 4. Deze bestaat uit het heen en weer bewegen van een wijsvinger onder de tong in de mondbodem. De weefsels onder de tong moeten glad, zacht en sponsachtig aanvoelen. Het mag niet aanvoelen alsof de vinger over een hek moet springen of over een drempel gaat wanneer deze het middelste gebied onder de tong passeert (zie foto van twee symptomatische tongriemen die aanvoelden als een hek en drempel). Het gehemelte mag niet hoog zijn of eruitzien als een grot, en zou meer een platte, brede U-vorm moeten hebben. De tong vormt het gehemelte tijdens het voeden en rustend tegen het gehemelte, dus als de tong wordt vastgehouden door een strak frenulum, zal het gehemelte niet plat en breed zijn, maar eerder hoog en gewelfd. Dit vormingsproces vindt ook in de baarmoeder plaats, wanneer de baby vruchtwater slikt en de tong op het gehemelte rust. Een baby begint meestal te slikken bij 20 weken in de baarmoeder. Als dit slikpatroon abnormaal is en de tong het gehemelte niet raakt bij het slikken en niet op het gehemelte rust, worden baby's waarschijnlijk geboren met een hoog gewelfd gehemelte. Dit teken wijst vaak op een soort tongbeperking.

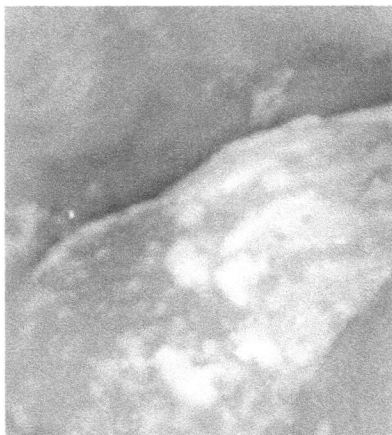

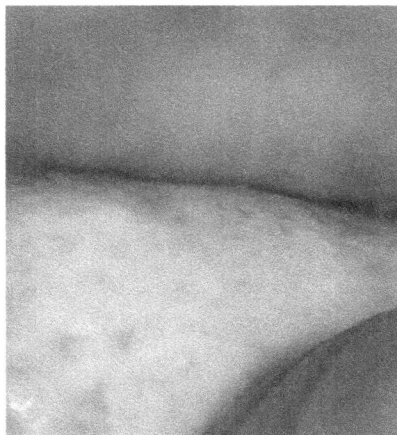

Spruw (links) bij een pasgeborene is klonterig en verschijnt meestal op de wangen, het gehemelte en de tong. De witte coating op de tong door een tongriem (rechts) is glad en wit en gelokaliseerd aan het achterste deel van de tong. Deze laatste aandoening vereist geen behandeling en verdwijnt vaak binnen enkele weken na een ingreep.

Veel baby's met een tongriem hebben een witte coating op de tong die vaak ten onrechte wordt gediagnosticeerd als spruw. Deze witte coating (ook wel melk tong genoemd) komt doordat de tong bij rust niet in contact komt met het gehemelte (lage tonghouding), en de melk niet op natuurlijke wijze wordt afgeschraapt. Een baby's tong, net als die van een volwassene, zou bij niet-gebruik op het gehemelte moeten rusten. Deze baby's hebben geen medicatie tegen spruw nodig, en als een witte coating alleen op de tong wordt gezien, moet de zorgverlener een hoge mate van verdenking hebben

Het vermogen om de tong uit te steken sluit een tongriem niet uit.

op een tongbeperking. Een ander veelbetekenend teken bij baby's met een tongriem zijn zuigblaren of eeltplekken op de lippen. Deze wijzen op een disfunctioneel zuigen dat afhankelijk is van de lippen om een vacuüm te creëren in plaats van de tong. Bovendien kunnen baby's die overmatig hikken (of vaak in de baarmoeder hikten) eerder mondriemen hebben vanwege zenuwproblemen, zoals de nervus vagus en de nervus phrenicus die het diafragma innerveert. Dit wijst op onrijpheid en ontregeling van het zenuwstelsel.

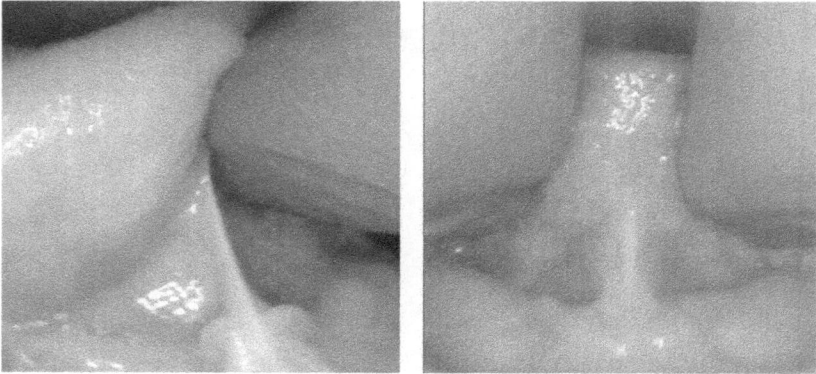

Voorbeelden van wat zou aanvoelen als een "hek" bij een vinger-veeg (links) en "drempel" (rechts).

Een beperkte tong kan leiden tot tandheelkundige en luchtwegproblemen gedurende het leven, omdat het gehemelte de vloer van de neusholte is (zie Hoofdstuk 21). De bovenlip moet worden opgetild om ervoor te zorgen dat deze niet wordt vastgehouden door een beperkt frenulum. Het bovenlipfrenulum mag niet verbleken (wit worden) of ongemak veroorzaken bij het kind wanneer het wordt opgetild. Lipriemen kunnen op verschillende manieren voorkomen en moeten worden uitgesloten door middel van geschiedenis en onderzoek. Een ervaren zorgverlener kan en moet alle lip-, tong- en wanggebieden beoordelen.

Andere teamleden

Vaak kan een baby met een tongriem andere problemen hebben die de professionele hulp van een lichaamswerker vereisen, zoals een fysiotherapeut, ergotherapeut, chiropractor, craniosacraaltherapeut of een andere professional met ervaring en training in het veilig werken met baby's. Torticollis, bijvoorbeeld, is een veelvoorkomende aandoening waarbij een nekspier aan één kant te strak is en ervoor kan zorgen dat het hoofd de voorkeur heeft om naar één kant te draaien. Deze aandoening kan ertoe leiden dat de baby beter aan één borst voedt of de voorkeur geeft aan één borst boven de andere. In dat geval is het goed om een evaluatie te laten doen door een professional met de juiste training om met baby's met torticollis te werken en ervaring met baby's met beperkte frenula zoals tong- en lipriemen. Soms heeft een baby extra hulp nodig bij het voeden, en kan een logopedist, voedingsspecialist of ergotherapeut worden geraadpleegd. Problemen met slikken of complexe medische aandoeningen zoals een gespleten gehemelte vereisen waarschijnlijk de hulp van extra multidisciplinaire teamleden. Meestal heeft de behandelaar of lactatiekundige een lijst met specialisten die eerdere patiënten met tongriemen met succes hebben geholpen. Een andere plek om verwijzingen te vinden is op locatie-specifieke tongriemondersteuningspagina's op Facebook of andere sociale mediaplatforms.

HOOFDSTUK 6

---∞---

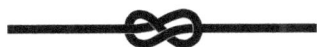

Zorg met compassie

Ouders melden vaak dat ze het gevoel hebben dat hun verloskundige, kinderarts of tandarts een gebrek aan begrip, compassie, of beide heeft getoond zodra ze hun zorgen uiten dat hun kind mogelijk een tongriem heeft. Vaak moedigen zorgverleners een moeder aan om de baby kunstvoeding te geven als borstvoeding moeilijk blijkt. Zelfs als dit vriendelijk en met de beste bedoelingen wordt gezegd, waarderen moeders deze suggestie mogelijk niet. De moeder heeft misschien niet de bevalling gehad zoals ze had gehoopt, maar het voeden van haar kind zou toch vanzelf en zonder complicaties moeten gaan, denkt ze.

Mijn eigen vrouw voelde dit ook. We hoopten op een bevalling zonder veel medische ingrepen, maar toen we ontdekten dat we een tweeling verwachtten en een van onze dochters in stuitligging lag, moesten we accepteren dat een keizersnede nodig was. De procedure verliep goed, en de baby's waren gezond, maar borstvoeding bleek vanaf dag één een enorme strijd. We wisten het toen nog niet, maar later ontdekten we dat beide dochters tong- en lipriemen hadden. Hoewel kinderartsen, verpleegkundigen en lactatiekundigen hen in het ziekenhuis onderzochten, werden de tong- en lipriemen nooit opgemerkt. Ons werd geadviseerd om onze dochters met kunstvoeding aan te vullen voordat we het ziekenhuis verlieten, wat niet overeenkwam met onze wensen. Kunstvoeding is een goede oplossing voor sommige moeders, en er mag geen schaamte of gêne zijn om het te gebruiken als dat is wat een moeder wil of het beste vindt. Als een moeder echter exclusief borstvoeding wil geven, moeten die wensen worden gerespecteerd en moet alles worden gedaan om de borstvoedingsrelatie succesvol te maken.

Sommige moeders vertellen verhalen over zorgverleners die hun pijn tijdens het voeden bagatelliseren of minimaliseren en zeggen dat het vanzelf overgaat, dat hun tepels sterker worden en eelt vormen. Ze horen de vaak herhaalde zin: "Zo is het nu eenmaal voor sommige moeders." Ernstige pijn tijdens het voeden zou echter niet automatisch geaccepteerd of genegeerd moeten worden. Als een moeder pijn heeft van 9 op een schaal van 0 tot 10, kan er iets mis zijn. Als een patiënt tijdens een doktersbezoek vertelt dat ze 9 op 10 pijn heeft in een lichaamsdeel, zal de arts de patiënt onmiddellijk onderzoeken om meer te weten te komen over het symptoom.

Nu we meer weten over uitdagingen bij borstvoeding, is het tijd dat artsen leren om een vergelijkbare benadering te hanteren bij moeders en pijnlijke borstvoeding. Artsen moeten beginnen met echt te luisteren naar de zorgen van moeders en klaar zijn om hen door te verwijzen naar deskundige zorgverleners zoals IBCLC's voor evaluatie.

Het lijkt een eenvoudige vraag, maar het is belangrijk om even stil te staan bij wat het betekent voor zorgverleners om patiënten met compassie te behandelen. Een van de belangrijkste vaardigheden die een zorgverlener kan leren, is actief luisteren naar patiënten met de intentie om hun verhaal te leren kennen. Soms is het al therapeutisch voor een patiënt om

> *Ernstige pijn is niet normaal; het is een teken dat iets niet klopt en moet worden onderzocht.*

simpelweg gehoord te worden en haar verhaal te kunnen vertellen. Dit verbetert ook de ervaring van de patiënt en verlicht een deel van de basisstress die gepaard gaat met elke zorgontmoeting.

Een van de gemakkelijkste manieren om bewust beter te luisteren naar patiënten is om de patiënt een volle minuut te laten praten voordat je iets zegt. Het kan verrassend zijn hoe lang een volle minuut kan duren. De komst van elektronische medische dossiers heeft de kloof tussen zorgverlener en patiënt verergerd, omdat de computer zoveel vakjes vereist die moeten worden aangevinkt en velden die moeten worden ingevuld.[41] Het proberen te ontmoeten van patiënten waar ze zijn en hun worstelingen begrijpen, zou het belangrijkste doel moeten zijn van elke interactie tussen een zorgverlener en een patiënt. Patiëntgerichte interacties en direct oogcontact maken met de patiënt en familieleden kunnen leiden tot vertrouwen en echte communicatie. Het geven van volledige aandacht aan patiënten bevordert ook empathie en compassie. Het inplannen van voldoende tijd voor een gedetailleerde geschiedenis en onderzoek is een cruciale vereiste voor uitstekende zorg. Zorgverleners die nog geen persoonlijke ervaring hebben met tongriemen, kunnen de verhalen hier en elders lezen om een voorsprong te krijgen op het begrijpen van de worstelingen en uitputting waarmee gezinnen met deze aandoening worden geconfronteerd.

Zorgverleners die gelovig zijn, vinden vaak dat het aanbieden om met hun patiënten te bidden een uitstekende manier is om compassie te tonen. Gezinnen accepteren bijna altijd graag aanbiedingen om samen te bidden en vinden gebeden kalmerend in de stressvolle situaties waarin de ouders en kinderen zich bevinden. Gebeden voor genezing van het kind, voor leiding en wijsheid voor de operatie, voor een geweldige borstvoedingsrelatie voor moeder en baby, voor rust voor moeder en vader, en voor minimaal ongemak voor de baby zijn passend. Veel gezinnen noemen hoe veel het voor hen betekent wanneer hun dokter met hen bidt vóór een ingreep. Het kan zomaar het meest memorabele moment zijn van de hele ervaring van een gezin.

Veel gezinnen noemen hoe veel het voor hen betekent wanneer hun dokter met hen bidt vóór een ingreep.

HOOFDSTUK 7

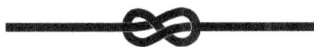

Het losmaken van een tongriem

Nadat de baby is beoordeeld en een uitgebreide voorgeschiedenis wijst op de noodzaak om een tongriem, lipriem en/of wangriemen los te maken, heeft de zorgverlener verschillende opties. Dit hoofdstuk gaat diep in op deze opties om ouders en andere teamleden (niet-behandelende zorgverleners) te informeren over de stappen die bij de behandeling betrokken zijn. Dit gedeelte is niet bedoeld om iemand die nog nooit de ingreep heeft uitgevoerd te leren deze uit te voeren. Zorgverleners die deze vaardigheid willen ontwikkelen, moeten aanvullende training zoeken: boeken lezen, bijscholingsconferenties bijwonen, certificeringen behalen en meekijken met zorgverleners die actief en regelmatig deze aandoeningen corrigeren. Er gaat niets boven praktische ervaring en oefening bij het leren van een chirurgische techniek. De veiligheid van de patiënt moet altijd voorop staan. Net als bij elke andere operatie moet de behandelaar voor een kwalitatieve ingreep zowel voorzichtig als methodisch te werk gaan.

Voor een kwalitatieve ingreep moet de behandelaar zowel voorzichtig als methodisch te werk gaan.

Opties

Vroeger werd een tongriem losgemaakt door een vroedvrouw met een scherpe nagel, maar tegenwoordig hebben we betere opties. Vroeger was een schaar de belangrijkste manier om een ingreep uit te voeren. Dat werkte, maar kon rommelig zijn, en een volledige ingreep was moeilijk te bereiken. Zodra het weefsel werd doorgesneden, begon het te bloeden, en vervolgincisies waren lastig vanwege het onduidelijke zicht op het operatieveld. Sommige zorgverleners gebruiken nog steeds een schaar, maar follow-up bij deze patiënten toont wisselende resultaten. Sommige patiënten hebben slechts een kleine inkeping in een nog steeds groot frenulum, maar in sommige gevallen bereikt de chirurg een mooie ruitvormige wond onder de tong.

Interessant is dat een frenotomie (waarbij een ruitvorm wordt bereikt) in Europa vaker succesvol is dan in de Verenigde Staten, maar dit verschilt per behandelaar. Vaak ligt het resultaat ertussenin, wat betekent dat de behandelaar het frenulum heeft geknipt en een kleine verticale lijnvormige wond heeft achtergelaten, zodat de voorste tongriem is losgemaakt, maar het achterste deel van de tongriem nog steeds bestaat. Deze onvolledige ingreep laat een dikke band weefsel achter die de tong nog steeds omlaag houdt en de mobiliteit beperkt voor borstvoeding, spraak en/of eten. Deze dikke band verdwijnt

> *De onvolledige ingreep laat een dikke band weefsel achter die de tong nog steeds omlaag houdt en de mobiliteit beperkt voor borstvoeding, spraak en/of eten.*

niet met de tijd, en veel volwassenen die als baby met een schaar zijn geknipt, blijven beperkingen van hun tong ervaren die functionele problemen veroorzaken gedurende hun leven (zie Hoofdstuk 30).

Dr. Bobby Ghaheri vergelijkt een tongriem met een zeilboot. Soms behandelt een zorgverlener de zichtbare zeil, maar slaagt hij er niet in om het aanzienlijke dikke weefsel achter het zeil, vergelijkbaar met een mast, los te maken. Hij stelt dat alle voorste tongriemen een achterste mastcomponent hebben, wat betekent dat alle tongriemen inherent achterste tongriemen zijn en sommige ook een dun voorste membraan hebben. Als alleen het dunne membraan wordt verwijderd, blijft het dikke achterste deel achter. Hij betoogt dat het gebruikte gereedschap minder belangrijk is dan het bereiken van een volledige ingreep. De zeilboot is een nuttige vergelijking en verklaart waarom een ingreep soms werkt en soms niet. Sommige baby's hebben slechts een kleine extra vrijheid in hun tongmobiliteit nodig om efficiënt borstvoeding te geven. Andere baby's hebben echter een volledige ingreep nodig. Het is onmogelijk te weten welke baby's baat hebben bij alleen het knippen van het voorste deel, dus het is het beste om bij elke patiënt met een symptomatische beperking de eerste keer een volledige ingreep te doen.

Een volledige ingreep van een tongriem kan worden vergeleken met de operatie voor syndactylie, die eerder in dit boek is besproken. Als twee vergroeide vingers alleen tot de eerste knokkel worden gescheiden, kan het kind enige functionele verbetering hebben; maar om het kind de beste kans op normaal gebruik van de vingers te geven, moet een volledige ingreep het doel zijn. We weten niet of het kind een concertpianist zal worden, maar niemand discussieert of de vingers half of volledig moeten worden gescheiden. Het zou hetzelfde moeten zijn met de tong. Het is

> *Alle tongriemen, voorste en achterste, hebben een achterste component die ook moet worden losgemaakt. - Bobby Ghaheri, MD*

het beste om de hele tong goed en volledig los te maken, wat met verschillende methoden en goede training wordt bereikt. Geen kind zou maanden, jaren of decennia moeten compenseren, terwijl normale mobiliteit en functie zo gemakkelijk kunnen worden bereikt.

Meestal zou een volledige ingreep met een schaar inhouden dat een hemostaat wordt gebruikt om de bloedvaten in het frenulum stevig dicht te knijpen, vervolgens een snede in het midden van het frenulum te maken en extra kleinere sneden aan beide kanten, of gebruik te maken van wat bekendstaat als stompe dissectie totdat een ruitvormig venster opent waar het frenulum vroeger zat. Wat vaak wordt gedaan bij een schaar-ingreep is slechts één snede, wat onvoldoende is. Vervolgincisies zijn de stap die meestal wordt weggelaten.

De reden dat de wond een ruitvorm heeft, is dat het frenulum driehoekig is, en wanneer een driehoekig prisma wordt doorgesneden, klappen de boven- en onderkant naar buiten, waardoor een ruit ontstaat. Het is niet nodig om een ruit te creëren, want dit is de natuurlijke vorm die het weefsel aanneemt bij een voldoende diepe horizontale snede door het frenulum. Bij gebruik van een schaar zijn deze kleinere vervolgincisies om spanning op de zijranden te verlichten moeilijker vanwege het bloeden dat na de eerste snede optreedt. De vervolgincisies verwijderen slijmvlies en fascia of bindweefsel, geen spiervezels. Dr. Ghaheri beschrijft het als het

> *Wat vaak wordt gedaan bij een schaar-ingreep is slechts één snede, wat onvoldoende is.*

delicaat pellen van een worst. De diepte van de wond is nog steeds erg ondiep, ongeveer 1 mm, en bij een baby is de breedte ongeveer 5 tot 10 mm. Sommige mensen plaatsen hechtingen om de wond te sluiten, maar een baby of kind zou daarvoor in slaap moeten worden gebracht, en zoals eerder besproken, wegen de risico's en kosten van algemene verdoving veel zwaarder dan het voordeel van het plaatsen van hechtingen.

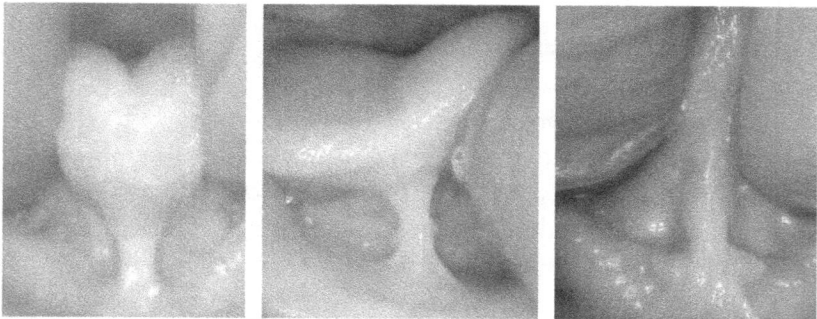

Eerder geknipte tongriemen. Onvolledige schaar-ingrepen laten vaak een dikke band van beperkend weefsel achter en bieden weinig tot geen verlichting van symptomen. De voorste tongriem wordt iatrogeen omgezet in een achterste tongriem. Een volledige ingreep resulteert in verlichting van symptomen en verbetering van borstvoeding.[15]

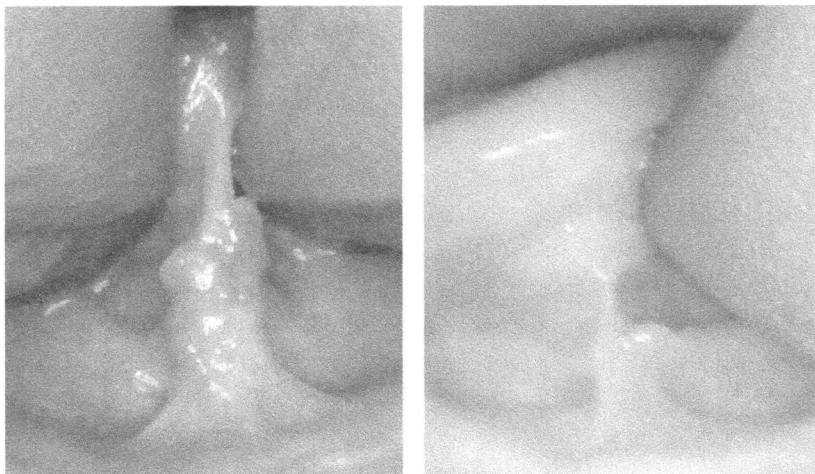

Voorbeelden van beschadigde speekselklieren (links) en een snede in het lichaam van de tong (rechts). Onvolledige schaar-ingrepen in het ziekenhuis lieten restspanning, aanhoudende symptomen en veroorzaakten iatrogene schade door niet in het midden van het frenulum te snijden. Na een volledige laser-ingreep verbeterden zowel de mobiliteit als de symptomen.

Een andere methode die lijkt op een schaar is snijden met een scalpel of scherp chirurgisch mes. Het mes heeft dezelfde voor- en nadelen als een schaar, behalve dat als het kind wakker is en beweegt, het gevaarlijker kan zijn en op ongewenste plaatsen kan snijden, namelijk de lip of de grote bloedvaten in de mondbodem. Deze vaten lopen ook risico te worden geraakt met een schaar als de zorgverlener niet kan zien door bloeding, geen lichtbron (zoals een hoofdlamp) gebruikt of geen vergroting. De zorgverlener moet niet routinematig een hemostatisch middel zoals zilvernitraat gebruiken om bloeding te stoppen. Zilvernitraat is over het algemeen niet nodig bij een laser, en veel behandelaars hebben ook succesvol schaar-ingrepen uitgevoerd zonder het te gebruiken. Een chirurg kan gemakkelijk de grote vaten vermijden, waardoor de noodzaak voor zilvernitraat vervalt. Zilvernitraat is bijtend en kan een brandwond achterlaten op het delicate weefsel onder de tong, wat extra pijn veroorzaakt. Koud gaas of gaas gedrenkt in Afrin® (oxymetazoline) kan ook helpen om bloeding te stoppen, hoewel stevige druk met gaas en het direct laten voeden van de baby bijna altijd de bloeding van een schaar- of scalpel-ingreep stopt. Als er aanzienlijke bloeding is, kan zilvernitraat worden gebruikt, of moet extra spoedeisende hulp worden gezocht om verdere complicaties te voorkomen, zowel tijdens de ingreep als in de postoperatieve periode.

De volgende optie is het gebruik van elektrocauterisatie, diathermie of een Bovie (allemaal in principe hetzelfde) om het weefsel te verbranden zodat het wordt vernietigd. Deze methode wordt meestal gebruikt als het kind in slaap is onder algemene verdoving, of als een niet-laserchirurg de ingreep in de praktijk uitvoert. Veel chirurgen gebruiken cauterisatie of Bovie om andere weefsels te snijden en bloeding te stoppen bij de meeste operaties in de operatiekamer. Het voordeel van cauterisatie is dat het een perfect zicht op het frenulum en het operatiegebied biedt omdat er minimaal tot geen bloeding is tijdens het snijden. Het nadeel is dat het kind meer pijn ervaart tijdens en na de ingreep omdat het brandt en elektriciteit gebruikt. De diepte van de energie en de collaterale schade die wordt veroorzaakt, gaat veel dieper in het weefsel dan bij andere methoden, en is daarom pijnlijker omdat meer zenuwen betrokken zijn. Vergeleken met de laser kan de Bovie ook leiden tot langzamere wondgenezing, met meer littekenvorming en een sterkere ontstekingsreactie. Een ander nadeel van cauterisatie is dat het kan overslaan (afhankelijk van het type) en een brandwond op de lip kan veroorzaken die een permanent litteken kan achterlaten. Dit gebeurt als de Bovie een metalen instrument raakt terwijl het werkt.

De laatste en misschien wel de beste optie is het gebruik van een laser. Sommigen vinden dat een laser overdreven is, maar zij zijn waarschijnlijk niet bekend met hoe een laser chirurgisch werkt. Chirurgisch gebruik van een laser is niet nieuw; de eerste CO_2-laser werd in 1964 uitgevonden door Dr. Kumar Patel, en het eerste gebruik van de CO_2-laser in mondchirurgie vond plaats in 1977. De laser is veiliger, zachter, nauwkeuriger en biedt veel voordelen in vergelijking met de bovengenoemde alternatieve methoden. Om deze redenen zouden zorgverleners die deze ingrepen regelmatig uitvoeren, moeten overwegen te investeren in een laser om deze voordelen aan hun patiënten te bieden en consequent uitstekende resultaten te behalen.

Correct gebruik van een laser vereist het volgen van een laserveiligheidscursus en het implementeren van alle laserveiligheidsprotocollen. De zorgverlener moet bekend zijn met de golflengte en eigenschappen van de laser en bijscholingscursussen volgen om de parameters en beste technieken volledig te begrijpen om klinisch de beste resultaten te behalen. Er is ook een bestuurs-certificering beschikbaar van de American Board of Laser Surgery die artsen, tandartsen en andere zorgprofessionals certificeert door middel van schriftelijke en mondelinge examens. Het certificeringsproces helpt zorgverleners om lasers op een veilige en effectieve manier te begrijpen en te gebruiken.

Er zijn twee hoofdtypen chirurgische of tandheelkundige lasers: contact- en niet-contactlasers. De eerste, een contactlaser, omvat de diodelaser die een kwartsglazen vezel gebruikt die, na initiatie, laserenergie gebruikt om warmte te concentreren aan het uiteinde van de punt, en de hete punt wordt tegen het weefsel aangeraakt om een snede te maken. Het tweede type, een niet-contactlaser, omvat erbium- en CO_2-lasers die een onzichtbare straal gebruiken waarin de laserenergie zelf het weefsel snijdt zonder het fysiek aan te raken met het handstuk. Beide soorten lasers werken beter dan een schaar, scalpel of cauterisatie, omdat de chirurg het operatieveld kan zien met weinig tot geen bloeding en consequent een precieze snede kan leveren.

De diodelaser is goedkoper en daarom gangbaarder dan andere soorten tandlasers. Er zijn verschillende merken diodelasers, maar ze concentreren allemaal warmte aan het uiteinde van de glasvezel en vereisen dat de zorgverlener zachtjes op het weefsel drukt en de verwarmde vezel gebruikt om de tong, lip of tandvlees te snijden. Diodelasers moeten eerst worden "geïnitieerd", een proces waarbij een stuk donker papier, kurk of zwarte inkt op de punt wordt gebruikt om de laserenergie te blokkeren zodat deze de bedrijfstemperatuur kan bereiken. De lasertip kan witheet worden, tot 900 tot 1500 graden Celsius![42,43] De warmte zorgt ervoor dat het weefsel verkoolt en verdwijnt, vergelijkbaar met elektrocauterisatie, maar de diepte van de snede en de resulterende schade aan het onderliggende weefsel is minder dan bij cauterisatie. Diodelasers hebben meestal ongeveer een minuut per locatie nodig om te werken (dus boven- en onderfrenulum-ingrepen zouden ongeveer 2 minuten duren). Het zijn waardevolle gereedschappen, maar vereisen nog steeds goede training om effectief te gebruiken. Zoals Dr. Ghaheri zorgverleners in zijn lezingen herinnert, maakt het bezitten van een laser een chirurg niet competent. Een goede schaar-ingreep kan een beter resultaat opleveren dan een middelmatige laser-ingreep.

De CO_2- en erbiumklassen zijn niet-contactlasers. De zorgverlener houdt de punt van de laser boven het weefsel, en de onzichtbare laserenergie gaat in het weefsel en verwarmt de watermoleculen in het weefsel tot 100 graden Celsius, het kookpunt van water. Het water in het weefsel in het pad van de straal verandert in stoom en neemt het weefsel mee, een proces dat verdamping heet. Dit proces is zeer precies en verwijdert weefsellagen dunner dan een menselijke haar per keer.

Het bezitten van een laser maakt een chirurg niet competent. Een goede schaar-ingreep kan een beter resultaat opleveren dan een middelmatige laser-ingreep.
- Bobby Ghaheri, MD

Het veroorzaakt minder collaterale schade aan het onderliggende weefsel dan diode of cauterisatie. De CO_2-laser produceert minder bloeding dan de erbiumklasse van lasers. Deze eigenschap komt door de gebruikte golflengte en extra eigenschappen die buiten de scope van dit boek vallen.

Beide soorten tandlasers bestaan al decennia en hebben uitstekende veiligheidsrecords. Ze worden chirurgisch gebruikt bij zeer lage vermogens, meestal één tot twee watt, dus er is geen risico op snijden waar het niet hoort. In feite is het voor een bewegende baby die veilig is ingebakerd tijdens de ingreep, en voor de patiënt, zorgverlener en assistent die laserveiligheidsbrillen dragen, een veel veiligere procedure dan de schaar-, scalpel- of cauterisatiemethoden.

De laser werkt alleen wanneer deze wordt geactiveerd door een schakelaar of voetpedaal; anders kan hij niet snijden. En vanwege de lage vermogensinstellingen moet hij ook in contact zijn met het weefsel (diode) voor een langere periode of gericht zijn op het weefsel (CO2) voor meer dan een paar seconden om te beginnen met snijden. Als de patiënt beweegt, is dat geen probleem; er wordt niets onbedoeld gesneden. De CO2-laser is sneller tijdens de ingreep omdat deze efficiënter snijdt; het duurt 5 tot 10 seconden voor de tong en 10 tot 20 seconden voor de lip. Dat is een totale behandelingstijd van 15 tot 30 seconden in vergelijking met een gemiddelde van twee minuten bij het gebruik van de meeste diodes. Twee minuten huilen van een baby versus 15 tot 30 seconden maakt een groot verschil! Als de zorgverlener ervaring heeft met het gebruik van de laser en weet hoe deze veilig te bedienen, is het zowel veilig als effectief bij het losmaken van strakke frenula met minimaal bloeden en minder pijn dan traditionele methoden. Ik merkte een veel snellere chirurgische tijd en verminderde postoperatieve pijn bij baby's, zoals gerapporteerd door moeders, na het overschakelen van de diode naar CO2.

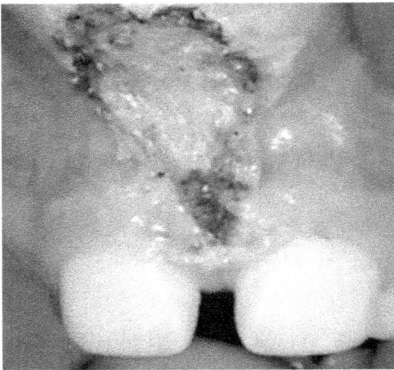

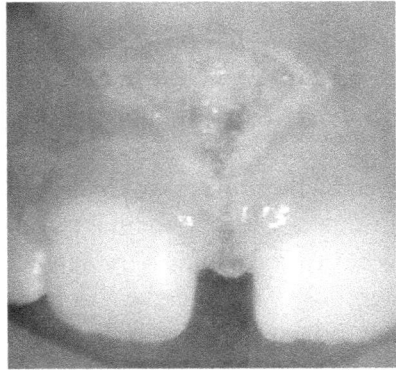

Laserwonden direct na de ingreep. Diodelaserwond (links) en CO2-laserwond (rechts).

Opmerking: sommige foto's in dit boek tonen wonden die voor ouders of niet-chirurgen alarmerend kunnen lijken. De wond zelf is zeer oppervlakkig, met weinig tot geen bloeding, en mondweefsels genezen zeer snel en volledig – meestal met minimaal littekenweefsel.

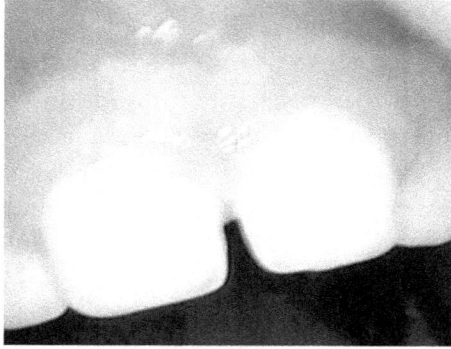

*Beide laserwonden genezen mooi. Afbeelding van dezelfde
diodewond volledig genezen 6 weken later.*

Er moet ook een onderscheid worden gemaakt tussen frenotomie, frenectomie en frenuloplastiek. Een knip of clip met een schaar of het gebruik van een scalpel om een kleine snede te maken wordt beschouwd als een frenotomie. Wanneer een schaar, cauterisatie of een laser het frenulum verwijdert of excisseert, wordt dit meer terecht een frenectomie genoemd, omdat het weefsel fysiek wordt verwijderd door excisie, cauterisatie, ablatie of verdamping. Sommigen gebruiken de term "frenulectomie" om naar hetzelfde te verwijzen als een frenectomie, maar het is meer een tongbreker en de term komt voort uit het verwijzen naar het "frenulum" als een "frenum". Tot slot verwijst "frenuloplastiek" naar een procedure waarbij hechtingen worden gebruikt, waarbij meerdere sneden worden gemaakt, twee driehoekige stukken worden gedraaid om een "Z"-vorm te vormen en vervolgens op hun plaats worden gehecht. Het kan ook worden gedaan door een horizontale snede te maken met een schaar of laser en deze verticaal te hechten om te sluiten. De frenuloplastiek is een ingewikkeldere procedure en vereist algemene verdoving wanneer deze wordt uitgevoerd bij een baby of jong kind, dus wordt het niet aanbevolen en is meestal niet nodig. Het is niet verrassend dat er verwarring is over de namen van de operaties, gezien er vier verschillende termen in de literatuur zijn die zeer vergelijkbare procedures beschrijven!

Voor de ingreep

Voorafgaand aan de ingreep worden onderzoeks- en voorgeschiedenisformulieren ingevuld (zie Bijlage voor voorbeeldformulieren) en wordt geïnformeerde toestemming verkregen. Geïnformeerde toestemming betekent dat er een gesprek is geweest tussen de ouders of patiënt en de zorgverlener over de ingreep en alle mogelijke risico's, voordelen en alternatieven voor behandeling. Zodra alle informatie is gepresenteerd en de ouders willen doorgaan met de operatie, wordt het toestemmingsformulier ondertekend.

Het belangrijkste risico is lichte tot matige bloeding op de operatieplaats. Dit risico wordt geminimaliseerd door het gebruik van een lichtbron, zoals een hoofdlamp, en vergroting zodat de operatieplaats goed zichtbaar is. Het risico wordt ook verminderd door de vaardigheid en bekwaamheid van de chirurg bij de ingreep. Hoe breder de ingreep en hoe groter de ruit, hoe groter de kans op het raken van de aderen in de mondbodem, wat bloeding kan veroorzaken. Bovendien, hoe breder de ruit, hoe groter het risico op herhechting. Om deze reden moet de ruitvormige ingreep zo smal mogelijk worden

De ruit moet zo smal mogelijk worden gehouden, maar toch volledige mobiliteit van de tong toestaan.

gehouden, maar toch volledige mobiliteit van de tong toestaan.

Na de ingreep kunnen er complicaties zijn, zoals herhechting. Dit fenomeen wordt in detail besproken in het volgende hoofdstuk, maar alle wonden krimpen tijdens het genezingsproces, en oefeningen of therapie moeten worden gedaan om te voorkomen dat de bovenste en onderste delen van de wond aan elkaar plakken tijdens het genezen. Deze oefeningen brengen hun eigen risico's met zich mee (bijvoorbeeld een mondaversie bij het kind) als ze niet voorzichtig genoeg worden uitgevoerd. Hoewel een aversie zeldzaam is, kan het ervoor zorgen dat een baby terugdeinst wanneer iets zoals een fles, tepel, vingers of speen in zijn mond wordt geplaatst. Deze risico's zijn allemaal ongewoon, maar voorzorgsmaatregelen moeten worden genomen om het risico op bloeding, herhechting en mondaversie te vermijden.

Tijdens de ingreep

Voor kleine baby's en jonge kinderen is het vaak nuttig om speciale apparatuur te gebruiken (zoals een inbakerdoek voor baby's) en een tweede assistent om de patiënt stil te houden tijdens de ingreep. Laserveiligheidsbrillen worden op de patiënt geplaatst en worden ook gedragen door de assistenten en de arts. Gespecialiseerde positioneringsborden en gelkussens voor het hoofd van de baby kunnen ook helpen bij de positionering.

Topische verdovende gel met een mengsel van lidocaïne en prilocaïne kan het ongemak van de baby tijdens de ingreep verminderen, maar brengt ook enige risico's met zich mee. Sommigen pleiten ervoor om geen topische gel te gebruiken, omdat studies minimaal tot geen voordeel hebben aangetoond met betrekking tot huilen en het uiterlijk van pijn.[44,45] Baby's huilen meestal tijdens de ingreep, met of zonder gel, en een huilende baby is een gezonde baby. Beide benaderingen zijn geschikt en moeten per geval door elke zorgverlener worden bepaald. Suikerwater kan ook helpen om pijn te verminderen en wordt gegeven tijdens een hielprik of besnijdenis, maar wordt meestal niet gebruikt bij een frenectomie omdat moedermelk net zo goed lijkt te werken, en suikerwater andere risico's met zich meebrengt.[46,47] Echter, 20% benzocaïne (Orajel™ en anderen) mag niet worden gebruikt bij kinderen jonger dan 2 jaar vanwege het risico op methemoglobinemie, een ernstige aandoening die ademhalingsproblemen, bleke, grijze of blauwe lippen en huid, en een snelle hartslag kan veroorzaken.[48] Andere lokale verdovingsmiddelen kunnen potentieel ook deze reactie veroorzaken, hoewel dit zeer zeldzaam is. Als een van deze tekenen wordt opgemerkt na het toedienen van een lokaal verdovingsmiddel, bel dan onmiddellijk de hulpdiensten. Foto's van voor en na de ingreep van de operatiegebieden helpen om een visueel verslag van de procedure te maken voor het patiëntendossier.

Bij het uitvoeren van de ingreep is het meestal het beste als de ouders niet in de kamer zijn. Met de ouders in de laserbehandelkamer is er een risico dat zij oogschade oplopen door de laser. Sommige ouders worden zo nerveus dat zij zelf aandacht nodig hebben, terwijl de focus op het kind moet liggen. De zorgverlener moet 100% van zijn of haar aandacht op het kind richten. Omdat de ingreep zeer kort is, duurt de scheiding van de ouders slechts een paar minuten.

De enige potentieel ernstige complicatie, die zelden voorkomt (minder dan 1 op de 100 ingrepen bij gebruik van de laser), is matige bloeding. Dit probleem is gemakkelijk te beheren door wat gaas op zijn plaats te houden om ervoor te zorgen dat de wond stolt, of door de andere bovengenoemde methoden te gebruiken. Bloeding kan ernstig worden als grotere vaten worden geraakt, dus zorgverleners moeten voorbereid zijn en een plan hebben voor het geval er heviger bloeding optreedt. Een andere reden om de moeder buiten de kamer te houden is dat de baby idealiter direct na de operatie voedt. Als de moeder de procedure kijkt, zal ze ongetwijfeld meer gestrest zijn, en haar verhoogde adrenaline en stress zullen de melktoeschietreflex stoppen, wat betekent dat er minder melk komt wanneer de baby probeert te voeden. De gebruikelijke tijd dat de baby weg is van de moeder is ongeveer drie minuten, en zodra de baby wordt teruggebracht, heeft hij of zij meestal al gestopt met huilen en probeert binnen een paar minuten te voeden. Het is gemakkelijker om ouders aanwezig te laten zijn bij de tongriemoperatie bij peuters en oudere kinderen als zij dat willen. Verdere informatie over het losmaken van tongriemen bij kinderen en volwassenen wordt besproken in Hoofdstuk 14.

HOOFDSTUK 8

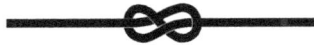

Na de ingreep

Nazorg en wondgenezing

Als ik een kleine snede op mijn hand zou maken, zou de wond binnen een paar weken sluiten en genezen. Evenzo, als ik een gespecialiseerde snede onder de tong of de bovenlip maak met een laser (of een andere methode), zal deze weer aan elkaar groeien als deze niet gescheiden wordt gehouden. Baby's genezen zeer snel, en wonden krimpen van nature. Hoewel iedereen in een ander tempo geneest, geneest de tong meestal in ongeveer drie weken, en de lip meestal in ongeveer twee weken wanneer rekoefeningen worden uitgevoerd. De genezing gaat onder het gebied door na deze tijd, maar de wond is grotendeels verdwenen en het is moeilijk te zien waar deze precies zat na die tijd. Het doel is dat de wond open geneest met de randen gescheiden en dat de snede sluit door secundaire intentie, wat betekent dat deze vanzelf opvult en niet direct na de operatie met hechtingen wordt gesloten. De sleutel is om de wond in de lengte te laten genezen en de zijkanten naar elkaar toe te laten genezen in plaats van dat de bovenkant van de ruit weer omlaag plakt en een verkorting van de tong veroorzaakt. Autumn R. Henning, MS, CCC-SLP, COM zegt graag: "We willen dat de gordijnen sluiten; we willen niet dat het raam dichtgaat." Maximale beweging en functie van de tong is het doel.

Er is geen onderzoek naar het meest effectieve protocol voor rek- en oefenroutines. Sommige mensen noemen het oefeningen of nazorg-rekoefeningen, maar ze verwijzen allemaal naar hetzelfde, namelijk een manier om de gebieden gescheiden te houden om te voorkomen dat ze weer aan elkaar groeien, wat "herhechting" wordt genoemd. De consensus is om aan te bevelen de rekoefeningen voldoende lang uit te voeren zodat het risico op herhechting wordt geminimaliseerd, terwijl wordt geprobeerd te voorkomen dat het kind een aversie ontwikkelt tegen het uitvoeren van de rekoefeningen en mogelijk zelfs een blijvende mondaversie krijgt. We willen altijd respectvol omgaan met de baby en proberen de oefeningen zo speels mogelijk te houden. De oefeningen moeten voorzichtig zijn, maar voldoende druk gebruiken, ongeveer dezelfde hoeveelheid druk als bij het gebruik van een inktstempel op een stempelkussen. Ga erin en ga eruit.

Er zijn sterke meningen over de duur, beweging en het aantal keren per dag dat de rekoefeningen nodig zijn. Hoewel ik niet wil beweren dat deze manier de beste of enige manier is, volgt hier de consensus voor nazorg. De meeste behandelaars suggereren het uitvoeren van oefeningen variërend van 4 tot 6 keer per dag gedurende 2 tot 6 weken.

Eén week rekoefeningen (of helemaal geen rekoefeningen) is naar mijn mening te kort en leidt waarschijnlijker tot herhechting. De oefeningen zijn minder pijnlijk zodra de wond is gesloten, maar ze kunnen nog

> *We willen dat de gordijnen sluiten; we willen niet dat het raam dichtgaat.*
> *- Autumn Henning, MS, CCC-SLP, COM*

steeds helpen om de mobiliteit van het weefsel te maximaliseren tijdens de postoperatieve weken 3 tot 6 als ze speels en voorzichtig worden gedaan.

De algemene beweging is het optillen van de tong en ervoor zorgen dat er spanning op de wond staat en deze eruitziet als een smalle ruit – met de randen die niet aan elkaar plakken. Het gebruik van een kampeerhoofdlamp of zaklamp is zeer nuttig, en ik moedig ouders aan om ook wegwerphandschoenen te dragen. Als je het niet kunt zien, kun je het niet rekken. Het is het beste om niet krachtig direct op de wond te wrijven, omdat je meer ontsteking kunt veroorzaken, wat leidt tot extra littekenweefselvorming. Het weefsel rond de ruit krijgt een rode en witte vlekkerige kleur als dit gebeurt (het is niet geïnfecteerd, alleen ontstoken). Een zachte deegroller-beweging kan nuttig zijn bovenop de wond, en het kan het beste zijn om, nadat de wond begint te genezen, deze te verlengen terwijl deze probeert weer aan elkaar te groeien. Maak grappige geluiden of kietel de neus van het kind als ze wat ouder zijn om een aversie te vermijden.

Voor een lip-rekoefening til je de lip op naar de neusgaten. Rol de lip niet alleen naar buiten, maar steek je vingers helemaal in de plooi onder de lip (de vestibule) en til deze naar buiten en omhoog; de hele ruitvormige wond moet zichtbaar zijn. Hetzelfde geldt voor de tong. Kom van achteren en plaats twee wijsvingers onder de tong en til of duw de tong naar achteren en omhoog aan de bovenkant van de ruit. Je vingers moeten aan de top of bovenkant van de ruit in het midden zitten, niet aan de zijkanten van de ruit. Het moet de hele ruitvorm onthullen en de rek ongeveer 10 seconden vasthouden. Een video van de rekoefeningen die we aanbevelen staat op onze website op www.TongueTieAL.com.

De wond krijgt meestal een witte of gele kleur, wat gewoon de manier is waarop de fibrine die een korst vormt in de mond eruitziet wanneer deze nat is. Deze wond heeft geen antibiotica nodig, en er zijn geen meldingen van infecties. Ik heb duizenden ingrepen uitgevoerd en nog nooit een infectie gezien. Het is echter nog steeds een goede gewoonte om je handen te wassen of medische handschoenen te dragen voordat je de oefeningen doet. Persoonlijk denk ik dat ouders het gemakkelijker en minder glad vinden om te rekken wanneer ze handschoenen dragen, die in de meeste drogisterijen te koop zijn.

Herhechting kan relatief snel gebeuren als een goede rek niet wordt uitgevoerd of als de ouder de wond niet kan zien. Bijvoorbeeld, een baby doet het goed na de ingreep en de symptomen van de moeder zijn beter, maar plotseling (7 tot 10 dagen na de operatie) beginnen de symptomen van de baby terug te komen en/of wordt het voeden weer moeilijk voor de moeder. Het is mogelijk dat de tong of lip herhecht. Het is vaker de tong die herhecht omdat deze moeilijker te zien en te bereiken is. Als de symptomen terugkomen, of als je vermoedt dat het weer aan elkaar groeit, ga dan zo snel mogelijk terug naar de praktijk van de zorgverlener voor een follow-upbezoek. We moedigen al onze patiënten aan om na een week terug te komen voor een controle om de genezing te bekijken en advies te geven. Bij dit bezoek, als de lip- of tongwond eruitziet alsof deze weer aan elkaar groeit, doen we een diepere rek van het gebied met een zachte duw die slechts een seconde duurt. Vaak melden patiënten dat de symptomen weer

> *Als de symptomen terugkomen, of als je vermoedt dat het weer aan elkaar groeit, ga dan terug naar de praktijk van de zorgverlener voor een follow-upbezoek.*

verdwijnen na de diepere rek, en dat het voeden veel beter is. We laten de ouders ook zien hoe ze de oefeningen opnieuw moeten doen en moedigen hen aan om ze te blijven doen, mogelijk vaker of met meer druk dan voorheen, om herhechting te voorkomen. De meeste gevallen waarin we de ingreep moesten herhalen vanwege herhechting en terugkeer van symptomen (ongeveer 1% in onze praktijk) betroffen patiënten die niet terugkwamen voor het follow-upbezoek na een week. We voeren de ingreep niet opnieuw uit met de laser, tenzij het meer dan een maand of twee na de ingreep is en de symptomen weer terugkomen.

Pijnmanagement

Na de frenectomieprocedure is de tong meestal pijnlijker dan het lipgebied, vooral omdat de tong meer beweegt dan de lip tijdens het voeden (of kauwen en spreken voor oudere kinderen). Ik heb zelf zowel de lip- als de tong-ingreep ondergaan met de CO_2-laser, en ik heb geen pijnmedicatie genomen bij de lipfrenectomie. Ik gebruikte alleen verdovende gel op mijn lip, en het gevoel tijdens de ingreep was niet zo erg. De enige vrij verkrijgbare pijnmedicatie voor baby's jonger dan zes maanden is paracetamol (in Nederland bekend als paracetamol). De dosis is gebaseerd op gewicht, en de dosering moet door de behandelaar worden gegeven. Ibuprofen (in Nederland vaak bekend als ibuprofen) op basis van gewicht is de voorkeurspijnstiller voor baby's ouder dan zes maanden. Ik denk dat de voordelen van pijnbestrijding voor de baby veel zwaarder wegen dan de mogelijke risico's. Baby's hebben meestal niet meer dan een paar dagen pijnmedicatie nodig, en als ze ongemak hebben, eten ze minder waarschijnlijk.

Meestal zal de laserenergie het gebied ongeveer 3 tot 4 uur verdoven omdat het de zenuwuiteinden in dat gebied verwijdert. De schaar-ingreep heeft dit effect niet omdat het simpelweg door de zenuwuiteinden snijdt, dus het is daarna meestal pijnlijker. Een studie die de pijn na een schaar-ingreep versus een laser-ingreep bij oudere kinderen en volwassenen vergeleek, toonde aan dat degenen die een CO2-laserfrenectomie ondergingen minder pijn rapporteerden.[49]

Homeopathische middelen voor baby's en kinderen zijn beschikbaar en vallen buiten de scope van dit boek, maar als je geïnteresseerd bent in deze optie, kan informatie online of bij je zorgverlener worden gevonden. Arnica montana is een optie die kan helpen om de baby te kalmeren, samen met Rescue Remedy, maar deze mogen alleen worden gebruikt onder toezicht van je zorgverlener of een naturopathische of homeopathische behandelaar. Andere goede opties zijn onder meer het huid-op-huid vasthouden van de baby, het afspelen van rustgevende muziek om de baby te ontspannen, voorzichtig voeden in een bad met warm water, het dimmen van de lichten en het geven van een zachte massage aan de baby.

> *Manieren om de baby te kalmeren na een ingreep: pijnmedicatie, huid-op-huid, rustgevende muziek, zachte massage, warm bad en moedermelkijsblokjes.*

Moedermelkijsblokjes kunnen ook worden gebruikt, wat inhoudt dat bevroren moedermelk in kleine stukjes wordt gebroken die de baby kan zuigen of eten om het gebied te koelen. Er moet voor worden gezorgd dat de baby geen te groot stuk krijgt, en ijs gemaakt van water wordt niet aangeraden omdat het geen goed idee is om een baby op jonge leeftijd water te geven.

Wat te verwachten

Na de ingreep merkt ongeveer de helft van de ouders direct in de praktijk een diepere aanhap aan de borst (of fles), en de andere helft merkt vaak kort daarna een verschil. Soms duurt het een paar dagen tot weken voordat de baby opnieuw leert zuigen en de spiergeheugen overwint die sinds voor de geboorte bestaat. Baby's beginnen rond 20 weken in de baarmoeder te slikken, dus zelfs als de baby slechts een paar dagen oud is, kunnen er spierpatronen of compensaties zijn ontstaan die moeten worden hertraind. Vaak merken ouders een afname van pijn, een toename van de melk die uit de borst wordt gehaald, een toename van de melkproductie (meer vraag leidt tot meer aanbod), minder prikkelbaarheid, minder gasvorming en een afname van reflux of spugen. Soms kunnen ouders een toename van kwijlen of spugen voor een tijdje opmerken, maar dit verdwijnt normaal zodra de zuigpatronen zijn veranderd.

Het is belangrijk te beseffen dat deze dingen op verschillende momenten voor verschillende baby's kunnen gebeuren. Het kan aanvoelen als een achtbaan, met ups en downs, emotioneel en fysiek. De rekoefeningen kunnen omslachtig worden, en ouders melden vaak dat de oefeningen het moeilijkste deel van het hele proces zijn. Een lactatiekundige met wie we samenwerken zegt dat je één betere voeding per dag kunt verwachten; met andere woorden, één goede voeding op de eerste dag, twee goede voedingen op de tweede dag, enzovoort. Een ander zegt dat succes wordt gemeten in weken, niet in dagen, dus volgende week zou beter moeten zijn dan deze week. Sommige mensen ervaren onmiddellijke verlichting, terwijl anderen er langer over doen, maar als de moeder doorgaat met de nazorg-oefeningen en opvolgt met haar lactatiekundige en eventuele andere benodigde verwijzingen, wordt het vaak aanzienlijk beter tegen de derde week. Nogmaals, als de symptomen verbeteren en rond dag 7 of

10 terugkomen, kan de tong of lip herhecht zijn, dus maak een follow-upbezoek bij je behandelaar. Als de pijn erger is aan één kant, of de aanhap beter is aan één kant dan aan de andere, kan er een probleem zijn dat beoordeling vereist door een fysiotherapeut, chiropractor of craniosacraaltherapeut voor strakke spieren of bindweefsel (zie Hoofdstuk 25 en 26).

HOOFDSTUK 9

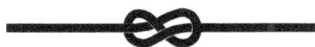

Het onderzoek

Zoals we eerder hebben genoemd, zijn er meer dan 500 wetenschappelijke studies over tongriemen. Er zijn ook meer dan 65.000 leden van een sociale mediagroep van moeders met baby's die tongriemen hebben. Tongriemen maken duidelijk een heropleving van belangstelling mee na decennia te zijn weggelaten uit het medische en tandheelkundige curriculum en, dienovereenkomstig, de klinische praktijk. Dit hoofdstuk bekijkt enkele recente studies om te bepalen of het losmaken van de tong wordt ondersteund door bewijs.

Laten we eerst kijken naar de verschillende niveaus van bewijs, waarvan sommige van hogere kwaliteit zijn dan andere, waarbij casestudy's het laagste niveau van bewijs vormen boven enkel de mening van een arts. Daarna komen case-control studies, gevolgd door cohortstudies. De gouden standaard, gerandomiseerde gecontroleerde onderzoeken (waarbij proefpersonen willekeurig in twee groepen worden verdeeld en vervolgens worden behandeld of niet behandeld), zijn een niveau hoger dan de cohortstudie. Ten slotte is een systematische review, die beschikbare studies onderzoekt en combineert om een grotere steekproef te maken waarop statistieken worden uitgevoerd, het hoogste niveau van bewijs. Tot op heden zijn er veel casestudy's over tongriemen, enkele cohortstudies, veel gerandomiseerde gecontroleerde onderzoeken en slechts een paar reviews van de beschikbare literatuur.

De meeste studies keken naar ingrepen uitgevoerd met een schaar, en bijna elke studie vond dat er een voordeel is aan het losmaken van de tong voor borstvoeding. Bovendien melden de meeste studies dat het een procedure met laag risico is met uitstekende voordelen, en dat meer onderzoek naar dit onderwerp nodig is. Er zijn enkele uitstekende artikelen uit hoogwaardige, gerenommeerde, peer-reviewed tijdschriften (zoals *Pediatrics*) die de aandacht en het respect van de zorgverleners die dit boek met ons lezen, zouden moeten krijgen. Lees dit gedeelte met een open geest en laat de bagage van eerdere leraren en leerboeken even achterwege.

De beschikbaarheid van directe feedback van een enorme groep gelijken is het nieuwe paradigma van het informatietijdperk, en dat gaat niet snel weg. Nu, met Google en Facebook, kunnen ouders direct aan 1000 van hun vrienden vertellen om jouw praktijk niet te gebruiken. Laten we dus het onderzoek en de huidige klinische kennis gebruiken om nuttige aanbevelingen te doen, de patiënten die worstelen met tongriemen gerust te stellen en compassie te tonen voor hun zorgen. Op die manier bescherm je je praktijk en reputatie tegen online kritiek terwijl je gezinnen helpt.

Dus wat is het verband tussen een eenvoudige tongriem en problemen met borstvoeding? Een beperkte tong bij een baby leidt tot een ondiepe of slechte aanhap omdat de tong niet normaal omhoog kan komen. Vaak denken mensen dat als de baby zijn tong kan uitsteken, er geen tongriem is. Vaak worden baby's snel beoordeeld in de armen van de moeder of terwijl ze nog in de autostoel zitten – geen van beide plaatsen laat een volledig onderzoek toe. Het uitsteken van de tong is niet de sleutel, maar het optillen van de tong of elevatie is cruciaal voor borstvoeding (en ook voor spraak en vast voedsel, zoals we later zullen zien).

Geddes et al. (2008)

Een studie van Geddes et al. (2008), gepubliceerd in het tijdschrift *Pediatrics*, toonde met echografie aan dat baby's hun tong in een op-en-neer beweging gebruiken, wat een vacuüm creëert dat de melk uit de borst haalt.[12] Dit is in tegenstelling tot de eerdere overtuiging dat de tong de tepel comprimeert en masseert om de melk eruit te krijgen.[50] Bij het beoordelen van baby's met tongriemen hebben ze vaak zuigblaren of eeltplekken op de lippen omdat ze hun lip- en wangspieren overmatig gebruiken en proberen melk eruit te krijgen als door een rietje. Hun wangen trekken naar binnen om het vacuüm te creëren in plaats van dat de tong de negatieve druk vormt door normaal op en neer te gaan. Deze actie veroorzaakt overmatige kracht op de tepel en leidt tot tepelvervorming (platte of lippenstiftvormige tepels), tepelschade en het stoppen van borstvoeding. Deze studie toonde het belang aan van het middelste deel van de tong van de baby om omhoog te komen om correct te voeden. In de studie voedden baby's met tongriemen na het losmaken beter, kregen ze meer melk, en moeders rapporteerden minder pijn. De auteurs meldden dat het strakke frenulum leidt tot een ineffectieve afsluiting. De knijpende pijn voor

Baby's met tongriemen kregen ongeveer de helft minder melk per zuigbeurt dan baby's zonder tongriem.

moeders verdween na de frenotomie (schaar-ingreep) bij 95% van de moeders. Voor de ingreep kregen de baby's tijdens het voeden gemiddeld 5,6 ml melk per minuut. Na de ingreep was dat gemiddeld 10,5 ml melk per minuut. Baby's met tongriemen kregen ongeveer de helft minder melk per zuigbeurt dan baby's zonder tongriem en werden daarom moe of voedden voor langere periodes. De moeders ervoeren ook een toename in hun melkproductie omdat de baby's meer melk namen (meer vraag leidt tot meer aanbod). De 24-uurs melkproductie van zes moeders die werd gemeten, steeg na de ingreep – gemiddeld 160 g in slechts zeven dagen. Deze studie, gepubliceerd in een zeer gerenommeerd tijdschrift, voegt toe aan de bewijsbasis en toont een reëel, meetbaar voordeel van het losmaken van de tong en helpt ons te begrijpen hoe baby's melk extraheren. Weten waarom de procedure helpt om beter te voeden is cruciaal om het juiste onderzoeksproces te begrijpen en hoe de ingreep werkt om borstvoeding te verbeteren. Bovendien bevestigde Elad (2014) de bevindingen van de studie met behulp van echografie en 3D-modellering.[51] Ze bepaalden dat baby's negatieve druk van -20 tot -40 mmHg genereren voor melkuithaling in plaats van op de tepel te kauwen.

Hogan et al. (2005)

Een artikel van Hogan uit 2005 toonde aan dat van alle baby's geboren in een bepaald ziekenhuis (1866 geboorten) die werden beoordeeld, 201 (10,7%) een tongriem hadden (alleen voorste of zichtbare tongriem).[16] Ze besloten te testen of het losmaken van de tong een verschil maakte. Ze randomiseerden 57 baby's en gaven de helft lactatieondersteuning (controlegroep) en de andere helft een tongriemoperatie met een schaar. De gemiddelde leeftijd bij de ingreep was drie weken. Ze zagen 96% verbetering in de groep die de tongriem losgemaakt kreeg, terwijl de controlegroep slechts 3% verbetering had door alleen lactatieondersteuning. Vervolgens boden ze de controlegroep na 48 uur de ingreep aan, en 96% van die baby's verbeterde ook. In totaal verbeterden 54 van de 57 baby's door de tongriemoperatie, wat betekent dat 95% van de baby's verbetering zag. De auteurs stelden dat "het niet nodig is om alle tongriemen bij de geboorte los te maken, maar bewustzijn van de relatie tussen tongriemen en voedingsproblemen zal toelaten dat de ingreep bij symptomatische baby's zonder vertraging wordt uitgevoerd." Deze uitspraak benadrukt dat veel baby's een tongriem lijken te hebben, maar in feite voldoende voeden (althans in het begin). Maar moeders moeten desalniettemin op de hoogte worden gebracht van de aanwezigheid van een tongriem, zodat ze bij toekomstige problemen, zoals slechte aanhap, pijnlijke borstvoeding of melkproductieproblemen, hulp kunnen zoeken en zich niet verward voelen. Moeders geven vaak zichzelf de schuld als hun baby's niet goed kunnen voeden, denkend dat ze platte tepels hebben of onvoldoende klierweefsel, terwijl het in werkelijkheid een anatomisch probleem bij de baby is.

Daarentegen geven zorgverleners soms de baby de schuld en zeggen: "Hij is gewoon een luie drinker," of dat zijn mond "te klein" is, wat evolutionair gezien geen zin heeft. Baby's hebben instinctief behoefte en willen eten. Aan de andere kant, als er symptomen aanwezig zijn, moeten deze tongriemen zo snel mogelijk worden losgemaakt om de moeder-baby combinatie de beste kans op een goede borstvoedingsrelatie te geven. Het artikel vervolgt dat "wat belangrijk was, niet de lengte van de tongriem was, maar de symptomen die het veroorzaakte." Als een baby een bovenlipfrenulum of tongfrenulum heeft (zoals bijna iedereen), maar er geen problemen zijn, is geen ingreep nodig. Het zijn beide normale anatomische bevindingen wanneer ze elastisch zijn en niet te strak of dik. Echter, als er een functioneel probleem is, is het beter om het eerder dan later te verhelpen voor het welzijn van de moeder en de baby (en vergeet de arme vader niet!). Een borstvoedingsscreeningsvragenlijst is nuttig voor een kinderarts of gynaecoloog om te gebruiken bij het bezoek een week na de bevalling of daaropvolgende bezoeken om te bepalen of er voedingsproblemen zijn (een voorbeeld-vragenlijst voor baby's is opgenomen in de Bijlage).

> *"Het is niet nodig om alle tongriemen bij de geboorte los te maken, maar bewustzijn van de relatie tussen tongriemen en voedingsproblemen zal toelaten dat de ingreep bij symptomatische baby's zonder vertraging wordt uitgevoerd."[16]*

Het Hogan-artikel geeft aan dat, hoewel veel artsen in hun ziekenhuis instemden met de stelling dat "tongriemen geen problemen met voeden veroorzaken," geen van de interventies van de artsen, noch die van de lactatiekundigen (verandering van positionering of houding), de baby beter liet voeden. Echter, aan het einde van de studie werd geconcludeerd dat "voeden werd verbeterd door de eenvoudige, veilige procedure van het verwijderen van het fysieke probleem dat het verhinderde – de tongriem." Mocht dit niet genoeg bewijs zijn om je te overtuigen, ik heb hieronder nog een paar gerandomiseerde gecontroleerde onderzoeken opgenomen.

Berry, Griffiths, en Westcott (2012)

Berry, Griffiths en Westcott publiceerden hun dubbelblinde, gerandomiseerde gecontroleerde studie over tongriem en het effect op borstvoeding in het tijdschrift *Breastfeeding Medicine*.[11] Ze namen 57 baby's jonger dan vier maanden en beoordeelden hun voedingscapaciteiten gedurende twee minuten. Ze beoordeelden LATCH-scores en pijnscores van moeders op een schaal van 1 tot 10. Vervolgens voerden ze ofwel de ingreep uit met een schaar, of deden ze alsof (een "schijn" procedure) als controlegroep, en beoordeelden ze dezelfde scores direct daarna. Ze vertelden de moeders om niet in de mond van de baby te kijken totdat ze opnieuw hadden gevoed. Ze boden de schijngroep dezelfde dag nog de ingreep aan, omdat het onethisch is om behandeling te onthouden aan een baby wanneer de procedure herhaaldelijk heeft aangetoond dat het een significant verschil maakt. Achtenzeventig procent

> *"Een reële, directe verbetering in borstvoeding, merkbaar voor de moeder, die blijvend is en niet lijkt te komen door een placebo-effect"[11]*

van de moeders in de behandelgroep rapporteerde directe verbetering na de tongriemoperatie. Interessant is dat 47% van de schijngroep ook verbetering zag (aanvankelijk), dus er was een placebo-effect, maar het statistische verschil tussen de twee groepen dat de effectiviteit van de interventie aantoonde, was nog steeds significant bij $p < 0,02$. Daarom was het placebo-effect niet de reden voor het verschil dat de moeders ervoeren. Negentig procent van de baby's die werden losgemaakt zag verbetering op dag één, en na drie maanden had 92% verbetering, dus het was blijvend. Geen van de moeders meldde slechtere voeding, en alle moeders zeiden dat ze de procedure opnieuw zouden doen. Het artikel stelt dat "er een reële, directe verbetering in borstvoeding is, merkbaar voor de moeder, die blijvend is en niet lijkt te komen door een placebo-effect" (nadruk toegevoegd). De auteurs stelden ook dat het het beste is als baby's binnen twee weken na de geboorte worden geïdentificeerd en behandeld voor tongriem. Hoe jonger de baby, hoe beter ze omgaan met het opnieuw leren en het overwinnen van compensaties die sinds voor de geboorte aanwezig zijn.

Buryk, Bloom, en Shope (2011)

Hier is nog een laatste gerandomiseerde gecontroleerde studie, gepubliceerd in het tijdschrift *Pediatrics* in 2011 en uitgevoerd door Buryk, Bloom en Shope.[10] Dit was een geblindeerde gerandomiseerde gecontroleerde studie met 30 baby's in de ingreepgroep en 28 in de schijn-controlegroep. Onderzoekers gebruikten betrouwbare en gevalideerde instrumenten voor het meten van pijn en borstvoedingsscores, waaronder de Hazelbaker Assessment Tool for Lingual Frenulum Function (HATLFF), die beoordeelt op uiterlijk en functie; de Short-Form McGill Pain Questionnaire (SF-MPQ) voor het beoordelen van tepelpijn; en een Infant Breastfeeding Assessment Tool (IBFAT). Al deze beoordelingen zijn eerder bestudeerd en bleken geldige en betrouwbare instrumenten te zijn. Ze vonden dat de frenotomiegroep significant minder pijn had (p<.001) vergeleken met de schijngroep. De IBFAT toonde aan dat de frenotomiegroep significant minder borstvoedingsproblemen had en significant hogere tevredenheid van moeders met borstvoeding (p=.029). Alle ouders behalve één in de schijngroep vroegen om de frenotomie op of voor de follow-up na twee weken, dus de onderzoekers konden geen verschillen tussen de twee groepen blijven bestuderen. Het artikel stelde dat "wanneer frenotomie wordt uitgevoerd voor klinisch significante ankyloglossie, er een duidelijke en directe verbetering is in gerapporteerde tepelpijn van moeders en borstvoedingsscores van baby's." Bovendien "vonden ze de procedure snel, eenvoudig en zonder complicaties," en suggereerden ze dat de optimale timing van frenotomie ergens tussen twee en zes dagen na de geboorte ligt. Meestal, hoe eerder de ingreep wordt uitgevoerd, hoe beter en sneller de baby zal verbeteren, omdat hij of zij niet vecht tegen spierpatronen en compensaties die weken en maanden zijn vastgelegd. Tot slot bespraken ze dat "tepelpijn van moeders en slechte aanhap van baby's veelvoorkomende redenen zijn voor vroege stopzetting van borstvoeding. Er is bewijs dat ankyloglossie zowel slechte aanhap als tepelpijn veroorzaakt in vergelijking met baby's zonder ankyloglossie. Studies van frenotomie om neonatale ankyloglossie te verlichten hebben consequent een voordeel aangetoond." Deze uitspraak is onbetwistbaar waar, want als moeders 10/10 pijn hebben elke keer dat de baby probeert te eten, zullen ze niet zes weken blijven voeden, laat staan de aanbevolen zes maanden of langer.

Veel moeders melden ons dat ze liever opnieuw een onverdoofde bevalling zouden doorstaan dan de baby voeden, omdat de pijn van borstvoeding eigenlijk erger is dan de bevalling. Als de baby niet goed kan aanhappen en stikt in melk, refluxproblemen heeft, slecht aankomt, geen melk overdraagt en schijnbaar altijd hongerig is, zal de moeder opgeven en overstappen op kunstvoeding en een fles (hoewel er nog steeds tongriemproblemen zijn bij flesvoeding). Veel moeders vertellen ons bij het eerste consult: "Jullie zijn onze laatste hoop." De moeders zijn van plan te stoppen met borstvoeding als de pijn en de voedingsproblemen van de baby niet worden opgelost, omdat ze aan het einde van hun Latijn zijn. Gelukkig zagen bijna alle moeders die ons vertelden dat ze "op het punt stonden op te geven" een voordeel en werden ze voldoende geholpen door de procedure om de borstvoedingsrelatie te redden. Exclusieve borstvoeding gedurende zes maanden wordt gepromoot door de American Academy of Pediatrics (AAP) en andere organisaties,[8] en het is belangrijk te beseffen dat als we dit doel promoten, we moeders de ondersteuning en middelen moeten geven die ze nodig hebben om dit doel te bereiken.

"Een duidelijke en directe verbetering in gerapporteerde tepelpijn van moeders en borstvoedingsscores van baby's."[10]

Achterste tongriemen

Het eerste rapport over een achterste tongriem was van Betty Coryllos en Cathy Watson-Genna in 2004,[24] dus het concept van de "achterste" tongriem is medisch gezien relatief nieuw. Het idee is logisch, want jarenlang wisten mensen dat sommige baby's symptomen van tongriem hadden zonder een duidelijk zichtbaar kenmerk van een tongriem.

Chu en Bloom (2009)

Voor degenen die het bestaan van een achterste tongriem in twijfel trekken, hier is een casusrapport van Chu en Bloom uit 2009.[52] Dit artikel beschreef een "zeldzame entiteit" van een achterste tongriem. Maar was het zeldzaam, of gewoon niet goed gediagnosticeerd? De auteurs stelden dat het frenulum verborgen was door een "slijmvliesgordijn," wat betekent dat het niet zichtbaar was zonder het weefsel terug te trekken, en toen sprong het tevoorschijn. Ze brachten de vier weken oude baby in slaap (niet ideaal, zoals we nu weten) en gebruikten een hemostaat om het frenulum te klemmen, sneden tweemaal, bereikten een "ruit" vorm en plaatsten vier hechtingen. Ze merkten op dat de moeder onmiddellijk verlichting van voedingsproblemen had en een verbeterde aanhap. Ze noemden het een "veilige, snelle en effectieve behandeling die onmiddellijke verlichting van symptomen kan bieden, borstvoeding bevordert en de band tussen baby en moeder verbetert." Deze studie werd gepubliceerd in het *International Journal of Pediatric Otorhinolaryngology* en helpt de beweringen te weerleggen van degenen die het bestaan van de achterste tongriem ontkennen. We zien dit scenario meerdere keren per dag in onze praktijk herhaald, waar we een achterste tongriem losmaken en de symptomen van de moeder en baby aanzienlijk verbeteren. Het losmaken van een achterste tongriem kan wonderen doen voor gezinnen en is een effectieve behandeling als de behandelaar weet hoe deze correct te diagnosticeren en los te maken. Wanneer zorgverleners alleen het voorste deel van de tong knippen, kunnen ze de voorste tongriem eigenlijk omzetten in een achterste tongriem, zoals eerder gezien. Hierdoor blijven de symptomen van de moeder bestaan en kan de baby nog steeds niet goed aanhappen. Als het achterste deel voldoende wordt losgemaakt, verbetert de aanhap bijna altijd, en de moeder ervaart minder pijn en minder symptomen.

O'Callahan, Macary en Clementine (2013)

Een studie van O'Callahan, Macary en Clementine (2013) toonde de voordelen aan van het losmaken van de tongriem en lipriem bij 299 baby's.[13] De meeste baby's in de studie (85%) die door Dr. O'Callahan, een kinderarts, werden doorverwezen voor een ingreep, hadden een achterste tongriem. Aanhapproblemen en tepelpijn verbeterden aanzienlijk na de ingreep (schaar-ingreep, p<.001). Hij gebruikte de juiste techniek met een schaar en rapporteerde een platte, ruitvormige wond, en adviseerde rekoefeningen voor vijf dagen. Het is beter om langer te rekken, minstens twee weken, maar dit is een van de weinige studies die rekoefeningen überhaupt noemt. Vierennegentig procent van de moeders meldde dat er geen complicaties of nadelige bijwerkingen waren, en 93% van de ondervraagden antwoordde dat de procedure de fysieke en emotionele ongemakken voor zowel henzelf als de baby's waard was. Onderzoekers meldden dat aanhap- en pijnproblemen vaak rond een week na de frenotomie verdwenen en soms langer, afhankelijk van de baby. Ze rapporteerden ook dat baby's met een achterste tongriem vaker een lipriem hadden dan baby's met een klassieke voorste tongriem. In onze praktijk weerspiegelen onze ervaringen deze resultaten – bijna alle baby's met een achterste tongriem hebben ook een lipriem.

> *"Een veilige, snelle en effectieve behandeling die onmiddellijke verlichting van symptomen kan bieden, borstvoeding bevordert en de band tussen baby en moeder verbetert."[52]*

Ghaheri et al. (2017)

Een ander artikel dat het losmaken van een achterste tongriem en het voordeel voor borstvoeding bespreekt, is "Breastfeeding Improvement

Following Tongue-Tie and Lip-Tie Release: A Prospective Cohort Study"[14] van Ghaheri et al. (2017). Deze studie was nuttig voor de huidige literatuur over tongriem omdat het specifiek achterste tongriemen, lipriemen en reflux bij baby's behandelt, en een van de weinige studies was die een tandlaser gebruikte voor de ingreep. Dr. Ghaheri is een KNO-arts die bekend is in tongriem-professionele kringen en talloze baby's heeft geholpen met voedingsproblemen. Deze studie keek naar factoren zoals melkoverdrachtssnelheid, zelfvertrouwen van moeders, pijnscores en vermindering van refluxsymptomen bij baby's. Ze vonden dat baby's met een achterste tongriem verbeterden na de ingreep, net zoals baby's met een voorste tongriem (tot aan de punt of bijna tot aan de punt) na de ingreep. Op alle gevalideerde scores (wat betekent dat ze in andere studies als echt en meetbaar zijn aangetoond), verbeterden de baby's aanzienlijk – hun reflux verbeterde van 16,5 naar 13,2 naar 11,6, wat aangeeft dat de refluxsymptomen (inclusief spugen) afnamen of verdwenen. De zelfvertrouwenscores van moeders verbeterden na de ingreep boven de cruciale score van 50. Als de score onder de 50 ligt, zullen moeders waarschijnlijk stoppen met borstvoeding, terwijl ze boven de 50 waarschijnlijk doorgaan. De scores gingen van 43,9 vóór de operatie naar 56,5 een maand later, wat betekent dat vóór de procedure deze moeders waarschijnlijk zouden stoppen met borstvoeding en opgeven, maar daarna voelden ze dat ze konden doorgaan met borstvoeding.

We horen wekelijks in de praktijk dat "ik ben bij twee andere zorgverleners geweest die zeggen dat er geen probleem is, maar ik kan de pijn niet meer aan, en ik sta op het punt om op te geven." Volgens de studie van Ghaheri et al. helpt de frenectomie deze moeders om te voelen dat ze kunnen doorgaan en geeft het hen hoop op pijn- en symptoomverlichting. De pijn voor moeders in deze studie daalde van een gemiddelde van 4,6/10 vóór de operatie naar 2,2/10 na een week en vrijwel geen pijn met een gemiddelde van 1,5/10 na een maand. Dr. Ghaheri en zijn team behandelden lipriemen indien aangegeven en achterste tongriemen, en gebruikten een tandlaser. Dit artikel is een geweldige aanvulling op de literatuur omdat hij de momenteel wereldwijd geprefereerde methode door experts gebruikte en een volledige ingreep bereikte om verlichting te bieden aan deze moeders en baby's die worstelden. Veel van de andere beschikbare artikelen in de literatuur gebruikten de eenvoudige "knip" of "clip," zoals eeuwenlang is gedaan. Dr. Ghaheri zorgde echter voor een meer hedendaagse volledige ingreep van het bindweefsel en slijmvlies terug naar de genioglossusspier, waarbij een ruitvormige wond werd achtergelaten en het gehele frenulum, zowel het voorste als achterste deel, werd verwijderd. Hij adviseerde ook rekoefeningen 4 tot 6 keer per dag gedurende enkele weken.

Pransky, Lago, en Hong (2015)

Een retrospectieve studie van Pransky, Lago en Hong (2015) werd uitgevoerd terwijl ze werkten in een KNO-specialistenkliniek. Ze rapporteerden een groot aantal achterste tongriemen te zien en stelden dat de werkelijke incidentie van tongriem (inclusief achterste) waarschijnlijk hoger is dan momenteel wordt gerapporteerd.[26] Dit artikel is nuttig omdat het specificeert hoeveel baby's voorste tongriemen, achterste tongriemen en de combinatie van lipriem geassocieerd met elke variant of alleen hadden. In hun resultaten zag 78% van de moeders een verbetering in borstvoeding,

> *Moeders melden vaak: "Ik kan de pijn niet meer aan, en ik sta op het punt om op te geven."*

waarbij 61% zei dat het significant was. Opmerkelijk is dat 91% van de patiënten met een achterste tongriem (120 baby's) ook verbetering zag. Bij baby's met alleen een bovenlipriem verbeterde 79%, en baby's met zowel een voorste tongriem als een lipriem zagen 91% verbetering. Baby's met een achterste tongriem en lipriem zagen 85% verbetering. Ze merkten ook op dat 21% van de doorverwezen baby's geen afwijkingen in de mondholte had, wat aangeeft dat er "meerdere redenen zijn waarom een pasgeborene problemen kan hebben met borstvoeding."

Ghaheri, Cole, en Mace (2018)

De meest recent gepubliceerde studie (ten tijde van het schrijven) is van Ghaheri, Cole en Mace (2018), die beschrijft hoe baby's met eerdere onvolledige ingrepen en aanhoudende borstvoedingsproblemen baat hebben bij een volledige laser-ingreep.[15] In de drie metingen, dezelfde als in het artikel uit 2017 dat eerder werd beschreven – de borstvoeding zelf-effectiviteitsscore, de GERD-vragenlijst en een visuele analoge schaal van pijn tijdens borstvoeding – zagen alle deelnemers verbetering na een week en een maand postoperatief. De borstvoedingsscore ging van 45,1 bij aanvang naar 52,1 na een week en 56,9 na een maand, wat aangeeft dat moeders voelden dat ze succesvol konden doorgaan met borstvoeding. Nogmaals, scores onder de 50 zijn geassocieerd met het stoppen van borstvoeding. De GERD-symptomen daalden van 15,7 naar 11,9 na een week en 10,4 na een maand. De pijn van de moeder daalde van een initiële gemiddelde van 4,8/10 naar 2,2 na een week en 1,6 na een maand, wat wijst op een betere aanhap en veel minder pijn. In dit artikel beschrijven de onderzoekers ook de techniek die wij aanbevelen: het verwijderen van het middenweefsel in het resterende frenulum en vervolgens een "centraal venster" bilateraal uitbreiden met een "ruitvormige incisie die gelijk ligt met het aangrenzende mondbodemweefsel."

> *"Kinderen die niet zijn verbeterd na een eerdere frenotomie mogelijk verdere beperking onder de tong hebben die nog aandacht nodig heeft."[15]*

Zoals eerder vermeld, ontstaat de vorm natuurlijk uit een incisie door een driehoekig frenulum en is indicatief voor een volledige ingreep. Belangrijk is dat ze opmerken dat "kinderen die niet zijn verbeterd na een eerdere frenotomie mogelijk verdere beperking onder de tong hebben die nog aandacht nodig heeft." Deze uitspraak kan ook gelden voor oudere kinderen en volwassenen. Onvolledige ingrepen zijn helaas gebruikelijk, en deze studie voegt toe aan de bewijsbasis dat het losmaken van deze al geknipte frenula bij degenen met aanhoudende symptomen inderdaad meetbare resultaten en de duurzaamheid van borstvoeding verbetert.

Zoals besproken in de studie van Ghaheri uit 2017, is reflux een veelvoorkomend probleem bij baby's dat vaak wordt behandeld met histamine (H2)-blokkers zoals Zantac® (ranitidine) of een protonpompremmer (PPI) zoals Prilosec, Prevacid® of Nexium® (esomeprazol). Geen van de PPI's is goedgekeurd door de FDA voor gebruik bij baby's. In veel gevallen vertonen baby's met tongriemen tekenen van reflux en worden ze op een PPI-medicatie, koliekwater of simethicone gezet in plaats van de echte oorzaak van de reflux te onderzoeken. Toen een van onze dochters aanzienlijke hoeveelheden melk uitspuugde van borst of fles, en we bergen wasgoed hadden en alles probeerden om haar melk binnen te houden, kregen mijn vrouw en ik te horen dat het probleem puur "cosmetisch" was. Zelfs na Zantac®, koliekwater, simethicone en haar nooit plat te leggen (zelfs niet tijdens het slapen), leed ze nog steeds, en het leek geen verschil te maken. Ze stikte in melk, werd blauw, en het was beangstigend voor ons als nieuwe ouders.

Siegel (2016)

Voor deze baby's met problemen met borstvoeding en flesvoeding en een tongriem is een van de belangrijkste indicatoren van een mogelijk probleem een klik- of smakgeluid dat wordt gehoord terwijl ze eten vanwege een onvoldoende afsluiting op de borst of fles. Echter, een baby kan ook lucht inslikken zonder het kenmerkende klik- of smakgeluid. In veel gevallen lost het simpelweg overschakelen naar een fles en kunstvoeding de problemen die gezinnen met baby's met tongriemen ervaren niet op. Siegel (2016) publiceerde een artikel getiteld "Aerophagia Induced Reflux in Breastfeeding Infants with Ankyloglossia and Shortened Maxillary Labial Frenulum (Tongue- and Lip-Tie),"[23] dat het fenomeen van aerofagie (lucht eten) bespreekt dat wordt gezien na het voeden en kan worden gediagnosticeerd door auscultatie tijdens het voeden, koliekachtige symptomen na het voeden en maaguitzetting direct na een voeding (zichtbaar op een röntgenfoto met een vergrote maagbel). Aerofagie en de klikgeluiden verdwijnen vaak na een frenectomie, soms meteen en in sommige gevallen duurt het een paar weken. Soms verbetert alleen het losmaken van de tong de situatie, maar vaak moeten zowel de tongriem als de lipriem (indien aanwezig) worden verwijderd om volledige verbetering te zien. In de praktijk van Dr. Siegel zagen van de 1000 baby's die werden behandeld met refluxsymptomen, 526 (52,6%) verbetering in hun refluxsymptomen en konden ze hun medicatie afbouwen of stoppen; 191 (of 19,1%) van de baby's verbeterden in prikkelbaarheid, maar hadden nog steeds medicatie nodig. En 283 (of 28,3%) verbeterden niet, dus was er waarschijnlijk een andere oorzaak van hun reflux. Heeft elke baby op Zantac® of Nexium® een tongriem? Waarschijnlijk niet, maar het zou het eerste moeten zijn op de differentiële diagnoselijst voor reflux, vooral in aanwezigheid van andere tongriemsymptomen en borstvoedingsproblemen. Eerstelijnszorgverleners moeten een juiste beoordeling en geschiedenis afnemen voor tongriem als er tekenen zijn zoals klikgeluiden, slechte aanhap, slechte afsluiting, vaak spugen, prikkelbaarheid na het eten of overmatige gasvorming, allemaal zeer veelvoorkomende problemen bij baby's waar ouders vaak te horen krijgen dat ze "normaal" zijn.

Tot slot zijn er geen gerandomiseerde gecontroleerde onderzoeken naar alleen het losmaken van lipriemen en het effect op borstvoeding zoals bij tongriemen. In het artikel van Pransky was er een subgroep van 14 baby's die alleen een lipriemoperatie ondergingen, en 78% zag verbetering.[26] In onze praktijk hebben we uit de eerste hand gezien hoe lipriemen borstvoeding kunnen beïnvloeden, en veel andere behandelaars hebben dit ook gezien. De variabiliteit in de morfologie en kenmerken van de lipriem en de complexe wisselwerking tussen tong en lippen en de gelijktijdige aanwezigheid van een tongriem bij de meeste lipriemen maakt het moeilijk om de lipriemvariabele te isoleren voor een studie over alleen lipriemen. Ze worden echter in de literatuur specifiek gerelateerd aan borstvoeding beschreven in verschillende artikelen vanaf ongeveer 1999.[19] Kotlow (2004) beschrijft hoe een strak bovenlipfrenulum kan interfereren met aanhappen en voeden wanneer het beperkend is,[17] Kotlow (2010) beschrijft ook hoe een strak bovenlipfrenulum of lipriem kan bijdragen aan tandbederf op de bovenste voortanden vanwege moeite met poetsen en het vasthouden van melk in de holte naast de voortanden.[53]

Zoals eerder vermeld, zien we baby's die alleen een tongriemoperatie hebben gehad en nog steeds borstvoedingsproblemen hebben. Wanneer we vervolgens de lipriem losmaken, verdwijnen de voedingsproblemen en hebben ze een diepere aanhap met een betere afsluiting, minder klikgeluiden, minder reflux en spugen, en ze dragen melk efficiënter over. Houd de lipriem in de gaten als er aanhoudende borstvoedingsproblemen zijn na een tongriemoperatie, en behandel indien aangegeven. Het kan zomaar het ontbrekende stukje van de puzzel zijn.

Sectie 2: Eten

"Er is geen oprechtere liefde dan de liefde voor eten."
– George Bernard Shaw

Eten. Er komen veel beelden, emoties en herinneringen naar boven als iemand het woord eten noemt. Kalkoen met Thanksgiving. Ham met Kerst. Varkensvlees, kool en zwarte ogen erwten op Nieuwjaardag. Bijna elk feest en familie-evenement draait om eten en maaltijden. Vanaf het allereerste begin tot het bittere einde is eten onze beste vriend en onze ergste vijand. We houden van bepaalde voedingsmiddelen en kunnen andere niet uitstaan. We nemen eten en voedsel vaak voor lief. Eet te veel of te weinig, en je krijgt problemen.

Bij kinderen kunnen worstelingen met eten een levensveranderend probleem worden. Wanneer een kind weigert te eten of koppig is met voedsel, geven we vaak het kind of onszelf de schuld. Als ouder met een pasgeboren baby is je belangrijkste prioriteit in het leven om hen gezond en veilig te houden. Maar wat als het gezond houden een constante strijd is omdat ze niet kunnen eten? Voor veel baby's, peuters en jongeren die worstelen met eten kan een onderliggend probleem zoals een tongriem de schuldige zijn. Voedingsvooruitgang kan snel worden geboekt met het losmaken van de tongriem en de hulp van voedingstherapeuten, en ouder en kind kunnen weer genieten van eten en maaltijden in plaats van ertegenop te zien.

Deze sectie bespreekt in detail vloeibaar eten, gepureerd eten en vaste voeding, evenals hoe evaluatie en behandeling eruitzien vanuit het perspectief van een therapeut en een zorgverlener. Tot slot sluiten we af met het onderzoeks-hoofdstuk en bespreken we enkele gevallen uit de literatuur (uit onze praktijk) en hoe een tongriem deze kinderen beïnvloedde.

HOOFDSTUK 10

$$\infty$$

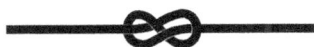

Een korte introductie over eten

Megan Musso, MA, CCC-SLP

Eten is een van de meest complexe taken die ons lichaam uitvoert. Er zijn zes hersenzenuwen en 26 spieren betrokken bij eten, en het vereist alle systemen van het lichaam om het voedsel dat we eten te verwerken en te gebruiken. Er zijn acht spierparen direct verbonden met of binnen de tong zelf die betrokken zijn bij eten. Zoals je je kunt voorstellen, kan dit proces voor een baby met een tongriem, die mogelijk een beperkte slik- of tongbeweging heeft, bijzonder moeilijk zijn.

Het slikken is een gecoördineerde dans tussen verschillende spieren en reflexen en vindt plaats in vier fasen. In een volwassen slikpatroon, tijdens de orale voorbereidingsfase met gesloten lippen, beginnen de tong, wangen en kaak op een roterende (circulaire) manier te kauwen om een voedselbolus te maken. Bij vloeistoffen wordt de bolus bovenop de tong gehouden terwijl deze tegen het harde gehemelte wordt gedrukt zodat het niet in de wangen loopt. Het zachte gehemelte beweegt omlaag tegen de tong om de keel af te sluiten zodat geen voedsel voortijdig wordt ingeslikt. Vervolgens, tijdens de orale fase van ongeveer 1 tot 1,5 seconden, gaat de tong van voor naar achter in een golvende beweging om het voedsel naar de keel te stuwen. Zodra het voedsel achter in de mond is, activeert het een slikreflex. Tijdens de faryngeale fase van ongeveer 1 seconde gaan de spieren in het zachte gehemelte omhoog om de neus af te sluiten, en de farynx of keel accepteert de voedselbolus terwijl de tong intrekt en druk creëert om het voedsel omlaag te duwen. Tegelijkertijd gaat het tongbeen in de nek omhoog om het strottenhoofd uit de weg te bewegen en sluit de epiglottis de luchtpijp af zodat voedsel niet in de luchtweg komt. Deze luchtwegbescherming vindt plaats op drie niveaus: bij de stemplooien, valse stemplooien en de basis van de epiglottis. Het voedsel reist ongeveer 8 tot 20 seconden door de slokdarm, terwijl de spieren ontspannen en samentrekken als een golf (bekend als peristaltiek) om het voedsel naar de maag te bewegen. Kleppen, de bovenste en onderste slokdarmsfincters, laten voedsel toe om de slokdarm in te gaan en naar de maag te verlaten.

Zoals je ziet, is eten een complex proces dat een tijdige coördinatie van een groot aantal spieren en reflexen vereist om efficiënt en veilig te werken. Omdat dit proces begint met de tong, kun je je voorstellen welke impact een tongriem kan hebben op eten, of het nu gaat om vloeistoffen of vast voedsel. Dit volwassen slikpatroon wordt niet bij de geboorte gebruikt; baby's worden geboren met eenvoudigere reflexen, en deze vaardigheden worden na verloop van tijd geleerd met passende voedingservaringen. Tussen de geboorte en drie jaar moeten baby's tot peuters leren hoe ze hun mondstructuren op nieuwe en diverse manieren kunnen gebruiken om het doel van een volwassen kauw-/slikpatroon te bereiken. Een hapering bij een van deze mijlpalen kan de ontwikkeling van de mondspieren en de patronen die nodig zijn voor efficiënt en veilig eten sterk beïnvloeden.

Er zijn veel geweldige bronnen beschikbaar voor lactatiekundigen, logopedisten, ergotherapeuten, kinderartsen, ouders en andere voedingstherapeuten die uitstekend werk leveren in het schetsen van typische voedingsontwikkeling en hoe de verwerving van passende vaardigheden te bevorderen. Als ik zou proberen elke spier, reflex, bewegingspatroon en voortgang van eten te schetsen, zou je dit boek waarschijnlijk neerleggen voordat je bij het goede spul bent, dus ik moedig je aan om de volgende bronnen te zoeken als je een professional of ouder bent die geïnteresseerd is in dit gebied:

» *Nobody Ever Told Me (or My Mother) That!* – Diane Bahr, MS, CCC-SLP, CIMI

- » *Feed Your Baby and Toddler Right: Early Eating and Drinking Skills Encourage the Best Development* – Diane Bahr, MS, CCC-SLP, CIMI
- » *Raising a Healthy Happy Eater: A Stage-by-Stage Guide to Setting Your Child on the Path to Adventurous Eating* – Melanie Potock, MA, CCC-SLP, & Nimali Fernando, MD, MPH
- » *Baby Self-Feeding: Solutions for Introducing Purees and Solids to Create Lifelong, Healthy Eating Habits* – Melanie Potock, MA, CCC-SLP, & Nancy Ripton
- » *Pre-Feeding Skills: A Comprehensive Resource for Mealtime Development* – Suzanne Evans Morris, PhD, CCC-SLP, & Marsha Dunn Klein, M. ED., OTR/L
- » *Supporting Sucking Skills in Breastfeeding Infants* – Catherine Watson-Genna, BS, IBCLC
- » *Feeding Matters Online Resource*: http://www.feedingmatters.org

De voedingsontwikkeling, zoals beschreven door Dana Hearnsberger, een logopedist en voedingsexpert, begint in het midden van de mond. Met behulp van de proximaal-distaal (binnen → buiten) theorie leggen haar diagrammen het beste uit hoe de tong evolueert in termen van beweging en integratie naarmate we van vloeibare voedingsmiddelen zoals melk of kunstvoeding naar gewone tafelvoedsel gaan.

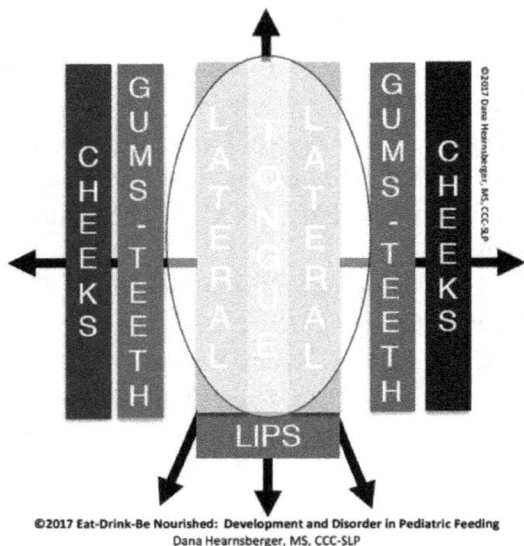

©2017 Eat-Drink-Be Nourished: Development and Disorder in Pediatric Feeding
Dana Hearnsberger, MS, CCC-SLP

Herdrukt met toestemming.[54]

Bij de geboorte wordt een zuigpatroon gebruikt (50% voorste en 50% achterste beweging) waarbij de tong over het onderste tandvlees rust en de tepel groeft of omvat, deze diep naar de overgang van het harde en zachte gehemelte trekt, terwijl het achterste derde deel van de tong omlaag beweegt om negatieve druk te creëren. De rollende of golvende beweging van de tong, samen met de gegenereerde negatieve druk, extraheert de melk. Zuigkussens (ontwikkeld tijdens de laatste maand van de zwangerschap) zijn vetkussens aan de binnenkant van beide wangen. Deze houden de tong stabiel in het midden, voorkomen dat vloeistof in de wangen komt en beperken de mondruimte om het gemakkelijker te maken om de nodige negatieve druk te genereren om melk te extraheren. Dr. Hazelbaker beschrijft dit patroon als vergelijkbaar met de arm van een octopus die vrij en onbeperkt in een golvende beweging beweegt van het midden van zijn lichaam naar de punt van de arm.[55] Als er enige beperking of onderbreking in de beweging is, zou de octopus niet kunnen functioneren en navigeren in de zee zoals hij dat doet.

Rond de leeftijd van 3 tot 4 maanden begint deze zuigreflex af te nemen en komt een ander patroon naar voren – de zuig. Tijdens deze periode verandert de mond van de baby: zuigkussens worden kleiner naarmate de wangspieren sterker worden, en de mondholte groeit in het algemeen in ruimte. Deze veranderingen leiden ertoe dat de tong meer vrijheid heeft om te bewegen met toenemende verantwoordelijkheden. Voorheen, toen de mondholte veel kleiner was, was de voor-naar-achter beweging gekoppeld aan de neerwaartse beweging van het achterste derde deel van de tong voldoende om een vacuüm te creëren om melk te extraheren; nu wordt het proces ingewikkelder. Een zuigpatroon komt naar voren naarmate de zijranden en het voorste derde deel van de tong beginnen op te tillen naar het gehemelte om de tepel te verzegelen en te comprimeren. De tong, kaak en lippen beginnen onafhankelijk van elkaar te bewegen en moeten hun bewegingen precies coördineren om de positieve en negatieve druk te vergemakkelijken die nu nodig is om melk te extraheren. Positieve druk wordt gevestigd wanneer de tongpunt en randen naar het gehemelte gaan met de kaak omhoog en de lippen verzegeld rond de tepel. Negatieve druk die nodig is om de melk te extraheren wordt gevestigd wanneer de kaak zakt, de wangen samentrekken, het zachte gehemelte omhoog gaat en de tong van het harde gehemelte zakt. Zoals je ziet, zijn er veel spieren en bewegingen die gecoördineerd moeten worden in de ingewikkelde dans van borstvoeding of flesvoeding.

Een van de belangrijkste veranderingen voor de voedingsontwikkeling tussen 4 en 6 maanden is de toenemende kracht in mondstructuren, evenals differentiatie (onafhankelijke beweging) van deze structuren. Tijdens deze groeifase leert de baby de tong te bewegen terwijl de kaak, wangen en lippen stabiel blijven. Deze vaardigheid is cruciaal voor toekomstig succes in eten en spraak. Tanden kunnen in deze periode beginnen door te komen, en baby's hebben toenemende mondervaringen en kunnen klaar zijn voor gepureerd voedsel, zachte koekjes en de introductie van drinken uit een open beker (met hulp).

Baby's van 6 tot 12 maanden worden blootgesteld aan nieuwe avonturen, waaronder gepureerd voedsel, drinken uit een rietje/open beker en vast voedsel. De kokhalsreflex is verplaatst naar het achterste derde deel van de tong, en de transversale tongreflex (zijwaartse tongbeweging naar een stimulus) begint zich te ontwikkelen. De transversale tongreflex wordt geactiveerd door aanraking aan de zijkanten van de tong of het tandvlees. Deze reflex is later cruciaal voor het verplaatsen van voedsel naar en van de tandvlees-/tandoppervlakken tijdens het kauwen. Een zuig- of zuigpatroon wordt aanvankelijk gebruikt voor gepureerd voedsel en vloeistoffen met enige munching (op-en-neer beweging van de kaak). Diagonaal kauwen wordt waargenomen wanneer voedsel zijdelings in de mond wordt geplaatst, zoals smeltbare of zachte vaste stoffen.

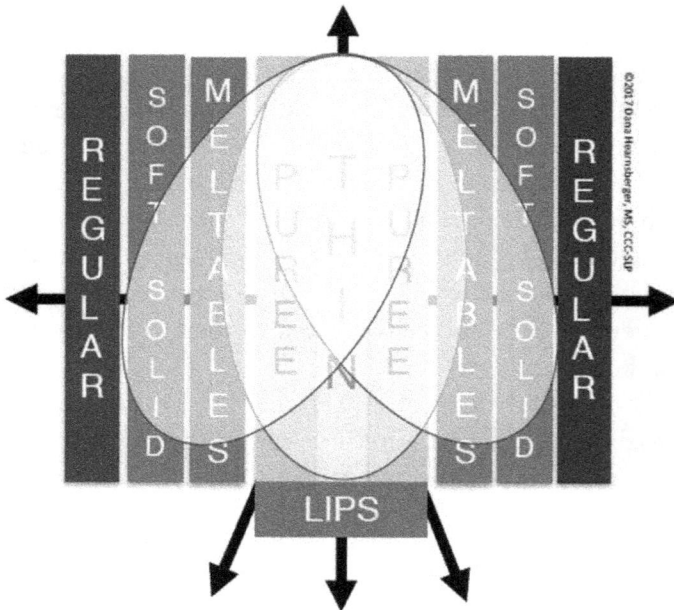

©2017 Eat-Drink-Be Nourished: Development and Disorder in Pediatric Feeding
Dana Hearnsberger, MS, CCC-SLP

Herdrukt met toestemming.[54]

Met blootstelling aan nieuwe consistenties en voedingsmiddelen in de loop van de tijd, nemen de primitieve zuig- en zuigpatronen, transversale tongreflex en munching-patroon af, met een volwassener slikpatroon dat rond 12 tot 18 maanden evolueert. Een volwassen slikpatroon wordt gestart met de tongpunt naar de alveolaire rand (de bobbels achter de voortanden). In deze tijd zouden peuters gemakkelijk door zachte koekjes moeten bijten, gecoördineerd diagonaal roterend kauwen gebruiken (de kaak beweegt diagonaal, naar de zijkant en terug naar het midden) en de tong met verhoogde precisie lateraliseren. Tegen de leeftijd van 2 jaar zou een kind moeten beginnen met het gebruiken van een volwassen kauwpatroon, bekend als roterend (circulair) kauwen. Dit kauwpatroon is wat volwassenen gebruiken (of zouden moeten gebruiken) en treedt op wanneer de kaak in een cirkel beweegt om het voedsel te malen terwijl de tong constant voedsel terug op de tandoppervlakken plaatst voor het kauwen.

Baby's kunnen deze vaardigheden iets eerder of later beheersen of ontwikkelen dan hierboven vermeld; echter, voedingsontwikkeling (zoals andere ontwikkelingsvaardigheden) vindt plaats op een continuüm. Als een kind een van deze voedingsmijlpalen overslaat, zal dit waarschijnlijk nadelige effecten hebben op de toekomstige ontwikkeling van mondstructuren en/of patronen.

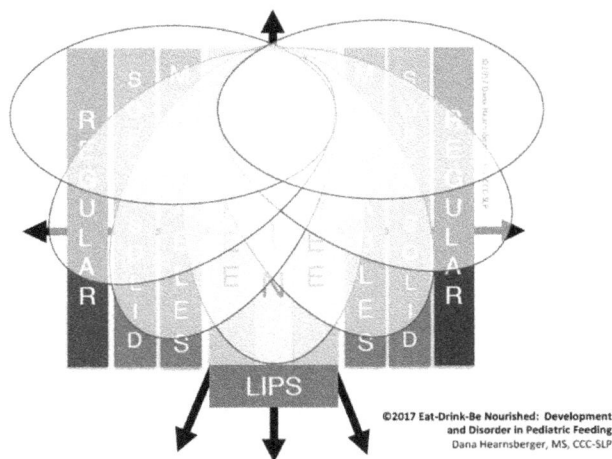

©2017 Eat-Drink-Be Nourished: Development and Disorder in Pediatric Feeding
Dana Hearnsberger, MS, CCC-SLP

Herdrukt met toestemming.[54]

HOOFDSTUK 11

---∞---

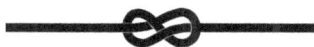

Vloeibaar eten (flessen, bekers en rietjes)

Megan Musso, MA, CCC-SLP

Er wordt veel gesproken over hoe tongriemen borstvoeding beïnvloeden, maar hoe zit het met flesvoeding? Flesvoeding vereist het gebruik van veel van dezelfde spieren, maar met een ander bewegingspatroon. Zoals eerder besproken, zijn afsluiting, mondcontrole en de zuig-slik-ademhalingssequentie allemaal nodig voor succesvolle flesvoeding en borstvoeding. In tegenstelling tot borstvoeding moeten baby's bij flesvoeding meer wang- en lipbewegingen gebruiken. Er worden minder zuigbewegingen gezien met kortere pauzes tussen zuiguitbarstingen. Baby's die borstvoeding krijgen, moeten een vacuüm creëren om de melk uit de borst te halen naast het comprimeren van de tepel, terwijl baby's die flesvoeding krijgen alleen de tepel hoeven te comprimeren om melk te krijgen.

Soms is flesvoeding gemakkelijker dan borstvoeding voor baby's met tongriemen. Dit komt omdat de flessenspeen al de achterkant van de mond bereikt, en de baby de achterkant van de tong niet hoeft op te tillen en te laten zakken om de tepel naar binnen te trekken, zoals bij borstvoeding. Bovendien hoeft de baby niet te "wachten en werken" om de melk te krijgen, omdat flessen vrij stromen in tegenstelling tot een melktoeschietreflex bij borstvoeding. Voor sommige baby's met tongriemen is borstvoeding echter de gemakkelijkere optie. In het geval van overproductie/sterke toeschietreflex kan de baby passiever drinken van de borst; daarom kan flesvoeding de moeilijkere optie zijn.

Vaak raden kinderartsen of andere zorgverleners de ouders van een baby met een tongriem aan om simpelweg over te schakelen naar een fles om het tongriemprobleem niet-chirurgisch op te lossen. Dit advies is vergelijkbaar met het probleem onder het tapijt vegen, maar helaas lost flesvoeding de meeste problemen die verband houden met tongriemen niet op, behalve het ongemak van de moeder. Veel van de problemen en symptomen zijn hetzelfde als die gezien bij baby's die borstvoeding krijgen. Zichtbare tekenen op de lippen kunnen eeltplekken of blaren omvatten, of zelfs tweekleurige lippen (de buitenlip is donkerder en de binnenlip bleker). Deze tekenen komen voort uit de noodzaak van de baby om de speen te stabiliseren en te comprimeren met de lippen in plaats van de tong, en de constante wrijving veroorzaakt kleurveranderingen en eeltplekken of blaren. Vaak is de bovenlip naar binnen gekruld tijdens het drinken uit een fles vanwege de bovengenoemde redenen of omdat de lipriem zo beperkend is dat de baby fysiek niet in staat is de lip naar buiten te klappen om de afsluiting te behouden.

Baby's met slechte tongbeweging en een tongriem vertonen vaak pseudoleukoplakie of "melk tong," de term die wordt gebruikt wanneer het wit van de melk een dikke laag op de tong achterlaat omdat de tong deze niet van het gehemelte kan verwijderen. Dit wordt vaak verkeerd gediagnosticeerd als spruw. Als de tong niet op de speen kan blijven groeven en omlaag wordt getrokken door de beperking, is het hoorbare verlies

> *Flesvoeding lost de meeste problemen die verband houden met tongriemen niet op, behalve het ongemak van de moeder.*

van zuiging te horen in het "klikgeluid" dat geassocieerd wordt met tongriemen. Dit fenomeen kan ook leiden tot aerofagie-geïnduceerde reflux, gasvorming en frequent spugen, zoals besproken in eerdere hoofdstukken.

Een tongriem kan ook leiden tot slechte tonggroeven en slechte algehele coördinatie van de bolus. Slechte controle en afsluiting kunnen blijken uit hoesten, penetratie/aspiratie en vloeistof die uit de mondhoeken lekt (baby's kunnen meerdere slabbetjes doorweken voor één voeding). Bezorgde ouders kopen vaak elk type fles dat ze kunnen vinden in de hoop dat één hun kind succesvol zal helpen voeden. Het is duur en frustrerend voor zowel de ouders als de baby!

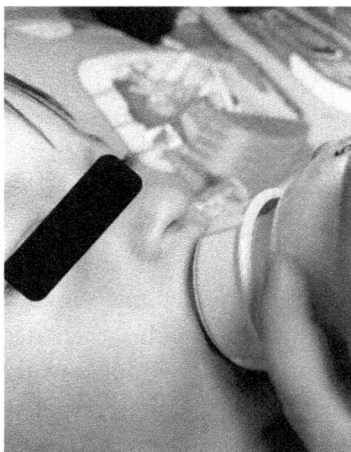

Geen uitklappen van de bovenlip

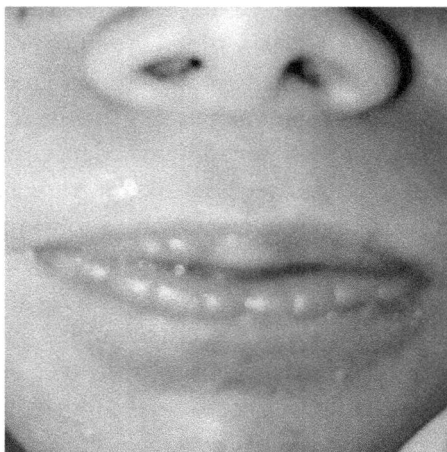

Lip-eeltplekken/compressieblaren en tweekleurige lippen

Zonder voldoende afsluiting en bewegingen kan het lang duren voordat een baby een fles leegdrinkt. Ouders van baby's met tongriemen melden vaak tijdens een evaluatie dat het 40 minuten of langer duurt om een fles te legen. Hoewel efficiënte voedingtijden afhankelijk zijn van de leeftijd en de hoeveelheid milliliters die wordt geconsumeerd, verbranden deze baby's vaak meer calorieën dan ze consumeren vanwege de

Eten is letterlijk uitputtend voor deze baby's.

tijd en moeite die ze besteden aan eten. Dit kan leiden tot slechte gewichtstoename of een diagnose van niet gedijen. Eten is letterlijk uitputtend voor deze baby's.

Deze aanhoudende negatieve ervaring met eten kan de baby verder beïnvloeden in termen van mondaversie en mondontwikkelingservaringen. Als de baby zich ziek of bang voelt (braken, hoesten, kokhalzen, gas, enz.) elke keer dat hij eet, leert hij dat eten een negatieve ervaring is en begint hij mondervaringen als zodanig te associëren. Dit kan ook direct invloed hebben op de ouders of verzorgers van de baby; je kunt je voorstellen hoe een moeder zich zou voelen als ze bang is om haar kind te voeden vanwege constant hoesten en huilen tijdens voedingen.

Sommige baby's met tongriemen leren hun mondstructuren op een abnormale manier te gebruiken om de nodige voedingsstoffen binnen te krijgen. Dit worden compensatiestrategieën genoemd en omvatten het gebruik van de kaak of wangen om de speen te comprimeren in plaats van de tong-naar-gehemelte-beweging. Deze patronen zijn niet efficiënt en leiden vaak tot andere onaangepaste gedragingen, die kunnen leiden tot slechte ontwikkeling van het algehele mond-gezichtscomplex.[56] Er zijn veel technieken die kunnen worden gebruikt om een baby te helpen met succesvolle flesvoeding (met of zonder tongriem), waaronder positionering, het veranderen van het type fles en/of speen (vorm/stroom), tempocontrole en tactiele ondersteuning. In het geval van tongriemen zijn al deze echter een pleister of compensatie voor het onvermogen om volledige mondvaardigheden te benutten. Wanneer tongriemen niet worden aangepakt in deze vroege fase van eten, worden vaak toekomstige problemen gezien met het eten van vast voedsel, spraak, ademhaling en meer.

Bekers en rietjes

Baby's zouden tussen 6 en 9 maanden moeten beginnen met het gebruiken van een open beker, afhankelijk van de ontwikkeling van hun mondspieren. Drinken met een rietje wordt vaak geïntroduceerd rond 9 maanden, maar sommige baby's hebben aangetoond deze vaardigheid al vanaf 7 maanden te beheersen.[57] Net als bij het introduceren van vast voedsel is er een tijdvenster waarin een baby klaar kan zijn om deze nieuwe vaardigheid te leren. Tijdens deze periode beginnen ontwikkelende baby's doorgaans hun tong, kaak en lippen onafhankelijk van elkaar te gebruiken. Terwijl een zuigpatroon, of voor-naar-achter beweging van de tong, werd gebruikt voor fles- en borstvoeding, begint rond deze tijd een echt zuigpatroon te ontstaan dat nodig is voor succesvol drinken uit een beker en rietje. Deze ontwikkeling van het volwassen slikpatroon begint tussen 6 en 12 maanden en vereist dat de tongpunt naar de alveolaire rand optilt. Drinken uit een beker en rietje vereist ook een grotere activatie van de lipspieren. De beker moet worden gestabiliseerd op de onderlip, met het hoofd in een neutrale positie. Als de baby zijn hoofd achterover kantelt voor het drinken uit een open beker, stelt hij zijn luchtweg bloot en riskeert hij aspiratie of penetratie (vloeistof in de luchtpijp). Evenzo moet het rietje op het midden van de lippen rusten, niet op de tong. Als de tong wordt gebruikt om het rietje of de beker te stabiliseren, is dat een teken dat de baby het onvolwassen zuigpatroon gebruikt om de vloeistof te extraheren.

Baby's met tongriemen hebben soms moeite met de overgang naar een open beker of rietje vanwege een onvermogen om de tongpunt naar de alveolaire rand op te tillen en een slechte werking van de lipspieren. Bovendien belemmeren problemen met het onafhankelijk bewegen van de tong, kaak en lippen een goede functie. Vaak zal de baby, in plaats van de kaak te stabiliseren voor beker-/ rietjedrinken, een op-en-neer kaakbeweging vertonen omdat de tong aan de kaak is gebonden en niet zelfstandig kan bewegen.

Vaak vinden ouders een beker die "werkt" voor hun kind, meestal een tuitbeker (anders dan een rietjesbeker). Tuitbekers zijn ontworpen door een ingenieur die het zat was dat zijn kinderen vloeistoffen op het tapijt morsten. De bekers zijn helemaal

Voortdurend gebruik van tuitbekers kan ook leiden tot schadelijke veranderingen van het mond-gezichtscomplex, waaronder een voorwaartse rusthouding van de tong, open/voorste beet en mondademhaling.[56]

niet ontworpen met mondontwikkeling in gedachten, maar met fantastische branding en het gemak van een morsvrije beker werden ze snel de "go-to" na het afstuderen van de fles. Tuitbekers bevorderen niet de ontwikkeling van het volwassen slikpatroon, maar verlengen in plaats daarvan het gebruik van het onvolwassen zuigpatroon (voor-naar-achter). De tuit van de beker rust over het voorste deel van de tong, waardoor deze niet naar de alveolaire rand kan optillen, daarom vinden baby's met tongriemen deze bekers succesvol! Je zou kunnen zeggen dat tuitbekers een andere pleister zijn (en een schadelijke) voor onze baby's met tongriemen. Voortdurend gebruik van deze bekers kan ook leiden tot schadelijke veranderingen van het mond-gezichtscomplex, waaronder een voorwaartse rusthouding van de tong, open/voorste beet en mondademhaling.[56]

Rode vlaggen om te overwegen bij het evalueren van deze populatie:
- » Bovenlip naar binnen gekruld tijdens flesvoeding
- » Klikgeluiden tijdens flesvoeding
- » Verlengde voedingtijden (langer dan 30 minuten)
- » In slaap vallen tijdens flesvoedingen
- » Verlies van melk uit de mondhoeken
- » Pseudoleukoplakie (melk tong)
- » Lip- of compressieblaren en/of tweekleurige lippen
- » Overmatige kaakbewegingen en/of kuiltjes in de wangen
- » Overmatige hik, gas- of refluxsymptomen
- » Geschiedenis van slechte borstvoedingsvaardigheden
- » Onvermogen om een speen vast te houden, of alleen een platte speen kunnen nemen
- » Inzakken van de flessenspeen
- » Hoesten met dunne vloeistoffen uit een open beker of rietje

Casestudie

We hebben onlangs een 15-maanden oude jongen geëvalueerd die worstelde met oorinfecties, mondademhaling, overmatig kwijlen, constante verstopping, rusteloze slaap en hoesten met dunne vloeistoffen (water, sap). De moeder meldde ook dat hij een slechte drinker was en nog steeds een niveau 1-speen (de langzaamste stroming) gebruikte voor melk 's ochtends en 's avonds. De moeder had meerdere keren geprobeerd een niveau 2-speen te gebruiken gedurende de babytijd, maar hij hoestte bij elke poging. Hij kon een harde tuitbeker gebruiken voor dunne vloeistoffen (de tuit was lang en bedekte de tongpunt), maar hij hoestte met een rietje en open beker. Na diagnose van tongriem en monddysfunctie door tongbeperking onderging hij een tongfrenectomie bij een lokale zorgverlener. Een week later leek hij een andere jongen! De verstopping was verdwenen en de moeder meldde dat hij 's nachts rustig sliep met zijn mond gesloten. Hij kon nu ook drinken uit een rietje en open beker zonder te hoesten. Tuitbekers werden volledig geëlimineerd nadat de ouders leerden over hun negatieve gevolgen. Waarom kon hij plotseling deze bekers zonder moeite gebruiken? Zijn tong kon naar de alveolaire rand optillen om een veilige slik te initiëren.

Een kanttekening bij dit succesverhaal: Deze jongen had na zijn ingreep niet veel vervolgtherapie nodig, en dat is niet altijd het geval. Sommige kinderen hebben veel ondersteuning nodig na een frenectomie om onaangepaste patronen uit te doven en de juiste manieren te leren waarop de tong en mondstructuren zouden moeten functioneren. Sommige kinderen (vaak afhankelijk van symptomen en hoe jong ze zijn) herstellen echter snel en leren hun nieuwe mondstructuren bijna onmiddellijk te gebruiken.

Hoofdstuk 12

∞

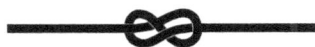

Gepureerd eten

Megan Musso, MA, CCC-SLP

D e introductie van gepureerd voedsel begint meestal rond 6 maanden met tekenen van gereedheid. In tegenstelling tot borst- of flesvoeding, waarbij tongbewegingen worden gebruikt om melk te extraheren, worden de lippen en kaak gebruikt om puree van een lepel te halen. Dit vereist actievere beweging van de bovenlip om de lepel te ontmoeten en de bolus van de lepel te verwijderen, evenals differentiatie tussen kaak, lippen en tong. Een zuigpatroon (voor-naar-achter) kan aanvankelijk worden gebruikt met purees, maar met tijd en blootstelling begint een volwassener slikpatroon (tong naar alveolaire rand) zich te ontwikkelen. Dit patroon begint aanvankelijk met enige elevatie van het voorste deel van de tong rond 3 tot 4 maanden, maar zal pas echt rijpen en een volwassen slik weerspiegelen rond de leeftijd van 2 jaar.

Baby's met tongriemen hebben vaak moeite met de overgang naar purees om verschillende redenen. Laten we beginnen met de eerste stap in lepelvoeding – het verwijderen van het voedsel van de lepel. Een beperkend lipfrenulum, of lipriem, zal de baby belemmeren om de lip actief te gebruiken om de lepel schoon te maken. In het geval van een lipriem blijft het grootste deel van de puree op de lepel achter na een hap. Vaak zien we dat ouders de puree op de bovenlip of het tandvlees van de baby schrapen, of puree in de mond "dumpen"

123

door de lepel omhoog te kantelen terwijl ze deze uit de mond halen. Dit is een techniek die ouders gebruiken om de baby te helpen compenseren voor het onvermogen om de lepel efficiënt schoon te maken met actieve bovenlipbeweging. Het doet niets om de lipspieren te versterken of ze aan te moedigen onafhankelijk van de kaak te bewegen, wat cruciaal is voor toekomstige voedings- en spraakvaardigheden en de ontwikkeling van het mond-gezichtscomplex.[56,57]

Nadat de puree in de mond van de baby met een tongriem is overgebracht, met of zonder compensatie, begint de echte strijd. Vaak gebruiken deze baby's een zuig- of tongstootpatroon (krachtige uitstoting van de tong uit de mond, hoewel de tong niet ver komt vanwege de tongriem) om te proberen de bolus te slikken. Kun je je voorstellen wat er gebeurt? De bolus loopt onmiddellijk naar voren uit de mond van de baby zodra de lepel wordt verwijderd. Ouders melden vaak dat ze dezelfde hap meerdere keren moeten geven voordat de baby deze daadwerkelijk inslikt. Hoewel dit gebruikelijk is bij de eerste

Knijpzakjes bevorderen niet de juiste ontwikkeling van de mondspieren en de voortgang van voedingsvaardigheden.

introductie van lepelvoeding terwijl het onvolwassen slikpatroon van de baby rijpt tot een opwaartse en achterwaartse beweging, gaan baby's met tongriemen vaak niet verder dan het zuigpatroon. Hoewel een deel van de bolus kan worden ingeslikt met de voor-naar-achter beweging van een zuig, zal het meeste van de bolus blijven verloren gaan naar voren.

Een ander symptoom dat zich kan voordoen bij baby's met tongriemen is overmatig kokhalzen, hoesten en, in extreme gevallen, verslikken. Wanneer de bolus op de tong wordt geplaatst en de tong niet optilt om een slik te initiëren, treedt kokhalzen op. Kokhalzen resulteert vaak in de voorwaartse voortstuwing van de bolus uit de mond en braken. Herhaalde negatieve ervaringen zoals deze leiden tot verdere mondaversie en paniek of frustratie voor zowel de baby als de ouders.

"Maar mijn baby kan purees nemen uit een knijpzakje." Dit hoor ik vaak wanneer ik een voedingsgeschiedenis opneem van ouders over de voedingsontwikkeling van hun kind. Wat moet het kind doen om puree uit een knijpzakje te halen? Knijpen met zijn handen en/of zuigen. Er is geen actieve lipbeweging betrokken, en het zakje blijft in de mond tijdens het slikken (vergelijkbaar met een fles). Verlies van de bolus naar voren zou niet worden gezien, zelfs niet als het kind een onvolwassen zuigpatroon gebruikt, omdat het zakje de voorwaartse uitgang blokkeert. Knijpzakjes zijn handig en meestal zonder geknoei, wat ze een populaire keuze maakt voor ouders onderweg; deze zakjes bevorderen echter niet de juiste ontwikkeling van de mondspieren en de voortgang van voedingsvaardigheden. Hoewel knijpzakjes tijdelijk kunnen worden gebruikt voor voedingsdoeleinden totdat de mondmotorische vaardigheden geschikt zijn voor lepelvoeding, zijn ze geen langetermijnoplossing voor het verdragen van purees.

Rode vlaggen om te overwegen bij het evalueren van deze kinderen:
- » Slechte actieve lipbeweging om de lepel schoon te maken (de lepelkom is nog steeds vol na verwijdering uit de mond)
- » Verlies van voedsel naar voren tijdens het slikken na meerdere blootstellingen
- » Kokhalzen, hoesten of verslikken
- » Tongstootpatroon (krachtige uitstoting van de tong uit de mond)

Hoofdstuk 13

∞

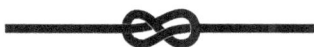

Vaste voeding

Megan Musso, MA, CCC-SLP

De overgang van gepureerd voedsel naar vast voedsel, smeltbare voedingsmiddelen en getextureerd voedsel is waar het echt ingewikkeld wordt voor onze baby's met tongriemen. Tot dit punt hebben moeder en baby gecompenseerd via verschillende middelen (goede borstvoedingstoevoer, flesvoedingstechnieken, schrapen/dumpen en het gebruik van een zuigpatroon met purees); het kunst van kauwen is echter een zeer complexe vaardigheid en deze technieken zijn niet langer voldoende.

Zacht voedsel (dat gemakkelijk te kauwen of oplosbaar is) wordt geïntroduceerd rond 6 tot 8 maanden, samen met purees. Deze voedingsmiddelen vereisen dat de baby zijn tong op nieuwe manieren gebruikt, evenals een verhoogde onafhankelijkheid en coördinatie van lip-, tong- en kaakbewegingen. Lippen en wangen helpen het voedsel te stabiliseren, terwijl precieze kaakbewegingen nodig zijn om een stuk zacht voedsel af te bijten. De transversale tongreflex zorgt ervoor dat de tong het voedsel ontmoet wanneer het op de kauwvlakken (meestal tandvlees op dit punt) wordt geplaatst voor een op-en-neer munching-patroon. Omdat deze voedingsmiddelen snel oplossen in de mond, is een munching-patroon voldoende voor kauwen. Meestal wordt deze vaardigheid geleerd door zelfvoeding met oplosbare voedingsmiddelen zoals puffs, Cheerios™, yoghurtmelts, wafels (die niet noodzakelijkerwijs munching vereisen), of gemakkelijk te kauwen voedingsmiddelen zoals pannenkoeken, zachte groenten (zoete aardappelen, gestoomde wortelen) en zachte kazen.

Er zijn veel manieren waarop baby's met tongriemen worden beïnvloed in dit stadium van ontwikkeling. Het grootste probleem is meestal minimale elevatie of slechte laterale (zijwaartse) beweging van de tong door een beperking. Wanneer een zacht-vast, smeltbaar of iets dat enige manipulatie vereist (iets dat niet onmiddellijk kan worden ingeslikt) op de tong van een baby met een tongriem wordt geplaatst, zullen ze het voedselstuk zuigen of zuigen totdat het oplost, of kokhalzen. (Probeer een Cheerio op je tong te plaatsen en daar 10 seconden te laten liggen. Het voelt niet goed.) Evenzo, wanneer een smeltbaar voedsel zijdelings in de mond wordt geplaatst, wordt de transversale reflex gestimuleerd; baby's met tongriemen kunnen hun tong echter fysiek niet naar het voedsel bewegen om te helpen bij het munching-proces. Als de tongpunt verankerd is aan de mondbodem, waardoor deze niet naar het tandvlees kan bewegen, zullen de meeste kinderen proberen het voedsel te bereiken met de zijkanten van hun tong.

Melanie Potock, MA, CCC-SLP, een expert in kieskeurig eten, beschrijft deze inefficiëntie als het bewegen van de tong als een kano. "Deze schommelende beweging werkt soms," legt Potock uit, "maar is een compensatiemethode die alleen helpt bij zeer zachte, vroege voedingsmiddelen. Wanneer de tong slechts één textuur van voedsel kan manipuleren, leren baby's bij die textuur te blijven, en kieskeurig eten is een natuurlijk resultaat."[58]

Wanneer herhaalde negatieve ervaringen optreden met zachte vaste stoffen/smeltbare voedingsmiddelen, beginnen ouders te vermijden deze voedingsmiddelen aan hun kinderen te geven uit angst voor hoesten, verslikken en braken. Het is ook vaak te zien in dit stadium dat baby's de voedingsmiddelen die ze niet kunnen slikken beginnen te weigeren. Er vindt geen zelfvoeding plaats, omdat deze voedingsmiddelen niet worden getolereerd en de kaakspieren niet rijpen om overeen te komen met de vorm en grootte van de aangeboden voedingsmiddelen tijdens gegradeerde bewegingen.

Deze baby's blijven vaak op gepureerd voedsel (of stappen over van kunstvoeding naar PediaSure®) tot ver in de peuterjaren voordat ouders professionele hulp zoeken, op welk punt er niet alleen een structurele en functionele barrière is om te overwinnen, maar ook een gedragsmatige. Helaas worden sommige van deze baby's gezien voor voedingstherapie, maar wordt de tong niet geïdentificeerd als de boosdoener, en herhaalde negatieve ervaringen met eten verergeren alleen hun angst voor voedsel.

Samenvattend, hier zijn enkele rode vlaggen om te overwegen bij het evalueren van deze populatie:

> » Kokhalzen, hoesten of verslikken met getextureerde purees of zachte vaste stoffen na een week van pogingen
> » Geen poging tot zelfvoeding of het brengen van smeltbare voedingsmiddelen naar de mond
> » Voortdurend gebruik van zuigpatroon
> » Tongstoot of overmatig verlies van bolus naar voren
> » Geschiedenis van slechte borst-/flesvoeding
> » Onvermogen om een rietje of open beker te gebruiken voor dunne vloeistoffen

Casestudie

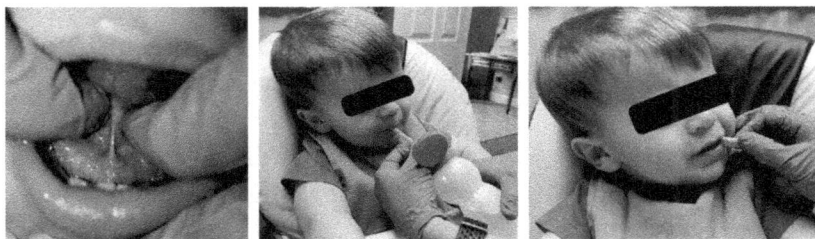

De ouders van deze 18-maanden oude jongen brachten hem voor een evaluatie vanwege voedingsproblemen. Hij kon geen textuur of iets verder dan purees verdragen en had een zeer overgevoelige kokhalsreflex. Hij leed ook aan slaapapneu en ademhalingsproblemen.

Zijn primaire voedingsbron was kunstvoeding via een fles en enkele gladde purees. Hij was niet in staat zijn bovenlip te gebruiken om puree van de lepel te verwijderen, en een zuigpatroon werd gebruikt om te slikken. Getextureerde purees en smeltbare voedingsmiddelen resulteerden in braken. Er werden geen pogingen tot zelfvoeding opgemerkt, en de moeder meldde dat hij nooit zijn handen naar zijn mond bracht tijdens maaltijden of spel. Hij werd gediagnosticeerd met zowel tong- als lipriem na diepgaande evaluaties van voedings- en mondmotorische vaardigheden.

Vijf dagen na de frenectomie meldde de moeder dat hij rustiger sliep, maar ze had nog geen getextureerde purees of zachte vaste stoffen geprobeerd. Tijdens zijn eerste therapiesessie werd een kaaspuff geïntroduceerd op de zijtandvlees, en zijn tong ontmoette deze op de kauwvlakken. Een zuig-/zuigpatroon werd waargenomen met purees, met enorme verbeteringen in actieve lipbeweging om de lepel schoon te maken. Sessie 2 resulteerde in doelgerichte laterale beweging van de tong met munching op de kaaspuff. Hij begon ook de puffs naar zijn mond te brengen tijdens deze sessie en verdroeg de kleine hapjes die hij met verticale en soms diagonale kaakbewegingen kon afbijten. Tegen week 2 van de therapie probeerde hij gladde purees zelf te voeden met een dompelwerktuig (we gebruiken NumNum® pre-lepel GOOtensils™), verdroeg hij purees met textuur (zelfgemaakte guacamole met stukjes), beet hij door kaaspuffs met verbeterde kaakbeweging, en dronk hij met enige hulp uit een open beker en door een rietje. Het verwijderen van de beperking die functionele tongbeweging belemmerde, stelde deze 18-maanden oude jongen in staat om enorme vooruitgang te boeken in eten. Hoewel hij nog een weg te gaan heeft om leeftijdsgeschikte vaardigheden te bereiken, heeft hij nu toegang tot de structuren die nodig zijn om dit te doen.

Tafelvoedsel

Tussen 9 en 12 maanden evolueert het op-en-neer munching-patroon naar een diagonaal roterend kauwpatroon met de toevoeging van doelgerichte laterale bewegingen van de tong. Dit nieuwe patroon stelt de baby in staat om meer volwassen voedsel te verdragen, zoals ovenschotels, pasta's, zachte/gesneden vleessoorten, groenten en fruit. Tegen 1 jaar zou een baby een veilige versie van de meeste dingen op jouw bord moeten verdragen. Zacht en squishy voedsel in kleine stukjes gesneden dat gemakkelijk te kauwen is, is ideaal. Ze zouden op dit moment ook sommige voedingsmiddelen zelf moeten voeden, met hun kleine vuisten, vingers of een dompelwerktuig. Deze patronen blijven zich het volgende jaar ontwikkelen om het volwassen slikpatroon (tongpunt naar alveolaire rand voor initiatie) en het roterende (circulaire) kauwpatroon te ontwikkelen, dat nodig is om complexere voedingsmiddelen te eten, zoals vlees en rauwe groenten.

Dus wat betekent dit voor baby's met tongriemen die nu peuters zijn? Als ze enige moeite hadden met borst-, fles- of lepelvoeding, zullen ze waarschijnlijk verdere problemen hebben met tafelvoedsel. Aan de andere kant hebben sommige peuters met tongriemen het tot nu toe goed gedaan. Ze compenseren voor hun tongriemen door een zuig-/munching-patroon te blijven gebruiken voor zachte vaste stoffen en smeltbare voedingsmiddelen. Helaas zullen ze dit patroon zonder succes blijven gebruiken met complexe vaste stoffen.

Laten we het hebben over de eerste groep – onze worstelende peuters. Deze kinderen zullen doorgaans niet zonder professionele interventie overgaan op tafelvoedsel. Ze hebben fysiek niet de structuren die nodig zijn om dergelijke voedingsmiddelen te manipuleren en te hanteren. Totdat de tongriemen worden aangepakt, zullen deze kinderen geen leeftijdsgeschikte voeding bereiken.

Nu bespreken we de groep die goed heeft gecompenseerd. Vanuit het perspectief van de ouders lijkt hun kind misschien voldoende te functioneren – hij of zij kan een "verscheidenheid" aan voedingsmiddelen eten; echter, wanneer je begint met het stellen van vragen en dieper graaft, komt aan het licht dat het kind helemaal niet voldoende functioneert. Wanneer gevraagd wordt naar welke soorten voedsel hun kind verkiest, noemen ouders vaak wat voedingsspecialist Courtney Gonsoulin, MA, CCC-SLP het "witbrooddieet" noemt. Deze kinderen houden van gemakkelijk te kauwen, snel oplosbare voedingsmiddelen, zoals crackers, zachte mueslirepen, chips en frietjes.

Ze vermijden de meeste vleessoorten, hoewel de ouders melden dat ze kipnuggets eten. Denk aan een bewerkte kipnugget – het vereist zeer weinig kauwen (munching volstaat) en breekt gemakkelijk af in de mond. Dit voedsel is het enige type vlees dat ze veilig kunnen hanteren.

Deze kinderen hebben geleerd hun voedsel te kauwen met het onvolwassen munching-patroon (op-en-neer). Het is niet efficiënt voor complexe vaste stoffen; echter, als je lang genoeg op en neer kauwt, zal de bolus uiteindelijk klaar zijn om te slikken. Dit is duidelijk een uitputtend proces. Deze kinderen zijn langzame eters – het kost veel meer tijd om een voedsel te munchen totdat het klaar is om te slikken in vergelijking met een circulaire roterende kauw, die het voedsel snel maalt. Het wordt vaak gemeld tijdens evaluatie-interviews: "Mijn kind maakt zijn lunch op school nooit af," of "Hij is altijd de laatste aan tafel."

Laten we teruggaan naar hoe uitputtend het is om dit munching-patroon te gebruiken met complexe vaste stoffen – deze kinderen zijn vaak grazers, die de hele dag door snacken. Waarom? Het is te uitputtend voor hen om een volledige maaltijd te eten met hun onvolwassen patronen. Hun kleine lichamen kunnen alleen kleine porties aan voordat ze vermoeid raken en een pauze nodig hebben. Deze kinderen worden vaak bestempeld als "kieskeurige eters" omdat ze weten welke voedingsmiddelen moeilijk voor hen zijn en deze koste wat kost vermijden. De

Deze kinderen zijn langzame eters – het kost veel meer tijd om een voedsel te munchen totdat het klaar is om te slikken in vergelijking met een circulaire roterende kauw.

voedingsmiddelen die ze meestal vermijden zijn onder meer die welke in de mond uiteenvallen (in veel kleine stukjes breken zodra erin wordt gebeten, waarbij de tong moet verzamelen uit de wangholtes, enz.), zoals maïschips; vloeibaar-vast voedsel (waarbij het kind de vloeistof en schillen van het vaste deel tegelijkertijd moet beheren zodra erin wordt gebeten), zoals druiven of ananas; kleverig voedsel (waarbij de tong het van het gehemelte, tanden, enz. moet verwijderen), zoals pindakaasbroodjes; gemengde texturen (graan in melk, pasta met saus); en voedingsmiddelen die een circulaire roterende kauw vereisen (steak, pizzarolls, stevige groenten, knapperig brood).

Een efficiënt kauwpatroon (circulair roterend) vereist activatie van de wangspieren met gecoördineerde, ritmische bewegingen van de kaak. Wangactivatie is nodig om te voorkomen dat het voedsel in de sulci (wangholtes) valt en op de kauwvlakken blijft terwijl de tong werkt om het voedsel over de middellijn te verplaatsen voor symmetrisch gebruik van de kaken voor kauwen. We zien vaak lage spierspanning in deze populatie door inactiviteit van de wangspieren als gevolg van een langdurig munching-patroon (stel je de schattige 3-jarige voor die nog steeds "babywangetjes" heeft – kijk hoe hij kauwt). Slechte overdracht van de bolus over de middellijn resulteert ook in unilaterale kauwpatronen (kauwen aan één kant), wat leidt tot asymmetrische groei van de kaakspieren.[56] Denk aan het belang van differentiatie van deze structuren – als de tong van een kind aan de mondbodem is gebonden, kan ze deze fysiek niet onafhankelijk van de kaak bewegen om dit patroon te gebruiken.

Een andere observatie die vaak wordt gemaakt bij het evalueren van deze kinderen is het constante gebruik van water om een slik te vergemakkelijken. De tong kan de voedselstukjes niet verzamelen om terug te brengen naar de middellijn (vooral voedingsmiddelen die in de mond uiteenvallen) en een volwassen slik initiëren; daarom hebben ze water nodig om de mondholte te reinigen. Sommige kinderen gaan zelfs zo ver als te "spoelen en slikken." Dit zou een rode vlag moeten zijn voor ouders en zorgverleners. Dezelfde tongbewegingen die nodig zijn om de voedselstukjes te verzamelen en voor te bereiden voor slikken, zijn nodig om de occlusale oppervlakken van de tanden te reinigen. Na het slikken wordt residu (voedsel dat achterblijft) vaak gevonden in de wangholtes, op de tong en op de occlusale oppervlakken. Deze kinderen vereisen meerdere slikbewegingen per hap voedsel om de mondholte te reinigen, wat zeker uitputtend is. Water is niet het enige vloeibare middel om slikken te vergemakkelijken. Het is gebruikelijk dat kinderen met tongriemen overmatige hoeveelheden melk of sap drinken om hun buik te vullen en om vast voedsel te helpen wegspoelen. Wanneer een kind melk of sap drinkt tijdens maaltijden, vult hij zich met vloeistof en voelt hij geen honger meer. Voor "kieskeurige eters" wordt dit bijna altijd door hun ouders gemeld. Evenzo drinken deze kinderen vaak melk of sap de hele dag door, tussen maaltijden door en met snacks. Ouders worstelen met het achterhouden van melk vanwege de extra calorieën en voeding die het biedt; echter, wanneer kinderen de hele dag door sap of melk grazen, zijn ze meestal niet klaar om te eten wanneer de maaltijd komt.

Het opslaan van voedsel in de wangen of tandvlees is een andere rode vlag dat de mondmotorische vaardigheden van een kind niet leeftijdsgeschikt zijn. Hoewel overvulling van de mond als normaal wordt beschouwd tot 18 maanden, wordt de term opslaan gebruikt wanneer kinderen voedsel vasthouden in de wangen of tandvlees. Helaas wordt dit vaak aangeduid als een gedragsprobleem, waarbij ouders en professionals het kind de schuld geven van het weigeren om zijn voedsel te slikken. In werkelijkheid kunnen deze kinderen hun tong niet gebruiken om het voedsel uit de wangholtes te verwijderen. Denk eraan, wangen moeten actief zijn

> *Kinderen met tongriemen hebben vaak vloeistoffen nodig om een slik te vergemakkelijken.*

tijdens het kauwproces en voorkomen dat voedsel in de wangsulci valt. Vaak gebruiken deze kinderen tijdens een maaltijd hun vingers om voedsel terug te verplaatsen van de wangholtes naar hun tanden om te kauwen of naar hun tong om te slikken. Evenzo kan voedsel vast komen te zitten in het gehemelte van een kind (vooral als hun gehemelte hoog is); je ziet deze kinderen hun vingers gebruiken om het voedsel te verwijderen om te kauwen/slikken, wat als sociaal ongepast wordt beschouwd, maar eigenlijk te wijten is aan slechte tongmobiliteit.

Melanie Potock, MA, CCC-SLP, een expert in kieskeurig eten, gebruikt de analogie van een wasmachine om de voor-achterwaartse tongbeweging te beschrijven die aanwezig is in deze populatie. "Als het kind heeft geleerd te eten met gesloten lippen om het voedsel in hun mond te houden, raakt de tong de tanden of lippen en schommelt dan terug op zijn plaats om opnieuw te stoten," legt Potock uit. "Deze beweging creëert een rotatie van het voedsel in de mond, vergelijkbaar met een wasmachine, waarbij het voedsel rond en rond gaat met een klein beetje dat wordt ingeslikt terwijl het langs de achterkant van de keel spoelt. Het is een inefficiënte en uitputtende manier om te eten!"[58]

Rode vlaggen om te overwegen bij het evalueren van deze populatie:

» Beperkt scala aan voedingsmiddelen; bestempeld als "kieskeurige eter"
» Beperkte laterale tongbeweging naar kauwvlakken
» Slikken vergemakkelijken met drinken
» Meerdere slikbewegingen per hap
» Problemen met het reinigen van tandoppervlakken (vaak geschiedenis van gaatjes, tandheelkundig werk)
» Geschiedenis van slechte borst-/flesvoeding en/of langdurig gebruik van purees
» Opslaan van voedsel
» Verlengde voedingtijden
» Grazen
» Unilateraal kauwen
» Voortdurend gebruik van zuig- of tongstootpatroon
» Slechte gewichtstoename

Belangrijke opmerking: Deze symptomen kunnen ook bij volwassenen voorkomen. Het is niet ongebruikelijk dat een volwassene die een frenectomie overweegt om een andere reden dan voedingsproblemen (bijvoorbeeld slaap, migraine, spraak, ademhaling, enz.) een of meer van de bovengenoemde symptomen vertoont. Vaak hebben deze patiënten gecompenseerd met onaangepaste patronen en zouden ze veel baat hebben bij orale myofunctionele therapie (zie Hoofdstuk 24) vóór en na een frenectomie voor optimale resultaten.

Casestudie

Een 7-jarige jongen met een aanzienlijke geschiedenis van slechte voedingsvaardigheden, waaronder borstvoeding, flesvoeding en overgang naar vast voedsel, werd onlangs in onze kliniek geëvalueerd. Zijn repertoire omvatte voedingsmiddelen die gemakkelijk konden worden gemalen (bijvoorbeeld oplosbare voedingsmiddelen en voedingsmiddelen die met een munching-patroon konden worden getolereerd). Hij werd doorverwezen naar onze kliniek voor een functionele evaluatie nadat zijn kindertandarts een tongriem had vastgesteld tijdens een routinecontrole. Voedingsobservatie toonde beperkte tot geen differentiatie tussen kaak, lippen en tong met een mild tongstoot-slikpatroon. Aanwijzingen waren nodig om de mondholte na het slikken te reinigen, en hij hield zijn mond open in rust, met snurken 's nachts. Het is vermeldenswaard dat hij al enkele jaren logopedie kreeg via het schoolsysteem vanwege articulatiefouten (voornamelijk R-productie), met minimale vooruitgang.

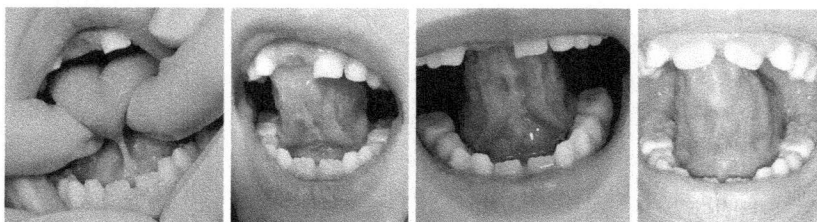

Voor frenectomie   *1 week na*   *2 weken na*   *12 weken na*

Toen hij na 7 dagen na de frenectomie terugkwam voor therapie, werden enorme verbeteringen in de tongbewegingsvrijheid waargenomen; deze statische vaardigheden waren echter niet overgedragen naar de dynamische bewegingen die nodig zijn voor spraak en eten (wat niet verrassend is). Zoals in eerdere hoofdstukken vermeld, was er niet alleen een structurele en functionele barrière om te overwinnen met eten, maar ook een gedragsmatige. Hij had stevig vastgelegde patronen (de verkeerde patronen) die de afgelopen 7 jaar waren gebruikt en had meerdere negatieve ervaringen met uitdagender voedingsmiddelen. Zijn behandelplan is uitgebreid en omvat doelen zo eenvoudig als het onafhankelijk bewegen van de tong van de kaak (iets dat rond 6 tot 9 maanden had moeten gebeuren), tot het vestigen van een roterend kauwpatroon, tot het toevoegen van uitdagende voedingsmiddelen (vlees, groenten, enz.) aan zijn voorkeursvoedsellijst. Hij maakt enorme vooruitgang na een paar weken therapie en heeft veel nieuwe voedingsmiddelen toegevoegd aan zijn voorkeurslijst, waaronder pindakaasbroodjes en taco's. Zijn kaakbewegingen zijn stabieler en vaardiger, en zijn tongstootpatroon is bijna verdwenen; hij heeft echter nog een lange weg te gaan voordat hij leeftijdsgeschikte en functioneel geschikte spraak-, ademhalings- en voedingsvaardigheden beheerst.

Dit kind is een goed voorbeeld van hoe lang het duurt om slechte gewoontes uit te doven, negatieve associaties met voedsel te elimineren en nieuwe, functionele patronen te vestigen wanneer we wachten met het behandelen van een tongriem. Het is moeilijk om niet te vragen hoe veel hiervan had kunnen worden vermeden als hij als baby was losgemaakt.

HOOFDSTUK 14

———∞———

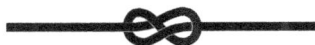

Beoordeling, losmaken en nazorg voor kinderen

Richard Baxter, DMD, MS, en Megan Musso, MA, CCC-SLP

Tot nu toe hebben de onderwerpen evaluatie, ingreep en nazorg zich gericht op zuigelingen en baby's tot 1 jaar oud. De principes van het evalueren, losmaken en genezen voor een kind zijn vergelijkbaar, maar verdienen een extra kort hoofdstuk voor deze populatie en adolescenten tot volwassenen.

Onze kliniek (Megan) gebruikt het E³-model, ontwikkeld door Autumn R. Henning, MS, CCC-SLP, COM, voor het evalueren en behandelen van beperkte mondweefsels (TOTs).[59] Dit omvat een grondige voorgeschiedenis, observaties tijdens spraak/voeding, formele beoordelingen voor spraak (articulatie, vloeiendheid, mondmotoriek), een TOTs-specifieke evaluatie [wij gebruiken de Hazelbaker Assessment Tool for Lingual Frenulum Function (ATLFF) voor zuigelingen en het Tongue-Tie Assessment Protocol (TAP) voor peuters tot volwassenen], een mondmechanisch onderzoek met foto's en beschrijvingen, en een rapport met bespreking van bevindingen en aanbevelingen. Het op een ouder-vriendelijke manier overbrengen van bevindingen en aanbevelingen is cruciaal, omdat ouders en sommige zorgverleners vaak denken dat de ingreep alleen alle problemen zal oplossen. Je zou nu moeten weten dat dit meestal niet het geval is, en dat een toewijding aan therapie na de ingreep moet worden besproken vóór een ingreep. Tot slot moet het gezin een zorgverlener kiezen en beslissen wanneer en hoe het beste resultaat voor de ingreep van de patiënt kan worden gegarandeerd. Waarom zou iemand wachten met een ingreep zodra een tong- of lipriem is vastgesteld? De meeste patiënten hebben pre-therapie nodig voor de meest optimale resultaten met betrekking tot een ingreep. Evenzo zijn er sommige patiënten die oraal te gevoelig zijn om de procedure veilig te verdragen. Andere redenen kunnen medische uitdagingen zijn die de procedure onmogelijk maken of het onvermogen van een ouder om zich op dat moment te committeren aan nazorg. De beslissing om door te gaan met een ingreep zodra TOTs zijn vastgesteld, moet specifiek voor de patiënt zijn, en de zorgverlener moet gevoelig zijn voor factoren die het succes voor de patiënt kunnen beperken. Als je een zorgverlener bent die meer informatie zoekt over de evaluatie en behandeling van deze populatie, raad ik je ten zeerste aan om de cursus van Autumn te zoeken (informatie is te vinden in het extra bronnen-hoofdstuk aan het einde van dit boek).

In onze praktijk (Richard) evalueren we kinderen op basis van een checklist met symptomen en een voorgeschiedenis afgenomen van de ouders. In veel gevallen zijn de symptomen waarmee het kind worstelt belangrijker dan het uiterlijk, dat secundair is aan de symptomen. Met een beperking tot aan de punt zijn er vaak significante functionele symptomen, maar in veel gevallen kunnen ook minder duidelijke symptomen aanwezig zijn, zoals slecht slapen, hoofdpijn, nekpijn en spanning, en verhoogde inspanning tijdens eten en spreken. Het is mogelijk dat een kind goed compenseert met een tongriem tot aan de punt, maar het is nog steeds de moeite waard om het abnormaal strakke weefsel op te lossen om secundaire symptomen te verhelpen. Moeilijker te diagnosticeren en te behandelen zijn de achterste tongriemvarianten.

In onze praktijk zien we kinderen voor reguliere tandreinigingen en voor doorverwijzingen voor tongriemevaluatie. Tijdens een routine-reiniging controleren we de tong als onderdeel van een volledig intraoraal onderzoek, en vaak kan deze strakker lijken dan normaal. Ik zou echter nooit behandeling aanbevelen op basis van alleen het uiterlijk. De beste optie is om vervolgvragen te stellen over eten, spraak, slaap en voedingsproblemen als baby. Deze snelle screeningsvragen kunnen leiden tot een bespreking van het doen van een grondiger onderzoek en voorgeschiedenis (vaak op een latere datum, zodat de ouder tijd heeft om te overwegen of ze geïnteresseerd zijn op basis van mijn aanbeveling). Tijdens deze afspraak evalueren we de mobiliteit van de tong en beoordelen we op functionele tekortkomingen met behulp van de bovengenoemde checklist. Veel kinderen lijken een achterste tongriem te hebben, maar hebben geen symptomen. In deze gevallen is er niets te doen en geen behandeling aan te bevelen. Als het niet kapot is, repareer het niet! Veel kinderen hebben echter wel een achterste tongriem en hebben veel symptomen, waarbij vrijwel elk vakje op onze diagnostische lijst wordt aangevinkt. Vaak lijkt de tong op het eerste gezicht normaal, dus training is cruciaal om de vele kinderen te begrijpen die tongriemproblemen kunnen hebben en tot nu toe onder de radar zijn gebleven. Een kind dat zijn tong nog steeds kan uitsteken, kan nog steeds een achterste tongriem hebben en lijden aan symptomen met eten, spraak en slapen. Dus, het uitsteken van de tong is geen goede test om de aanwezigheid van een tongriem vast te stellen. Elevatie, of het optillen van de tong, is de beste snelle test om te screenen op tongriem. De tong zou vrij moeten kunnen optillen en dicht bij of tegen het gehemelte moeten komen wanneer de mond maximaal geopend is. Elevatie is de belangrijkste beweging voor borstvoeding, vast voedsel, rustige slaap en spraak.

Elevatie, of het optillen van de tong, is de beste snelle test om te screenen op tongriem.

Secundaire problemen die voor sommigen onbeduidend lijken, kunnen eigenlijk levensveranderend zijn, maar ouders en het kind leren leven met verlengde maaltijden, voedsel weigeren, voedsel opslaan in de wangen, mompelen, babytaal, onduidelijke spraak en spraakvertraging, en ouders kunnen denken: "Zo zijn kinderen soms gewoon." Ondertussen is er een onderliggend probleem dat het kind tegenhoudt om zijn volledige potentieel te bereiken, en er is iets eenvoudigs dat we kunnen doen om hem te helpen bij de ontwikkeling van mondvaardigheden en levensvaardigheden.

De ingreep

De procedure voor het losmaken van de tong van een kind is zeer vergelijkbaar met die van een baby. We gebruiken dezelfde CO_2-laser, vergelijkbare verdovende gel (hoewel sterker en geformuleerd voor oudere kinderen), en vaak dezelfde groefgeleider, indien nodig. Deze populatie heeft nu tanden, dus om onze vingers gezond en intact te houden, is een mondsteun, bijtblok of een soort "tandstoel" nodig om de kaak te stabiliseren en toegang te geven tot de onderkant van de tong. We sederen of brengen kinderen zelden – zo niet nooit – in slaap voor deze procedure. Dat is meestal niet nodig in deze populatie, en het gebruik van deze technieken kan het gezin de kosten en risico's van algemene verdoving of sedatie besparen.

Met goed voorbereide assistenten, ouders (als ze instemmen) en gereedschappen kan de frenectomieprocedure worden uitgevoerd op iedereen – van een niet-meewerkende peuter tot een sterke, niet-verbale, autistische 10-jarige. We plaatsen het kind in de tandartsstoel, gebruiken laserveiligheidsbrillen, maken een voor-foto met onze intra-orale camera en laten de samengestelde verdovende gel 5 tot 10 minuten intrekken. Vervolgens stabiliseert een assistent het hoofd van het kind met de mondsteun op zijn plaats, en een andere assistent of een ouder houdt de handen van het kind vast. We beginnen de 10- tot 20-seconden procedure, waarbij het weefsel van het frenulum horizontaal wordt verdampt totdat we de genioglossusspier bereiken en de ruit plat ligt zonder spanning. De resulterende wond is normaal ongeveer 1 centimeter breed en slechts een of twee millimeter diep. We maken vervolgens een postoperatieve foto en laten de patiënt uit de stoel opstaan en een suikervrije xylitol-lolly kiezen als ze dat willen (we zijn tenslotte tandartsen!). De procedure is eenvoudiger en minder traumatiserend dan het krijgen van een vulling in de meeste gevallen. Het kind kalmeert normaal snel, binnen een paar seconden tot een paar minuten na de procedure. Voor meer meewerkende kinderen injecteren we, nadat de gel het gebied heeft verdoofd, een kleine hoeveelheid lidocaïne met epinefrine in het frenulum om bijna 100% verdoving van het frenulum te geven in plaats van de geschatte 90% verdoving met de topische gel.

Bij adolescenten en volwassenen is de procedure hetzelfde. Sedatie of algemene verdoving is niet nodig voor adolescenten of volwassenen, tenzij een zeldzame tandartsfobische patiënt baat zou hebben bij anxiolyse. Lachgas (distikstofoxide) kan nuttig zijn voor deze gevallen, of een sterkere medicatie voorgeschreven door de zorgverlener kan ook worden gebruikt. Voor kinderen tot volwassenen is ibuprofen of paracetamol voor pijn gedurende één tot vijf dagen meestal voldoende voor pijnbestrijding.

Vaak melden ouders en patiënten dezelfde dag nog resultaten (hoewel sommige veranderingen een week of langer duren). Deze procedure is geen vervanging voor spraak-, voedings- of myofunctionele therapie, maar moet worden beschouwd als een aanvulling op therapie. Het is geen wondermiddel, maar in combinatie met de juiste therapie en een teamgerichte aanpak kunnen magische dingen gebeuren. Beter eten, spraak, slaap en andere veranderingen worden ons gemeld bij de follow-up na een week. Bij de follow-upafspraak na een week horen we vaak dat kinderen nieuwe woorden spreken, duidelijker spreken, niet langer stikken in vloeistoffen en voedsel, sneller eten, minder rusteloos slapen, frisser wakker worden en minder hoofdpijn en nekpijn hebben. En al deze veranderingen komen voort uit het losmaken van een schijnbaar onbeduidend (en soms nauwelijks zichtbaar) bandje onder de tong.

Nazorg

Nazorg na een frenectomie moet specifiek zijn voor de patiënt. Jongere baby's hebben misschien niet veel therapie nodig om bij te komen of nieuwe vaardigheden te leren, terwijl oudere kinderen vaak meer ondersteuning nodig hebben om slechte gewoontes af te breken en geschikte gewoontes te vestigen. Behandelplannen moeten gebaseerd zijn op de vaardigheden en tekortkomingen van de patiënt, en er is geen "one-size-fits-all" plan. Een gemeenschappelijk doel, ongeacht de leeftijd of symptomen van de patiënt, is echter het voorkomen van herhechting tijdens de genezingsfase (3 tot 6 weken, afhankelijk van het type ingreep en het genezingspotentieel van het kind). Deze actieve wondrekoefeningen zijn besproken in Hoofdstuk 8, en ik raad vergelijkbare rekoefeningen aan voor deze populatie, hoewel meer meewerkende kinderen (en oudere patiënten) vanaf ongeveer 3 jaar kunnen beginnen met myofunctionele oefeningen.

Zoals eerder vermeld, kan elke zorgverlener een andere set richtlijnen hebben voor het optimaal laten genezen van de wonden. Therapie-oefeningen om de tong te versterken (anders dan actieve wondrekoefeningen) kunnen werken aan de bewegingsvrijheid en precisie van de tong in zowel statische als dynamische bewegingen omvatten, specifieke fonemen of geluiden die differentiatie of specifieke bewegingen van de tong aanmoedigen, en oefeningen om de kaak, tong en lippen onafhankelijk te laten bewegen. Waarschijnlijk zijn eten en articulatie beïnvloed en zullen ook op passende wijze worden aangepakt. Nogmaals, het therapieplan van elke patiënt moet specifiek zijn voor hun tekortkomingen en vaardigheden. Myofunctionele oefeningen vóór de procedure en direct erna zullen de meest duurzame resultaten opleveren. Het werken met een myofunctionele therapeut zou idealiter deel moeten uitmaken van elke ingreep om de tongspieren en complexe mondpatronen te hertrainen om normale rustposities en doelen van myofunctionele therapie te vestigen. Meer informatie over myofunctionele therapie is te vinden in Hoofdstuk 24.

HOOFDSTUK 15

$$\infty$$

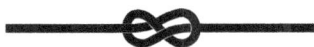

Het onderzoek

Onderzoek naar de effecten van beperkte mondweefsels op eten is niet breed gepubliceerd. Het is moeilijk te geloven dat er geen enkel casusrapport in de peer-reviewed literatuur is dat een verbetering in de uitkomsten van vast voedsel na het losmaken van een tongriem aantoont. Het is frustrerend voor medische en tandheelkundige professionals die geacht worden alle klinische beslissingen te baseren op "evidence-based" principes, omdat de literatuur op dit gebied ontbreekt. Bijna elke dag zien zorgverleners die tongriemen losmaken verbeteringen in het eten van kinderen, en ergotherapeuten en logopedisten melden hetzelfde.

Wanneer een ingreep wordt uitgevoerd op een goed geselecteerde patiënt met behulp van de "beste praktijken" die in dit boek naar voren zijn gebracht, is er een zeer goede kans dat de patiënt verbetering zal zien. De enige vragen die overblijven zijn hoeveel verbetering er zal optreden en hoe snel de verbetering duidelijk zal zijn. Het is belangrijk voor ouders en zorgverleners om geen kansen te missen om normaal eten en spraak te vestigen bij kinderen die met uitdagingen worden geconfronteerd. De beste zorg resulteert wanneer een teamgerichte aanpak wordt gebruikt om de behoeften van elk kind aan te pakken.

Er is een groeiende hoeveelheid collectieve kennis van veel behandelaars over wat werkt, die hier wordt samengevat. Het is onze hoop dat in de nabije toekomst grotere series casussen en kortetermijn gerandomiseerde gecontroleerde onderzoeken zullen helpen om eventuele resterende vragen over de wetenschap achter deze methoden te beantwoorden.

In dit nieuwe millennium vergemakkelijkt het gebruik van conferenties, sociale media en andere vormen van communicatie tussen clinici de verspreiding van kennis op nieuwe manieren. De ouders van jonge baby's van vandaag zijn gewend om toegang te hebben tot de meest actuele informatie die beschikbaar is, samen met hun zorgverleners. Er zijn verschillende lengtes en soorten nazorg-rekoefeningen en -oefeningen, en er zijn verschillende therapieën beschikbaar voor ouders om vóór en na de ingreep te benutten. Hoe behandelaars en ouders de unieke zorg van een individueel kind samenstellen, is de artistieke kant van diagnose en behandeling. Geneeskunde, tandheelkunde en aanverwante gezondheidsberoepen combineren allemaal kunst en wetenschap in verschillende mate. Effectieve benaderingen van elk klinisch probleem gebruiken de wetenschap als basis om een kunstwerk te bouwen om een specifiek kind en gezin te helpen.

Silva et al. (2009)

Een studie van Braziliaanse onderzoekers Silva et al. keek naar kauwpatronen bij patiënten met veranderde tongfrenula.[60] Ze merkten enkele verschillen in kauwen op in een dwarsdoorsnede van 10 patiënten met normale tongfrenula en 10 patiënten met veranderde tongfrenula. De patiënten varieerden in leeftijd van 12 tot 25 jaar. Ze merkten op dat patiënten met veranderde frenula 5,4 keer meer kans hadden op veranderde tongmobiliteit dan degenen met normale frenula. Bij het observeren van de kauwpatronen van de patiënten kauwde 100% van de patiënten met normale frenula met hun achterste tanden, terwijl slechts 47% van de patiënten met veranderde tongfrenula met hun achterste tanden kauwde. De andere 53% gebruikte hun tong om het voedsel te kneden of gebruikte hun voortanden om te kauwen. Tot slot merkten ze op dat mensen met veranderde tongfrenula 5,7 keer meer kans hadden om atypische spierpatronen te gebruiken bij het kauwen dan degenen met normale tongfrenula. Dit artikel gaat niet specifiek in op het eten van kinderen, hoewel het nuttig is om gedocumenteerd te hebben (zelfs met een kleine steekproefgrootte) dat kauwen negatief wordt beïnvloed door een tongriem.

Baxter en Hughes (2018)

Toen het eerste deel van dit hoofdstuk werd geschreven, waren er geen gepubliceerde casusrapporten die verbeteringen in vast voedsel na tongriemoperaties bij kinderen beschreven. Daarom besloten twee van de auteurs (Baxter en Hughes) die aan dit project werken, die dagelijks resultaten zien, een serie van vijf casussen in te dienen bij het *International Journal of Clinical Pediatrics*. Nu, enkele maanden later, is het artikel, "Speech and Feeding Improvements in Children after Posterior Tongue-Tie Release: A Case Series," gepubliceerd.[61] Dit artikel is open access, wat betekent dat we hebben betaald om iedereen gratis toegang te geven tot de volledige tekst en PDF van het artikel om met anderen te delen. In dit artikel worden vijf casussen gepresenteerd die dramatische verbeteringen in spraak, eten en slaap laten zien. Allemaal werden losgemaakt met de CO_2-laser en patiënten voerden 3 weken lang rekoefeningen uit. De casussen worden hieronder samengevat.

Casus 1

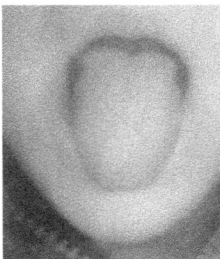 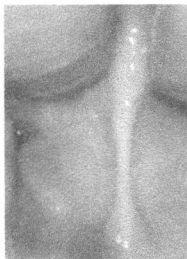 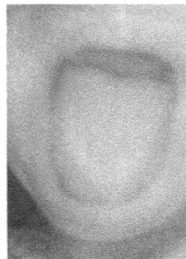 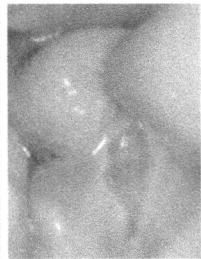

Voor uitsteken *Voor elevatie* *Na uitsteken* *Na elevatie*

Een 5-jarige jongen werd doorverwezen vanwege problemen met spraak en eten. Hij worstelde met L, TH, S, R en M klanken, die verslechterden naarmate hij sneller sprak. Hij sprak zacht en mompelde vaak, en was verlegen en niet zelfverzekerd in het communiceren met anderen. Hij was een kieskeurige eter en kokhalsde op voedingsmiddelen met verschillende texturen, vooral op aardappelpuree. Hij had moeite met purees als baby en sliep rusteloos. Bij onderzoek kon hij zijn tong ongeveer een derde van de weg naar zijn kin uitsteken, maar hij kon zijn tong niet optillen om dicht bij zijn gehemelte te komen. Hij had een achterste Kotlow Klasse II tongriem die zich presenteerde als een dikke band weefsel die zijn tong omlaag hield, maar die verborgen was voor het zicht.

Hij kreeg lachgas (distikstofoxide), een kleine hoeveelheid lidocaïne werd in het frenulum geïnjecteerd, en alle beperkende vezels werden losgemaakt met een CO2-laser. Er werden geen hechtingen gebruikt, er trad geen bloeding op, en onmiddellijke verbeteringen in tongelevatie en uitsteken waren zichtbaar. Direct na de procedure merkte zijn moeder duidelijkere spraak op, en hij kon S- en M-klanken beter uitspreken. Hij kokhalsde ook minder en probeerde voedingsmiddelen die hij eerder weigerde, waaronder varkensvlees en quiche.

Casus 2

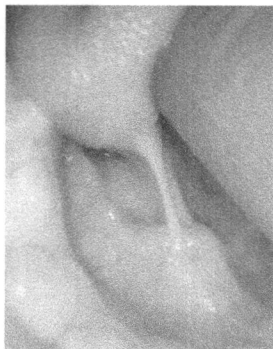

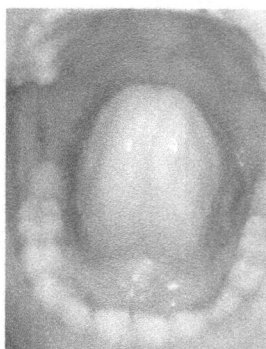

Voor elevatie   *Na elevatie*   *Genezing na 1 week*

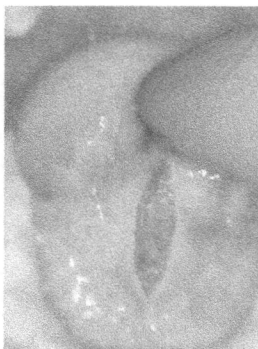

Deze 5-jarige jongen had moeite met S, R en CH klanken. Hij kokhalsde en braakte bij het eten van bepaalde texturen en vermeed nieuwe voedingsmiddelen. Hij klaagde ook vaak over nekpijn. Dit kind had ook een moeilijk te observeren en te diagnosticeren Kotlow Klasse II achterste tongriem.

Hij kreeg lachgas en een kleine hoeveelheid lidocaïne in het frenulum, en 10 seconden later werden de beperkende vezels verdampt zonder bloeding of hechtingen, met een ruitvormige wond als resultaat. Na een week had hij geen pijn, toonde hij verhoogde elevatie, en zijn moeder, een fysiotherapeut, meldde dat hij een grotere bewegingsvrijheid in zijn nek had, waardoor hij comfortabeler sliep. Hij was gemakkelijker te begrijpen en kon nu S, R en CH veel duidelijker uitspreken. Hij nam grotere happen voedsel en kon nu yoghurt, aardappelen, pudding en cake eten zonder te kokhalzen of te spugen. Voorheen, zei zijn moeder, zou hij deze voedingsmiddelen niet hebben getolereerd.

Casus 3

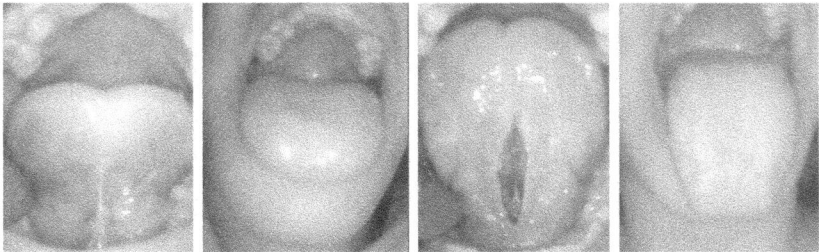

Voor elevatie   *Voor uitsteken*   *Na elevatie*   *Na uitsteken*

Deze 11-jarige meisje gebruikte babytaal, stotterde, mompelde en had moeite met TH en L klanken. Als baby had ze moeite met borstvoeding, een slechte aanhap, koliek en moeite met aankomen. Toen ze begon met vast voedsel, was ze zeer kieskeurig en at ze langzaam. Ze klaagde dagelijks over nekpijn en nachtelijk tandenknarsen (bruxisme). Ze was ook een gewone mondademhaler en had chronische sinusinfecties. Haar gehemelte was smal met een hoge boog. Ze had een Kotlow Klasse II achterste tongriem en kon haar tong net voorbij haar lippen uitsteken, maar niet veel verder.

Na een 20-seconden procedure die ze goed verdroeg zonder gerapporteerde pijn, had ze aanzienlijk verbeterde elevatie en uitsteken van haar tong. Na de procedure meldde haar moeder dat ze gemakkelijker te begrijpen was en spraakklanken kon maken die ze voorheen niet kon maken. Opmerkelijk was dat ze onmiddellijke verlichting had van nekspanning en pijn. Tijdens een telefoongesprek 3 weken na de procedure meldde de moeder dat haar dochter aanzienlijk betere spraak had en geschiktere voedselinname. Ze at consequent volledige maaltijden en had een verbeterde slaapkwaliteit.

Casus 4

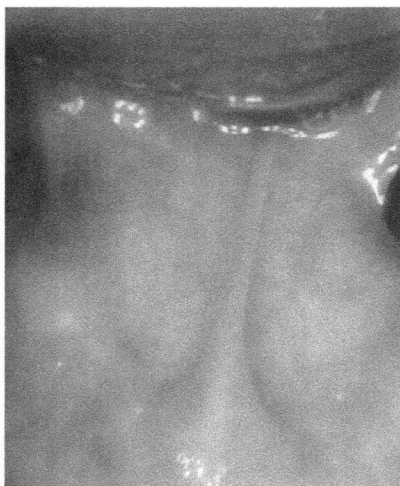

Voor elevatie *Na elevatie*

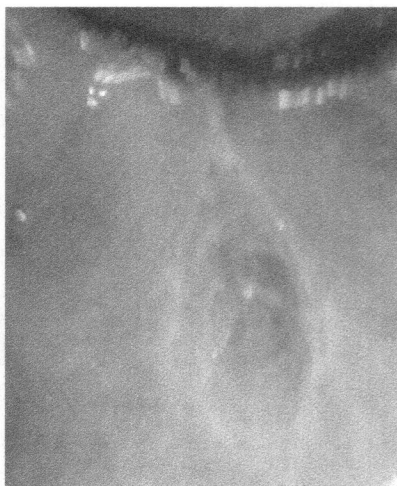

Een 2 jaar en 10 maanden oude jongen werd doorverwezen omdat hij minimale vooruitgang boekte in logopedie. Hij begon pas op 2-jarige leeftijd te brabbelen en had momenteel ongeveer 30 woorden, wat wijst op een spraakvertraging. Zijn spraak was moeilijk te begrijpen voor zijn ouders en buitenstaanders. Hij stopte voedsel in zijn wangen als een eekhoorn en had een geschiedenis van terugkerende oorinfecties. Zijn achterste Kotlow Klasse I tongriem was amper zichtbaar en leek als een dun draadje (zie foto) dat onbeduidend leek.

Met alleen wat lidocaïne/prilocaïne gel als verdoving had hij wat ongemak tijdens de procedure, maar kalmeerde direct daarna. Zijn tongelevatie verbeterde onmiddellijk, en het gebied voelde nu zacht en sponsachtig met normale elasticiteit. Hij voerde ook 3 weken lang oefeningen en rekoefeningen uit. Bij de follow-upafspraak na 1 week meldde zijn moeder dat hij nu de hele dag brabbelde, nieuwe woorden zei en zelfs woorden combineerde in korte zinnen, zoals "Omhoog ik," wat hij voorheen nooit had gedaan. Hij begon ook dierengeluiden te maken. Hij leek over het algemeen minder gefrustreerd en was een gelukkiger kind. Hoewel zijn eten vóór de correctie niet als een zorg werd genoemd, at hij nu veel meer en veel sneller dan voorheen, en hij stopte ook met het opslaan van voedsel in zijn wangen.

Casus 5

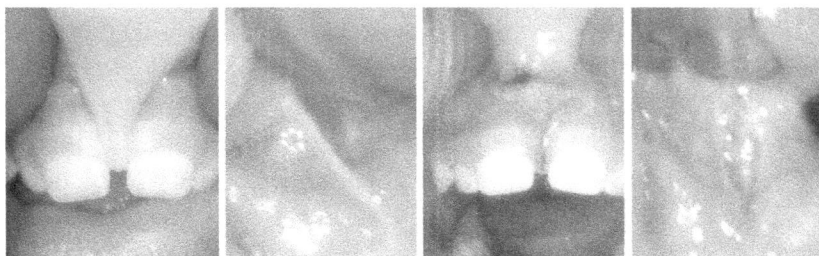

Een 17-maanden oud meisje had spraak- en taalvertragingen. Ze begon op 15 maanden te brabbelen en had slechts enkele woorden, zoals "mama" en "papa." Haar kinderarts en maag-darmspecialist adviseerden een bovenste maag-darmonderzoek en een gemodificeerde bariumslikstudie vanwege een geschiedenis van spijsverterings- en slikproblemen, waaronder frequent verslikken in vloeistoffen. Als baby had ze een slechte aanhap op fles en borst, slechte gewichtstoename, reflux en koliek. Borstvoeding was zeer pijnlijk voor haar moeder. De moeder meldde ook dat het moeilijk was om haar boventanden te poetsen, en ze sliep rusteloos, vaak wakend 's nachts. Ze werd onderzocht en gediagnosticeerd met een significante Kotlow Klasse IV lipriem en achterste Kotlow Klasse II tongriem. Verdovende gel en een paar druppels lidocaïne werden in de lip- en tongriemen geïnjecteerd.

De lipriem werd gedurende ongeveer 15 seconden gelaserd met 1,45 gemiddelde W met de CO_2-laser, en de tongriem werd slechts 5 seconden gelaserd. Er werd geen enkele vorm van sedatie gebruikt. Onmiddellijke verbeteringen in mobiliteit en elevatie werden opgemerkt. Haar moeder verklaarde dat direct na de procedure haar dochter vier nieuwe woorden zei: "bubba," "pawpaw," "sap," en "heet." Op dezelfde dag van de procedure stopte ze ook met verslikken in vloeistoffen en spugen, zonder verdere episodes van verslikken of braken. Haar moeder meldde ook dat de kwaliteit van haar stem verbeterde en "luider, duidelijker en niet zo rasperig" was.

Deze verhalen getuigen van de functionele problemen die worden veroorzaakt door de anatomische beperkingen van tongriemen bij oudere baby's, peuters en kinderen. De meeste kinderen zien verbetering na de ingrepen, maar soms duurt het enkele dagen tot weken en de hulp van intensieve therapie om compensaties te overwinnen. Andere keren is het onmiddellijk en weten de kinderen instinctief wat ze moeten doen, en hun reflexen zijn volledig intact; na de ingreep bereiken ze snel normale functie. Het is onze hoop dat deze 5 recent gerapporteerde casussen toekomstig onderzoek door aanvullende clinici zullen inspireren. Kinderen met achterste tongriemen kunnen jarenlang onopgemerkt blijven voordat de beperking wordt vastgesteld. Echter, de stukjes van de puzzel worden gemakkelijker te zien, en er is hoop dat een groeiend aantal kinderen met vergelijkbare presentaties zal worden geïdentificeerd, onderzocht en de juiste behandeling zal ontvangen om hen te helpen deze levensveranderende tekortkomingen op te lossen, niet alleen in eten en spraak, maar, zoals we later zullen onderzoeken, ook andere gerelateerde uitdagingen.

Sectie 3: Spraak

Veel van dezelfde structuren worden gebruikt voor zowel spraak als eten, dus het is geen verrassing dat veel kinderen die problemen hebben met eten ook spraakfouten vertonen. Coördinatie van verschillende mondstructuren samen met voldoende luchtstroom is vereist voor de productie van spraakklanken. De tong is de meest veelzijdige en meest gebruikte articulator. De tong heeft een beperkte bewegingsvrijheid wanneer een tongriem aanwezig is, wat zijn vermogen om verschillende plaatsingspunten in de mond te bereiken voor het produceren van verschillende spraakklanken kan beïnvloeden. Beperkte bewegingsvrijheid kan ook de mondresonantie beïnvloeden, wat een essentieel onderdeel is van spraakproductie. In deze sectie onderzoeken we hoe mondstructuren met elkaar samenwerken om spraak te produceren en hoe een tongriem de relatie tussen deze structuren kan beïnvloeden.

HOOFDSTUK 16

---∞---

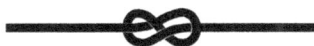

Hoe produceren we spraak?

Lauren Hughes, MS, CCC-SLP

Inleiding

Het produceren van spraakklanken is complex werk. Structuren in de mond, genaamd articulatoren, worden gebruikt om luchtstroom te sturen en resonantie te creëren. Er zijn 44 spraakklanken (fonemen) in de Engelse taal. Al deze 44 klanken worden geproduceerd met behulp van verschillende combinaties van deze articulatoren. Bijvoorbeeld, de D- en G-klanken worden beide geproduceerd door de tong tegen het gehemelte te drukken, maar verschillende delen van de tong en het gehemelte worden gebruikt voor elke klank. De plaatsing van deze articulatoren maakt het mogelijk om luchtstroom en resonantie te wijzigen zodat verschillende klanken kunnen worden geproduceerd. Spraak is een van de meest verfijnde fijnmotorische functies in het lichaam. In dit hoofdstuk zullen we de productie van spraakklanken in meer detail onderzoeken en de structuren identificeren die nodig zijn om spraakklanken te produceren. In het volgende hoofdstuk zullen we dieper ingaan op hoe de aanwezigheid van een tongriem de productie van spraakklanken kan beïnvloeden.

Als een van de meest verfijnde fijnmotorische functies in het lichaam vereist spraakproductie dat verschillende systemen samenwerken. Deze systemen omvatten articulatie (plaatsing van articulatoren), mondresonantie (de manipulatie van luchtstroom), stemgeving (gebruik van de stembanden) en vloeiendheid (de snelheid en soepelheid van spraak). Laten we elk van deze systemen opsplitsen en in meer detail bespreken.

Componenten van spraakproductie

Articulatie

Volgens de *Oxford Living Dictionary* wordt articulatie gedefinieerd als:

Merriam-Webster definieert articulatie als "de actie of manier waarop de delen samenkomen bij een gewricht."[63]

Het woord articulatie wordt in de medische wereld gebruikt om te beschrijven hoe twee botten samenkomen om een gewricht te vormen (bijvoorbeeld knie, schouder, elleboog). Het wordt ook gebruikt in de bouw om verschillende materialen (bijvoorbeeld baksteen, beton) te beschrijven die op een bepaalde manier samenkomen. Voor onze doeleinden, en waarschijnlijk de meest gebruikelijke toepassing van "articulatie," behandelen we hoe mondstructuren samenkomen om spraakklanken te creëren. Nu we weten dat "articulatie"

> *De vorming van een spraakklank door vernauwing van de luchtstroom in de vocale organen op een bepaalde plaats en op een bepaalde manier.[62]*

betekent "twee delen die samenkomen," moeten we weten wat die "delen" zijn als we het hebben over spraakproductie. Sommige mondstructuren zijn statisch, terwijl andere dynamisch zijn (in beweging). De belangrijkste mondstructuren die worden gebruikt voor articulatie omvatten:

» **Alveolaire rand** (statisch)
» **Lippen** (dynamisch)

» **Tong** (dynamisch)
» **Harde gehemelte** (statisch)
» **Zachte gehemelte** (dynamisch)
» **Tanden** (statisch)
» **Kaak** (dynamisch)

Elke structuur heeft een rol in de productie van spraak. Laten we deze mondstructuren nader bekijken om te zien hoe elk functioneert.

Alveolaire rand: De alveolaire rand is het verhoogde gebied dat je voelt achter je bovenste voortanden. Hoewel de alveolaire rand statisch is en niet beweegt, is het een belangrijk plaatsingspunt voor de tong om verschillende klanken te creëren, waaronder D, T, N en L. Zeg de genoemde klanken en merk op hoe je tong "tikt" of rust tegen de alveolaire rand.

Lippen: De lippen worden samen en afzonderlijk gebruikt om verschillende spraakklanken te creëren. Bijvoorbeeld, de F-klank wordt gemaakt door de bovenste tanden tegen de onderlip te plaatsen, terwijl de B wordt gemaakt door beide lippen tegen elkaar te drukken. Zeg het woord "boem." Merk op hoe je lippen tegen elkaar drukken en rond worden terwijl je het woord zegt.

Tong: De tong is de meest veelzijdige en meest gebruikte articulator. Het wordt op een bepaalde manier gebruikt in elke spraakklank. Voor klanken zoals B of M rust het op de bodem van de mond om een grotere mondresonantiekamer te creëren. De tong gaat omhoog en omlaag om verschillende klinkerklanken te maken. Verschillende delen van de tong raken de tanden, alveolaire rand, harde gehemelte en zachte gehemelte om verschillende medeklinkerklanken te creëren. Zeg de klanken G (zoals "gitaar"), S en CH (zoals "kauwen"). Merk op hoe verschillende delen van je tong interageren met verschillende gebieden van je mond.

Harde gehemelte: Het harde gehemelte is wat we de "dak van de mond" noemen. Dit is de platte, benige structuur die het grootste deel van het gebied tussen je bovenste tanden vult. Het vormt ook de vloer van de neus. Het harde gehemelte is statisch en beweegt niet, maar speelt een belangrijke rol in het creëren van mondresonantie voor de productie van verschillende klanken. Afhankelijk van de structuur van het harde gehemelte kunnen sommige spraakklanken moeilijk te produceren zijn of vervormd klinken. Het harde gehemelte is vaak hoog en smal bij kinderen en volwassenen met een tongriem vanwege een lage rusthouding van de tong tijdens het slikken.[64] Baby's met tongriemen worden geboren met een hoog gehemelte door een lage houding tijdens het slikken in de baarmoeder. Borstvoeding, tongriemoperaties, myofunctionele oefeningen, gehemelteverbreders en functionele orthodontische apparaten helpen allemaal om het gehemelte te verbreden.

Zachte gehemelte: Dit is het zachte gebied achter het harde gehemelte dat ook lucht laat passeren van de neus naar de keel en naar de luchtweg. De achterkant van de tong ontmoet het zachte gehemelte en harde gehemelte om klanken zoals K en G te creëren. Het zachte gehemelte is ook belangrijk bij het maken van klanken zoals M en N, die worden geproduceerd door lucht door de neus te leiden. Zeg de klanken K (zoals "kick") en M. Je zou moeten voelen dat de achterkant van je tong omhoog gaat om "kick" te zeggen, en je kunt voelen dat je zachte gehemelte omhoog gaat om M te zeggen.

Tanden: Onze tanden zijn statisch en bewegen daarom niet tijdens spraakproductie, maar ze spelen een rol in mondresonantie. Je hebt dit misschien gemerkt wanneer een kind een voortand verliest en probeert de S-klank te zeggen of wanneer een persoon zijn of haar kunstgebit verwijdert. Hun spraak klinkt anders dan wanneer alle tanden op de juiste plaats zitten. De tanden spelen ook een rol in klanken zoals TH (zoals "dit" of "tand"). Wanneer je deze klank maakt, merk op hoe je tong tussen je tanden glijdt.

Kaak: De kaak wordt op een bepaalde manier gebruikt voor alle spraakklanken. Meestal beweegt het op en neer om een brede of smalle mondholte te creëren om mondresonantie te veranderen, en biedt het ondersteuning bij het bewegen van de tong. Het biedt ook stabiliteit voor de mondholte terwijl een persoon spraakklanken combineert om zinnen en zinnen te maken. Zeg de woorden "au," "ontmoet," en "taart." Merk op hoe je kaak beweegt terwijl je de verschillende klanken in elk woord produceert.

Mondresonantie

Mondresonantie is al meerdere keren genoemd, maar laten we er dieper op ingaan. Denk aan een zeilboot. Als het zeil maar een klein beetje naar de ene of de andere kant wordt verplaatst, zal de boot in een andere richting bewegen. Articulatoren kunnen op een vergelijkbare manier worden bekeken. De kleinste beweging van een articulator kan resulteren in de productie van een andere klank. Een andere manier om erover te denken is hoe de lucht rond een auto gaat terwijl deze beweegt. De auto "verplaatst" de lucht en laat deze zich anders gedragen dan wanneer de auto er niet was.

Mondresonantie is een combinatie van uitgeademde lucht en articulatoren die die lucht manipuleren om verschillende klanken te maken. De productie van elke spraakklank varieert op basis van de mate van interferentie die wordt gecreëerd door de tong, lippen en tanden. Het wordt verder beïnvloed door hoe open de mond is (kaak) en de vorm/structuur van het harde en zachte gehemelte. Als het harde gehemelte een hoge boog heeft of het zachte gehemelte niet op het juiste moment omhoog gaat, kan een spraakklank vervormd klinken of meer lijken op een andere spraakklank.

Stemgeving en luchttoevoer

Een extra laag complexiteit is of een spraakklank stemhebbend of stemloos is. Een stemhebbende klank treedt op wanneer de stembanden tegen elkaar worden gedrukt terwijl lucht erlangs beweegt, terwijl de stembanden stil en open blijven wanneer een stemloze klank wordt geproduceerd. Bijvoorbeeld, de klanken T en D worden op dezelfde manier gemaakt, door de tong tegen de alveolaire rand te tikken (de verhoogde sectie van het harde gehemelte direct achter de bovenste tanden). Het enige verschil in de productie van deze twee klanken is of de stembanden worden gebruikt. Laten we een praktische activiteit doen om dit concept beter te begrijpen. Plaats je hand op je keel en zeg de woorden "teen" en "deken." Je zou een trilling in je keel moeten voelen wanneer je "deken" zegt, omdat de stembanden worden gebruikt om de D-klank te produceren. Je kunt deze oefening herhalen met woorden zoals "baai" en "pai" of "taart" en "gaat." Je zou trillingen in je keel moeten voelen met "baai" en "gaat," omdat de stembanden worden gebruikt voor B en G.

Vloeiendheid

Vloeiendheid is de soepelheid of "prosodie" van spraak. Voor de doeleinden van dit boek, laten we praten over het vermogen van een persoon om snel of langzaam te praten terwijl hij soepele spraak behoudt. We hebben gezien dat de productie van zelfs één spraakklank verschillende acties en structuren omvat. Het combineren van klanken in woorden en zinnen vereist een zekere mate van coördinatie. Het is moeilijk om de nodige coördinatie te behouden wanneer mondstructuren niet goed werken. Articulatoren moeten vrij kunnen bewegen of correct gevormd zijn om een goede coördinatie mogelijk te maken. Als de tong bijvoorbeeld niet vrij kan bewegen naar verschillende gebieden van de mond, is de coördinatie beperkt en kan dit leiden tot variaties in spraak, inclusief klank- of woordherhalingen en een trage spreeksnelheid.

Veelvoorkomende articulatiefouten

In het volgende hoofdstuk zullen we spraakklankstoornissen behandelen die verband houden met tongriemen. Hier volgt een korte beschrijving van de soorten spraakklankfouten, zodat we ze verder kunnen bespreken in het volgende hoofdstuk:

» **Substitutie**: wanneer een spraakklank wordt vervangen door een andere spraakklank. Veelvoorkomende substituties zijn T voor K, D voor G, W voor R en Y voor L. Bijvoorbeeld, het woord "kat" wordt "tat" of "geel" wordt "jejo."

» **Vervormingen**: een spraakklank wordt vervangen door iets anders dan een van de 44 Engelse fonemen. Enkele voorbeelden zijn de S die "sissend" klinkt of de aanwezigheid van een lisp.

» **Weglatingen**: wanneer een spraakklank ontbreekt in een woord. Een kind kan "bi" zeggen voor "big" of "pen" voor "open."

» **Toevoegingen**: spraakklanken worden toegevoegd aan woorden wanneer dat niet zou moeten. Voorbeelden zijn "buhlak" in plaats van "zwart" of "kattuh" in plaats van "kat."

Conclusie

Het doel van dit hoofdstuk was om de complexiteit van spraakproductie te illustreren en het systeem van structuren dat samenwerkt om zelfs een enkel woord te produceren. Wanneer een mondstructuur niet adequaat functioneert, wordt de productie van spraak moeilijk. In het volgende hoofdstuk zullen we bespreken hoe de structurele afwijking van een tongriem de spraakproductie kan beïnvloeden.

HOOFDSTUK 17

---∞---

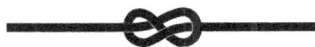

Tongriemen en spraak

Lauren Hughes, MS, CCC–SLP

Denk aan een kind dat een voortand heeft verloren. Sommige spraakklanken zullen anders klinken totdat de volwassen tand doorkomt. Dit is een kleine en tijdelijke structurele verandering die de spraakkwaliteit beïnvloedt. Wat gebeurde de laatste keer dat je verkouden was? Je stem klonk waarschijnlijk anders omdat de luchtstroom tussen de keel en de neus werd geblokkeerd door slijm of zwelling. Gedurende die paar dagen dat je ziek was, functioneerden het zachte gehemelte en de luchtweg niet goed, dus je stem bleef vreemd klinken totdat het slijm en de zwelling weer normaal waren.

Dit zijn voorbeelden van tijdelijke structurele problemen die de spraakkwaliteit beïnvloeden. Tongriemen zijn permanente structurele problemen die de spraakkwaliteit kunnen beïnvloeden. Er is geen bewijs dat een tongriem kan worden opgerekt of veranderd met alleen oefeningen of therapie, dus chirurgische revisie is de enige bekende behandeling voor een beperkt frenulum. Logopedie is vaak vereist vóór en/of na de ingreep om mondmotorische gedragingen aan te passen en het kind te leren hoe het correct spraakklanken kan produceren. Hoewel logopedie een essentieel onderdeel van het proces is, kan het een tongriem niet laten verdwijnen. Daarom is het belangrijk dat een logopedist en de behandelaar nauw samenwerken om de beste zorg voor de patiënt te bieden.

Toen mijn broer en ik klein waren, bonden we de schoenveters van onze vader aan elkaar terwijl hij een dutje deed. Meestal merkte hij het voordat hij opstond, maar een of twee keer waren we slim genoeg om hem te laten struikelen of wankelen wanneer hij opstond. (Kinderen kunnen gemeen zijn, nietwaar?) Een tongriem is vergelijkbaar met het hebben van je schoenveters aan elkaar gebonden.[59] Met een tongriem heeft de tong moeite om los van andere mondstructuren, zoals de kaak, te bewegen of om plaatsingen voor spraakklanken te bereiken (bijvoorbeeld alveolaire rand, zachte gehemelte). Met de informatie uit het vorige hoofdstuk in gedachten, laten we onderzoeken hoe een tongriem de spraakproductie beïnvloedt en waarom het losmaken van de beperking de spraakkwaliteit kan verbeteren.

Spraakproductiecomponenten

Articulatie

Zoals besproken in het vorige hoofdstuk, vereist articulatie dat verschillende mondstructuren samenwerken. De tong is misschien wel de belangrijkste structuur in het articulatiesysteem. Als de beweging van de tong beperkt is, heeft deze moeite om de plaatsingen te bereiken die nodig zijn voor het produceren van klanken. Afhankelijk van de ernst en locatie van de beperking kan een persoon mogelijk niet de achterkant van zijn tong optillen om de K- en G-klanken te maken, of moeite hebben met het coördineren van zijn tongspieren om L- en R-klanken te maken.

Mondresonantie

Mondresonantie vereist dat de mondholte een bepaalde grootte en vorm heeft afhankelijk van welke klank wordt geproduceerd. De aanwezigheid van een tongriem kan ervoor zorgen dat spraakklanken vervormd raken (zie het vorige hoofdstuk voor een definitie van vervorming). Deze fouten volgen vaak een patroon. Bijvoorbeeld, het is gebruikelijk dat kinderen K en G vervangen door T en D.

Vervormingen kunnen worden veroorzaakt door onnauwkeurige plaatsing van articulatoren of door veranderde mondresonantie. Heb je ooit kinderen voor een ventilator zien zitten en klanken of woorden maken? Ze vinden het leuk omdat het grappig en anders klinkt dan hun "normale" stem. Veranderde mondresonantie is vergelijkbaar. Wanneer de luchtstroom vanuit de longen op een andere manier wordt geleid of beperkt, zullen de klanken die een persoon produceert ook anders klinken. Een tongriem kan de tong beperken om op een manier te bewegen om luchtstroom correct te leiden.

Stemgeving en luchttoevoer

Hoewel een tongriem niet direct invloed heeft op stemgeving of luchttoevoer, is het logisch dat het extra stress toevoegt aan de belasting van spraakproductie. Als je zoals ik bent, is het in één keer de boodschappen in huis brengen een doel om te bereiken. Op de dagen dat ik veel te veel geld uitgeef in de winkel, kan ik die laatste paar tassen of die grote zak hondenvoer gewoon niet aan. Ik weet dat één extra item toevoegen aan de lading zou betekenen dat ik de pot salsa laat vallen en moet opruimen. Het hebben van een tongriem of andere mondmotorische stoornis kan een soortgelijke "overbelasting" veroorzaken. Wanneer een persoon zich moet concentreren op het coördineren van zijn of haar tong in plaats van dat het een automatische beweging is, kan dit het vermogen om zich te concentreren op stemgeving of om alle luchtstroom efficiënt te gebruiken beïnvloeden. Dit is een ongewoon maar mogelijk symptoom van een tongriem.

Vloeiendheid

Vloeiende spraak vereist dat de tong efficiënt en soepel beweegt. Wanneer de tong wordt beperkt door een tongriem, kan het aanvoelen alsof de tong wordt verzwaard. Denk aan een keer dat je gewichten tilde. Als je gewichten gebruikte die iets te zwaar waren, bewogen je armen langzamer en begonnen ze misschien te trillen. Als je gewichten om je polsen had gebonden, zou het moeilijker zijn om fijnmotorische taken zoals het strikken van je schoenen of schrijven uit te voeren. De gewichten zouden je bewegingen beperken en de coördinatie verminderen. Een tongriem kan hetzelfde type incoördinatie en inefficiëntie veroorzaken, wat kan leiden tot stotteren. Wanneer een persoon met een tongriem snel praat of voor langere periodes, kan vloeiende spraak nog moeilijker te behouden zijn.

Beïnvloedt een tongriem de spraak van mijn kind?

Nu we hebben gesproken over hoe een tongriem spraak kan beïnvloeden, laten we kijken naar enkele spraakgerelateerde symptomen die kunnen worden veroorzaakt door een tongriem. Deze lijst is geenszins volledig, en je kind hoeft niet alle symptomen te hebben om een tongriem te hebben die zijn of haar spraak beïnvloedt.[59]

» Frustratie met communicatie
» Slechte spraakverstaanbaarheid in verbonden spraak (bijvoorbeeld zinnen, zinnen, gesprek)
» Vreemde fouten (bijvoorbeeld frequente vervormingen of fouten die ongewoon zijn)
» Stotteren
» Langzame en/of onduidelijke spraak
» Apraxie-achtige spraak:
  • Inconsistente spraakklankfouten
  • Stemfouten
  • Onjuist benadrukken van lettergrepen
  • Fouten met klinkerklanken
» Vermijdt bepaalde woorden of spreeksituaties
» Spraakvertragingen of -stoornissen, met name fouten met de volgende spraakklanken:
  • K, G en NG
  • SH, CH, DGE, Y
  • TH
  • T, D, N, L, R, S, Z

Hoewel het waarschijnlijk is dat je kind een tongriem heeft als meerdere van deze symptomen aanwezig zijn (vooral met een geschiedenis van voedingsproblemen als baby, of als je ook eet- en/ of slaapproblemen ziet), moet je bedenken dat er veel mogelijke oorzaken kunnen zijn voor deze fouten. Het is belangrijk om je kind te laten evalueren door een logopedist (SLP) die ervaring heeft met tongriemen, mondmotorische stoornissen en spraakklankstoornissen. De logopedist kan de oorzaak(en) van spraakfouten vaststellen en ervoor zorgen dat alle zorggebieden worden aangepakt zoals nodig.

Een waarschuwing over de mogelijke resultaten van een tongriemoperatie: Ouders en hun kinderen merken meestal enige verbetering in spraak, eten of slaap na de procedure. Sommige gezinnen observeren echter minimale tot geen veranderingen in deze gedragingen na een tongriemoperatie. Beperkte resultaten kunnen worden verwacht wanneer een ingreep onvolledig is en beperkt weefsel nog steeds aanwezig is. Ouders en medische professionals moeten ook de mogelijkheid erkennen van andere oorzaken die bijdragen aan de voortdurende aanwezigheid van symptomen. Overweeg het volgende scenario:

Brittany is een kieskeurige eter, en anderen hebben moeite om haar spraak te begrijpen. Haar dieet is beperkt tot voedingsmiddelen zoals pizza, frietjes, yoghurt en kipnuggets. Ze is zeer terughoudend om nieuwe voedingsmiddelen te proberen en heeft vaak een sterke emotionele reactie wanneer ze wordt aangespoord om iets nieuws te proberen. Wanneer haar ouders nauw naar haar spraak luisteren, merken ze dat ze klanken zoals T, D, K, G, SH en S niet kan zeggen. Ze nemen haar mee naar een logopedist voor een evaluatie, die de aanwezigheid van een tongriem opmerkt. De logopedist verwijst Brittany door naar een kindertandarts die akkoord gaat met de diagnose en de ingreep uitvoert. Bij haar follow-up na een maand bij de tandarts is Brittany's spraak iets duidelijker, maar er worden geen veranderingen in haar eetgewoontes opgemerkt. Wanneer ze vervolgens de logopedist zien, voert deze een nieuw mondmotorisch onderzoek uit en stelt meer vragen over de spraak- en voedingssymptomen. Ouders melden dat ochtenden vaak een strijd zijn in hun huis omdat aankleden zo'n beproeving is. Brittany heeft nodig dat haar sokken precies goed zitten, en eventuele labels moeten uit kleding worden verwijderd voordat ze deze draagt. De logopedist bepaalt dat Brittany een sensorische verwerkingsstoornis heeft die ervoor zorgt dat ze bepaalde voedseltexturen afwijst. Ze merkt ook op dat Brittany door de jaren heen enkele "slechte gewoontes" heeft ontwikkeld om te compenseren voor beperkte tongbeweging. De logopedist beveelt behandeling aan voor een voedings- en mondmotorische stoornis, evenals ergotherapie om andere sensorische behoeften aan te pakken.

Hoewel Brittany inderdaad een tongriem had die moest worden losgemaakt, zagen zij en haar gezin geen onmiddellijke resultaten vanwege de aanwezigheid van andere bijdragende factoren. Voortdurende interventie door de logopedist en andere medische professionals hielp dit gezin antwoorden te vinden om Brittany te helpen geschikte voedings- en spraakvaardigheden te ontwikkelen. Dit scenario legt de basis voor wat we in de rest van dit hoofdstuk zullen bespreken, waaronder de rol van logopedie in het tongriemoperatieproces en de aanwezigheid van compensatiestrategieën en bijdragende factoren.

Logopedie: vóór en na

Logopedie vóór en na een ingreep is om verschillende redenen belangrijk. Therapie vóór de procedure kan helpen het kind en het gezin voor te bereiden op de procedure en nazorgactiviteiten. Ouders en kinderen krijgen de kans om voorgeschreven rekoefeningen, oefeningen of activiteiten te oefenen, zodat ze vertrouwd zijn met het proces voordat er een wond in de mond aanwezig is. Herhechting van de beperking is gebruikelijk bij kinderen die niet deelnemen aan nazorg zoals voorgeschreven, dus pre-therapie kan gevallen van herhechting verminderen.

Een logopedist moet je kind volgen en kan aanbevelingen doen voor geschikte behandeling na de procedure. Kinderen met milde spraakklankstoornissen hebben mogelijk slechts een paar therapiesessies nodig om spraakfouten te corrigeren. De aanwezigheid van een beperkt tongfrenulum kan echter andere problemen veroorzaken die via logopedie moeten worden aangepakt. Deze kinderen vertonen vaak mondmotorische of voedingsstoornissen naast spraakklankfouten. Door de tongriem los te maken, kunnen mondmotorische en spraaksstoornissen gemakkelijker worden gecorrigeerd door logopedie. Het is belangrijk om te onthouden dat het losmaken van de tongriem de symptomen van een kind niet op magische wijze zal genezen, maar het kan een belangrijke stap zijn op de weg naar betere spraak.

Conclusie

De aanwezigheid van een beperkt frenulum onder de tong kan bijdragen aan spraakvertragingen en -stoornissen. Afhankelijk van wanneer de tongriem wordt ontdekt en behandeld, zullen kinderen verschillende graden van spraaksymptomen hebben. Sommige kinderen hebben mogelijk weinig tot geen symptomen met betrekking tot spraakproductie, maar ze kunnen compenseren voor de beperking door klanken op inefficiënte manieren te produceren. Deze compensaties en structurele veranderingen veroorzaakt door een tongriem, zoals een hoog of smal gehemelte, slechte rusthouding van de tong en andere, kunnen later problemen veroorzaken, zoals nek- en rugspanning, temporomandibulaire gewrichtsstoornissen (TMJ) en frequente sinusinfecties. Alleen omdat een kind geen spraak- of voedingssymptomen heeft, betekent niet dat de tongriem niet moet worden losgemaakt. Ouders moeten nauw samenwerken met hun potentiële behandelaar, logopedist en andere teamleden om de beste beslissing voor hun kind te nemen. Of er nu verbeteringen worden waargenomen na de procedure of niet, bedenk dat andere factoren kunnen bijdragen aan aanhoudende spraak- of voedingssymptomen. Overleg met een logopedist en andere relevante teamleden kan ervoor zorgen dat alle zorggebieden worden aangepakt door logopedie of andere benodigde diensten.

HOOFDSTUK 18

~~~
∞
~~~

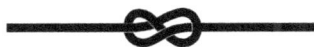

Het onderzoek

Als het gaat om onderzoek naar tongriemen, lijkt het erop dat baby's alle aandacht krijgen. Zeker, borstvoeding is cruciaal en een tongriemoperatie kan borstvoeding op significante manieren beïnvloeden, maar wanneer baby's opgroeien met onbehandelde beperkte tongen, kunnen allerlei andere problemen ontstaan. We hebben onderzoek nodig om onze klinische beslissingen voor deze oudere kinderen te sturen. Er is een tekort aan onderzoek met betrekking tot eten en tongriemen, maar gelukkig zijn er een paar peer-reviewed artikelen die betrekking hebben op spraak en tongriemen.

Messner en Lalakea (2002)

Messner en Lalakea voerden een prospectieve studie uit met 30 kinderen met tongriemen (van 1 tot 12 jaar) om eventuele verschillen na hun ingrepen vast te stellen.[65] Deze studie omvatte spraakevaluaties, maar deze waren niet gestandaardiseerd. De kinderen werd verteld om een maand na de procedure tongoefeningen uit te voeren. Het moet worden opgemerkt dat 26 van de 30 kinderen in deze studie onder algemene verdoving werden behandeld, en er waren geen chirurgische complicaties bij enige van de kinderen. De studie omvatte een subgroep van 21 patiënten die vóór de procedure een formele spraakevaluatie ondergingen. Van deze patiënten werd bij

15 (71%) door de logopedisten vastgesteld dat ze articulatiefouten hadden die werden veroorzaakt door de verminderde mobiliteit van de tong. Een kleinere subgroep van 15 kinderen werd vóór en na de procedure door hun logopedisten geëvalueerd (12 verschillende diagnostici), en van deze 15 kinderen hadden 11 vóór de procedure abnormale articulatie. Negen van deze 11 patiënten verbeterden na de procedure – een slagingspercentage van 82%. Bij de andere twee patiënten verbeterde de tongmobiliteit, maar articulatie bleef een strijd. Echter, een van de twee patiënten was erg jong en moeilijk te evalueren. De ouders merkten ook een verschil in spraak ($p < 0,01$), en ze waren over het algemeen zeer tevreden met de tongriemoperatie. De auteurs maken verschillende punten in het artikel die het delen waard zijn:

> » Tonguitsteken is niet het beste criterium om te voorspellen of een kind een tongriemoperatie nodig heeft.
> » De inter-incisale afstand (elevatie van de tong met de mond open) is een betere test van tongbeperking dan tonguitsteken.
> » Significante verbeteringen in mobiliteit en articulatie kunnen worden gevonden na een tongriemoperatie, een kleine procedure met zeer weinig risico's.
> » Spraakklanken die worden beïnvloed zijn T, D, Z, S, TH, N en L.
> » Het is moeilijk te weten welke kinderen met tongriemen spraakproblemen zullen ontwikkelen.

Deze bevindingen en aanbevelingen moeten worden opgevolgd en geïmplementeerd in de klinische praktijk. Wanneer mensen zeggen dat tongriemen geen invloed hebben op spraak, zouden ze eigenlijk moeten zeggen dat tongriemen niet altijd invloed hebben op spraakarticulatie. We hebben patiënten gezien met tongriemen tot aan de punt van hun tong die perfecte articulatie hebben. Echter, ze worstelen nog steeds met snel en luid spreken, of worden moe bij het spreken, omdat ze enorme inspanning moeten leveren om te spreken. Het hebben van een tongriem is als proberen te lopen met een elastiek rond je benen. Het kan, maar het kost veel meer moeite.

Sommige kinderen hebben wat lijkt op tongriemen, maar helemaal geen problemen met spraak. Dus in dit geval, als er vragen worden gesteld over secundaire spraak-, voedings- en slaapproblemen en er nog steeds geen zorgen zijn, dan is er niets te doen. Zoals we steeds hebben gezegd, "Als het niet kapot is, repareer het niet!" Maar voor kinderen met spraakproblemen, vooral die met betrekking tot de bekende tongriemklanken en voor kinderen met een geschiedenis van voedingsproblemen, moeten tongriemen bovenaan de lijst van differentiële diagnoses staan. Een sluipende achterste of submucosale tongriem is waarschijnlijk de schuldige. Dit artikel vermeldde dat de auteurs van plan waren een controlegroep

Significante verbeteringen in mobiliteit en articulatie kunnen worden gevonden na een tongriemoperatie, een kleine procedure met zeer weinig risico's.[65]

te hebben, maar alle ouders gaven sterk de voorkeur aan het laten uitvoeren van de procedures voor hun kinderen en niet te wachten tot later. Een mogelijk onjuiste conclusie die in dit artikel wordt genoemd, betreft spraakvertraging. Het artikel stelt dat tongriemen geen spraakvertraging veroorzaken; de studie was echter niet ontworpen om spraakvertraging aan te pakken, dus deze uitspraak is niet evidence-based. Bij kinderen met spraakvertragingen en tongriemen – vaak achterste – hebben we gemerkt dat zodra de tongriemen worden losgemaakt, veel patiënten beginnen te brabbelen en meer praten, ofwel dezelfde dag of binnen een paar dagen! Er zijn geen publicaties die deze observatie ondersteunen, maar gezond verstand suggereert dat kinderen die moeite hebben met het produceren van klanken waarschijnlijk ontmoedigd raken om taal te gebruiken.

Ito et al. (2015)

Dit artikel van Ito et al. (2015) is van een Japanse groep onderzoekers en beschrijft 5 kinderen van 3 tot 8 jaar die een articulatietest van 50 afbeeldingen in het Japans kregen en werden beoordeeld door een logopedist.[66] De resultaten vóór en na werden vergeleken na 1 maand, 3 maanden en 1 tot 2 jaar. Ze merkten op dat de kinderen substituties gebruikten (een andere klank zeggen voor de juiste klank), weglatingen (een klank in een woord weglaten) en vervormingen (lispelen, dempen, enz.) bij het spreken. De kinderen werden in 4 gevallen onder algemene verdoving behandeld en in 1 geval werd in de kliniek geknipt. De meeste problemen waren met de klanken S, T, D en R. Vier patiënten gebruikten collectief 19 substituties vóór de procedure, wat afnam tot 10 na 1 maand na de procedure, 7 na 3 tot 4 maanden, en slechts 1 substitutie bij 1 patiënt na 1 tot 2 jaar na de procedure. Vijf weglatingen vóór de procedure namen af tot 3 na 1 maand, 2 na 3 tot 4 maanden, en 1 bij slechts 1 patiënt na 1 tot 2 jaar na de procedure. Dit zijn zeer significante bevindingen. Dertien vervormingen werden waargenomen bij 5 patiënten vóór de procedure, en dat nam af tot 8 na 3 tot 4 maanden, maar steeg tot 1 na 1 tot 2 jaar daarna. Eén patiënt van de 5 was verantwoordelijk voor de gehele toename in vervorming bij de follow-up na 1 jaar. Alle andere patiënten (80%) verminderden hun waargenomen vervormingen. Deze studie gebruikte een gestandaardiseerde articulatietest die in staat was om onderscheid te maken tussen de spraak van het kind vóór en na de procedure, en ze merkten op dat substituties en weglatingen relatief vroeg na de procedure verbeterden. Ze redeneerden dat vervormingen, die kleiner zijn dan substituties en weglatingen, langer duren om te verbeteren, maar deze bevinding was gebaseerd op de vervorming van 1 patiënt die slechter werd. Het lijkt erop dat de ingreep inderdaad nuttig is en de spraak verbetert, maar net zoals alle kinderen anders zijn, is de mate waarin het elk kind helpt ook anders.

Walls et al. (2014)

Deze studie onderzocht ziekenhuisdossiers van 3-jarige kinderen om te bepalen of de kinderen die bij de geboorte tongriemen hadden en deze via frenotomie lieten knippen betere spraak hadden dan degenen die ze nooit hadden laten corrigeren.[67] Deze studie probeerde de vraag te beantwoorden: "Zorgt het knippen van een tongriem bij een baby ervoor dat ze in de toekomst betere spraak hebben?" Eenenzeventig kinderen die kort na de geboorte een frenotomie of knip in het ziekenhuis hadden ondergaan, vormden de chirurgische interventiegroep. Deze groep werd vergeleken met een groep van 15 kinderen die een tongriem hadden maar geen frenotomie, en een derde controlegroep van 18 die nooit een tongriem hadden. De resultaten van deze studie toonden aan dat de kinderen die hun tongriem bij de geboorte hadden laten knippen 3 jaar later betere spraakuitkomsten hadden dan de groep kinderen die hun tongriem niet hadden laten knippen. De kinderen die het hadden laten knippen hadden dezelfde spraakuitkomsten als de kinderen die nooit een tongriem hadden gehad. Bovendien hadden de kinderen in de groep die hun tongriemen niet hadden laten losmaken meer moeite met het reinigen van hun tanden met hun tong, het likken van de buitenkant van hun lippen en het eten van ijs.

Dollberg et al. (2011)

Deze studie probeerde dezelfde vraag te beantwoorden als de vorige studie door kinderen die in de vroege kindertijd voor tongriemen werden behandeld (8 kinderen) te vergelijken met kinderen met onbehandelde tongriemen (7 kinderen) en een controlegroep zonder tongriemgeschiedenis (8 kinderen).[68] Ze ontdekten dat de kinderen die als baby's voor tongriemen waren behandeld met een frenotomie of knip minder spraakfouten maakten dan kinderen die hun tongriemen niet hadden laten knippen. Echter, de groep kinderen die waren geknipt had nog steeds meer fouten dan de groep kinderen die helemaal geen tongriemen hadden. De kinderen met tongriemen hadden meer moeite met het bewegen van hun tong dan de controlegroep of de groep die als baby's waren geknipt. Waarom vertoonden de kinderen die hun tongriemen hadden laten knippen nog steeds spraakfouten? De auteurs stellen de hypothese dat de diepte van de frenotomie of "knip" mogelijk onvoldoende was bij deze kinderen, en als gevolg daarvan hadden de kinderen nog steeds restbeperking van de tongbeweging die hun spraak beïnvloedde. Het is waarschijnlijk dat variabiliteit in de technieken die werden gebruikt om de beperkte weefsels te verlichten de dataset in deze studie heeft verward. Het is niet ongebruikelijk dat baby's en oudere kinderen met eerdere knippen nog steeds problemen hebben omdat ze niet diep genoeg werden losgemaakt. Wanneer dit gebeurt, is meestal een tweede procedure nodig. Deze studie gebruikte een kleine steekproefgrootte, en de studie van Walls 2014 kan worden gezien als deze te overstijgen; het is echter nuttig om deze studie op te nemen voor volledigheid, omdat de twee studies de weg banen voor toekomstig onderzoek op dit gebied. Omdat dit retrospectieve studies zijn en sommige kinderen om verschillende redenen die niet gerelateerd zijn aan onderzoek geen behandeling krijgen, zijn er geen ethische dilemma's verbonden aan het verzamelen van dergelijke gegevens.

Baxter en Hughes (2018)

De gepubliceerde casusserie met foto's in Hoofdstuk 15 toont verbeteringen in spraak en eten bij alle 5 kinderen die een ingreep ondergingen.[61] Veel meer gevallen van spraakverbetering zijn beschikbaar. De auteurs stellen een paradigmaverschuiving voor in het denken over de aandoening van tongriem om een "spectrum of continuüm in plaats van een enkele ziektetoestand" te omvatten. Alle soorten beperkingen moeten worden uitgesloten als de onderliggende symptomen en klinische geschiedenis wijzen op een waarschijnlijke tongbeperking. Het initiële uiterlijk kan misleidend zijn, omdat sommige vezels onder het oppervlak verborgen kunnen zijn en verder onderzoek vereisen. Deze casusserie is de eerste die tongriem koppelt aan spraakvertraging bij kinderen. Twee van de jongere kinderen (34 maanden en 17 maanden oud) hadden significante spraakvertragingen naast andere spraakmoeilijkheden en voedingsproblemen. De oudere patiënt begon onmiddellijk na de ingreep nieuwe woorden te gebruiken en woorden te combineren, wat hij voorheen niet deed. De jongere patiënt verdubbelde haar woordenschat op dezelfde dag van de procedure, zodra haar tong vrij was, en zei vier nieuwe woorden: bubba, pawpaw, sap en heet. Opmerkelijk is dat ze ook stopte met verslikken in vloeistoffen en spugen, waardoor verdere medische tests om de oorzaak van haar slikproblemen te bepalen overbodig werden. Het artikel benadrukt ook het belang van een teamgerichte aanpak, met de tongriemoperatie als aanvulling op logopedie, niet als vervanging voor therapie.

De boven samengevatte studies tonen aan dat het losmaken van een tongriem bij een baby kan helpen dat kind in de toekomst normale spraak te ontwikkelen – en eigenlijk is dit concept eenvoudige fysica. Als de mond van een persoon dichtgenaaid is, zal hij waarschijnlijk moeite hebben met spreken en eten. Evenzo, als een chirurg de tong van een persoon aan de mondbodem naait, zal hij moeite hebben met spraak (proberen te praten met een vastgehouden tong kan effectief een tongriem simuleren!). Hoe kan het controversieel of verrassend zijn dat na het losmaken van een vastgebonden tong, spraak en eten verbeteren? Helaas claimt een

> *Tongriem "moet worden gewaardeerd als een spectrum van beperking."[61]*

systematische review van dit onderwerp door Webb in 2013 dat er "geen sterk bewijs is dat ankyloglossie spraakproblemen veroorzaakt."[69] Helaas concludeert de auteur, vanwege het gebrek aan peer-reviewed tijdschriftartikelen op dit gebied, dat er geen verdienste is voor het "gezond verstand" argument dat spraak wordt beïnvloed door een gebonden tong. Webb stelt dat met de tongpunt omlaag in plaats van in de normale positie omhoog, het mogelijk is om bepaalde klanken zoals L of TH te articuleren, maar de abnormale tongpositie zorgt ervoor dat het kind de klank onjuist uitspreekt en moedigt hem aan om te compenseren zonder het effect op zijn spraak te beseffen. Articulatie is slechts één maatstaf van spraak, en zelfs als een kind de L-klank kan zeggen, betekent dit niet dat hij die klank correct zal zeggen tijdens normale verbonden spraak. Ik realiseerde me dit uit de eerste hand toen ik ooit probeerde een broodje te bestellen met "lichte" saus en in plaats daarvan een broodje met "witte" saus kreeg – omdat ik de achterkant van mijn mond gebruikte om de L-klank te produceren die voor mijn ober klonk als een W-klank. Ik moet nog steeds nadenken over elke L-klank die ik maak om deze correct te zeggen, en Apple's Siri begrijpt nog steeds sommige L-klanken die ik maak verkeerd.

Het onderzoek ontbreekt, maar dit bewijst op geen enkele manier dat spraak niet wordt beïnvloed of dat het niet verbetert na een tongriemoperatie, zowel tijdens de kindertijd als in de jeugd. Het is slechts een kwestie van tijd voordat logopedisten, kinderartsen en andere zorgprofessionals het verschil zien dat een tongriemoperatie kan maken voor de spraak van een kind. Kinderen kunnen hun spraak snel verbeteren zodra hun tongen vrij zijn. De procedures zijn niet magisch en de verbeteringen zijn niet altijd onmiddellijk (hoewel ze dat wel kunnen zijn), maar tongriemoperaties kunnen de juiste spraakontwikkeling

Tongriemoperatie is een aanvulling op logopedie, niet een vervanging voor therapie.

bevorderen. Het is een medisch noodzakelijke procedure die het potentieel heeft om de therapietijd drastisch te verminderen en de uitkomsten en levenskwaliteit voor veel kinderen te verbeteren.

Sectie 4: Meer problemen

Veel aspecten van het leven worden beïnvloed door een beperkte tong, naast borstvoeding, eten en spreken. Verschillende van deze lichaamsfuncties zijn veel belangrijker dan de vaak genoemde onmogelijkheid om een ijshoorntje te likken, een blaasinstrument te spelen of te tongzoenen,[70–72] hoewel die ook belangrijk zijn! Veel schijnbaar ongerelateerde problemen zoals vergrote amandelen en adenoïden, meerdere oorinfecties, slaapgestoorde ademhaling, tandheelkundige afwijkingen, nekpijn en hoofdpijn kunnen het gevolg zijn van een tongriem. Het is pas relatief recent dat de verbanden tussen deze hoofd- en nekafwijkingen en een onderliggende tongriem duidelijk zijn geworden, dus onderzoek op deze gebieden wordt nu pas gedaan. Het begrijpen van deze verbanden kan ouders en zorgverleners helpen om te herkennen waar ze op moeten letten naarmate deze kinderen zich ontwikkelen, en vroege interventie zou moeten helpen om sommige van de drastische corrigerende maxillofaciale operaties die deze kinderen soms nodig hebben, te voorkomen. Bovendien kan de reeks gebeurtenissen, zoals borstvoedingsproblemen, dan eetproblemen, dan spraakproblemen, samen met nekpijn, hoofdpijn, slechte slaap en scheve tanden die beugels vereisen, worden gestopt voordat de levenskwaliteit van een kind (of volwassene) wordt beïnvloed.

HOOFDSTUK 19

———— ∞ ————

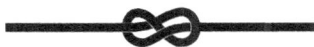

Keelamandelen, neusamandelen en buisjes, o jee!

Veel kinderen met tongriemen ademen ook door de mond. Mondademhaling brengt zijn eigen reeks symptomen met zich mee en wordt breed erkend als pathologisch. Het leidt tot een open-mondhouding en veranderingen in gezichtsgroei die kunnen resulteren in een lang gezichtspatroon.[73,74] Wanneer de tong niet op het gehemelte rust zoals het hoort, resulteert dit in een gestoorde slik en wordt het gehemelte niet natuurlijk verbreed. Het gehemelte groeit in een V-vorm in plaats van een normale U-vorm; meestal is dit te wijten aan een tongriem.[75] De verlaagde positie van de tong bevordert ook mondademhaling boven neusademhaling.

Wanneer de tongriem van een jong kind wordt losgemaakt, begint de tong automatisch hoger op het gehemelte te rusten, en mondademhaling kan zonder aanvullende therapie verdwijnen. Het jonge kind ademt door de neus, slaapt beter en wordt uitgeruster wakker. Oudere kinderen en volwassenen hebben hertraining nodig met een myofunctionele therapeut om te leren hun tong op het gehemelte te laten rusten na jaren van slechte gewoontes en compensatie. Wanneer het gehemelte niet wordt verbreed, heeft een kind veel meer kans op beugels en zelfs extractie van permanente tanden (meestal premolaren) vanwege een gebrek aan ruimte in de onderontwikkelde bovenkaak. Wanneer borstvoeding moeilijk is en in plaats daarvan een fles wordt gebruikt, wordt het probleem verergerd omdat het gehemelte niet uitzet en plat wordt door de natuurlijke werking van borstvoeding.[76] Veel baby's worden geboren met hoog gewelfde gehemeltes door slikken in de baarmoeder met beperkte tongen (al vanaf 20 weken), die aan de mondbodem worden gehouden door strakke tongfrenula. Zachte moderne diëten hebben ook veel te maken met het veroorzaken van smalle bogen, maar dat concept valt buiten de scope van dit boek (zie *The Dental Diet* van Dr. Steven Lin voor meer).[77]

Een tongriem voorkomt normale elevatie van de middelste en achterste delen van de tong, en het resultaat is een gehemelte dat niet normaal is. Wanneer spieren en bot tegenover elkaar staan, wint de spier altijd. De tong is een krachtige spier en helpt het gehemelte te vormen en de groei van de botten in de mondholte te sturen.[78] Zodra de tanden doorbreken, helpt de tong ze in de juiste uitlijning te komen. De tanden rusten in een neutrale zone tussen de lippen en de tong. De rustkracht van de tong alleen biedt voldoende kracht om bij te dragen aan malocclusie. Orthodontische krachten die zeer licht zijn, verplaatsen tanden en het bijbehorende bot. Deze gewoontes die bij een jong kind onschuldig lijken, kunnen leiden tot ongewenste veranderingen in de tandbeet, minder dan ideale mondfuncties en gezichtsveranderingen. De bovenkaak zal smal zijn en niet zo ver naar voren staan als normaal, wat mij overkwam. Ik moest als kind een gehemelteverbreding hebben, en vervolgens drie sets beugels, met als hoogtepunt een kaakoperatie waarbij mijn boven- en onderkaken werden gebroken en chirurgisch herpositioneerd. Is een tongriem de reden voor alle kaakafwijkingen en kaakoperaties? Waarschijnlijk niet. Maar zonder twijfel kan het bijdragen aan slechte tongplaatsing, mondademhaling en onnatuurlijke kaakgroei. Verder kunnen disfunctioneel slikken, mondgewoontes en andere mondcompensaties bijdragen aan temporomandibulaire gewrichtsdisfunctie (TMJ) en craniofaciale pijnsyndromen die kunnen beginnen tijdens de adolescentie en doorgaan in de volwassenheid.

Mondademhaling kan ontstaan door verschillende factoren, maar een tongriem moet worden beschouwd als een mogelijke en minder geïdentificeerde oorzaak. De neus is ontworpen voor ademhaling, en de mond is ontworpen voor eten. Mondademhaling leidt tot een reeks problemen, waaronder zuurstofgebrek, hyposmie of anosmie (slechte of afwezige reukzin), en borstvoedings- en eetuitdagingen voor zuigelingen en oudere kinderen. Mondademhaling kan ook stress veroorzaken bij een persoon en atypische functionele spierpatronen veroorzaken, wat leidt tot slechte botgroei.[79] Zuurstof is zonder twijfel de meest cruciale voedingsstof die ons lichaam nodig heeft, en chronisch zuurstofgebrek kan leiden tot chronische ontsteking door het hele lichaam.[80] Allergieën en astma verergeren ook als reactie op chronische mondademhaling.[81] Tot slot is mondademhaling overdag en 's nachts in verband gebracht met kinder-eczema, of atopische dermatitis.[82]

Een heel nieuw veld in de tandheelkunde richt zich nu op het behandelen van zowel de luchtweg als de "hele persoon" in plaats van alleen de tanden. Luchtwegorthodontie bekijkt scheve tanden vanuit meer dan een cosmetisch of tandheelkundig standpunt. Deze zorgverleners willen mensen mooiere tanden bieden terwijl ze de luchtweg verbreden en hen de voordelen laten ervaren van juiste spierspanning, luchtstroom en groei. Ze bereiken dit door patiënten te helpen goede gewoontes te vestigen zoals neusademhaling en juiste rusthoudingen van tong en lippen.[83]

Slechte ademhaling kan de algemene gezondheid beïnvloeden, maar wat heeft dit te maken met amandelen, adenoïden en buisjes? Het gehemelte is de vloer van de neusholte. Als de basis van de neusholte smal is door een tongriem of hoog gewelfd gehemelte, is de kans groot dat het septum afwijkt, de luchtweg kleiner is dan normaal en de luchtstroom door de neus wordt belemmerd. De luchtstroom kan zo moeilijk worden dat de baby begint met mondademhaling. Dit patroon van mondademhaling kan doorgaan tijdens de kindertijd en in de volwassenheid. Een karikatuur van een mondademhaler is te zien in de film *Napoleon Dynamite*, waar het hoofdpersonage een langwerpig gezicht heeft, lipincompetentie (zijn mond sluit niet gemakkelijk) en zijn mond openvalt wanneer hij ademt. Als de luchtstroom door de neus gestoord en turbulent is, kan dit microtrauma aan de adenoïden en amandelen veroorzaken, wat leidt tot verhoogde ontsteking van deze weefsels.[84] Dit trauma kan ervoor zorgen dat ze vergroten, wat een vicieuze cirkel van luchtwegobstructie start, wat leidt tot een verergering van de ontsteking van de adenoïden en amandelen totdat ze de luchtweg zo significant blokkeren dat verwijdering wordt aanbevolen. Volgens lokale KNO-artsen worden tegenwoordig meer kinderen hun amandelen verwijderd om slaapredenen en mondademhaling dan om infecties. In feite hebben veel kinderen met niet-gediagnosticeerde tongriemen een geschiedenis van verwijderde amandelen of adenoïden. Er zijn geen gepubliceerde studies over de prevalentie van kinderen met een tongriem die al hun amandelen of adenoïden hebben laten verwijderen, maar op basis van anekdotisch en ervaringsbewijs is het zeer frequent.

Wanneer adenoïden vergroot zijn, kunnen ze de openingen van de buis van Eustachius naar de keel blokkeren. Kinderen met tongriemen ervaren ook disfunctioneel slikken en verminderde tongmobiliteit. Dit kan worden veroorzaakt door een klassieke voorste tongriem of een achterste of verborgen tongriem. Wanneer slikken is gestoord en de elevatie van de tong beperkt is, kan de buis van Eustachius de druk in het middenoor niet normaal openen en gelijkmaken. De belangrijkste spier die de buis opent, de tensor veli palatini, heeft moeite om dit te doen bij een abnormale slik.[85] Wanneer een persoon de druk in de oren moet gelijkmaken – bijvoorbeeld in een vliegtuig onder druk of in de lift van een hoog gebouw – kan het kauwen op kauwgom, gapen of slikken de buis van Eustachius openen. Kinderen met tongriemen hebben hier moeite mee en lijden vaak aan chronische terugkerende oorinfecties, wat leidt tot frequent gebruik van antibiotica. Antimicrobiële middelen kunnen een negatieve invloed hebben op de darmmicrobiota en darmgezondheid, en de antibioticaresistentie bij een individu of een populatie vergroten. Flesvoeding kan ook uitdagingen veroorzaken voor de buizen van Eustachius. De tong functioneert in een onnatuurlijke positie wanneer een vreemd voorwerp zoals een flessenspeen in de mond wordt gestoken.[85] Als de tong wordt opgetild en naar achteren wordt geduwd door de kunstmatige speen, kan het de buis van Eustachius afsluiten.[85] Duimzuigen en spenen kunnen dezelfde tonghouding bevorderen, en als de tong wordt vastgehouden door een tongriem, valt de tong vaak achteruit tijdens de slaap. Wanneer de tong de achterste farynx blokkeert, kan het verschillende graden van luchtwegobstructie veroorzaken en leiden tot slaapgestoorde ademhaling (zie Hoofdstuk 21). De American Academy of Family Physicians en de American Academy of Pediatrics bevelen beide aan om rond 6 tot 10 maanden te stoppen met een speen vanwege het verhoogde risico op oorinfecties.[86]

Sommige kinderen die voor tongriemevaluaties komen, hebben wel 40 oorinfecties en 3 sets oorbuisjes gehad! Niet alle kinderen met tongriemen hebben oorinfecties, vergrote amandelen en enorme adenoïden, maar velen wel. Tonsillectomieën, adenoïdectomieën en myringotomieën (plaatsing van oorbuisjes) veroorzaken fysieke, emotionele en financiële spanningen voor gezinnen. De herstelperiode na een tonsillectomie kan zeer oncomfortabel zijn voor patiënten van elke leeftijd. Al deze problemen moeten worden overwogen in de context van de onbekende risico's van algemene verdoving voor de ontwikkelende hersenen. Daarom lijkt het verstandig om zuigelingen bij de geboorte te evalueren op tongriemen. Het is mogelijk dat veel ontwikkelings- en functionele afwijkingen die leiden tot hoge zorgkosten kunnen worden voorkomen door een goed uitgevoerde tongriemoperatie.

> *Wanneer slikken is gestoord en de elevatie van de tong beperkt is, kan de buis van Eustachius de druk in het middenoor niet normaal openen en gelijkmaken.*

HOOFDSTUK 20

∞

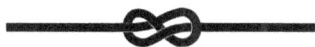

Slaap- en luchtwegproblemen

Volgens de Centers for Disease Control and Prevention kampen Amerikanen met een epidemie van slaapproblemen. Vijfendertig procent van de volwassenen geeft aan dat ze 7 uur of minder per nacht slapen.[87] Veel mensen hebben slaapapneu, hypopneu of bovenste luchtwegweerstandssyndroom, en nog meer snurken. Deze verschillende stoornissen hebben vaak veel te maken met de anatomie en functie van de bovenste luchtweg. Snurken, dat vroeger werd gedacht slechts vervelend te zijn bij volwassenen en kinderen, en zelfs schattig bij jongere kinderen, is nu een grote rode vlag die aangeeft dat er waarschijnlijk iets mis is met de slaap van die persoon. Bruxisme of nachtelijk tandenknarsen kan ook verband houden met slaapgestoorde ademhaling en slaapapneu. Vroeger werd gedacht dat tandenknarsen gerelateerd was aan stress (en dat kan zeker zo zijn), maar een waarschijnlijke reden waarom kinderen en volwassenen 's nachts hun tanden knarsen, kan zijn vanwege luchtwegobstructie. Wanneer een persoon gaat slapen en ontspant, en de luchtweg om welke reden dan ook te klein is, zullen de keel- en mondspieren de tong toestaan om de luchtweg te blokkeren. Veelvoorkomende redenen voor een gebrek aan ruimte in de achterste farynx zijn obesitas en smalle luchtwegen (zoals door tongriemen of een zacht modern dieet). Wanneer de ademhaling wordt belemmerd, probeert het lichaam de luchtweg te openen door de onderkaak naar voren te steken en de tanden te knarsen of te klemmen.[88,89] Deze acties worden aangedreven door lage zuurstofverzadiging.

Wetenschappers begrijpen nu dat de hersenen tijdens de slaap hard werken om herinneringen te consolideren en zichzelf te herstellen. Als een persoon vaak 's nachts wakker wordt door het verdedigingsmechanisme van het lichaam om de persoon te wekken om te dwingen te ademen, zal die persoon lijden aan een slechte slaapkwaliteit. Bij de keuze tussen slapen of overleven, weet de hersenstam wat er moet gebeuren en wekt de persoon. Het probleem is dat als een persoon slechts gedeeltelijk wakker wordt, ze niet beseffen dat ze gewekt zijn. Soms treden deze episodes, genaamd "micro-ontwakingen," vele keren per uur op, waardoor de persoon de diepe slaapfasen nooit bereikt. Zonder een slaaponderzoek merk je misschien niet eens dat dit patroon plaatsvindt.

> *Als de tong wordt vastgehouden door een tongriem, valt de tong vaak achteruit tijdens de slaap en blokkeert de luchtweg.*

Bij kinderen kan slaapgestoorde ademhaling leiden tot overmatige slaperigheid overdag en ook symptomen die aandachtstekortstoornis (ADD) en aandachtstekortstoornis met hyperactiviteit (ADHD) nabootsen. Volgens één artikel wordt gedacht dat 81% van de kinderen die snurken en ADD hebben, hun symptomen kunnen laten verdwijnen door hun slaapproblemen te behandelen.[90] In een recentere studie hadden kinderen van 4 tot 5 jaar met ADHD meer kans dan kinderen zonder ADHD om slaapproblemen te hebben door vergrote adenoïden. Oudere kinderen van 6 tot 11 jaar hadden meer kans op ADHD en slaapproblemen door vergrote amandelen, omdat de adenoïden op deze leeftijd meestal krimpen.[91] Ze merkten ook op dat hoe ernstiger de hypertrofie, hoe ernstiger de slaapproblemen, en hoe ernstiger de ADHD-symptomen.[91] De herhaalde hypoxie en lage zuurstof in het bloed door slaapapneu beïnvloeden de hersenfunctie, en de herhaalde ontwakingen laten geen herstellende, rustgevende slaap toe. De onderzoekers merkten op dat de kinderen met ADHD laat naar bed gingen, moeite hadden met in slaap vallen, moeite hadden om in slaap te blijven en meer emotionele en cognitieve stoornissen hadden door een gebrek aan kwaliteitsslaap.[91] Verder hebben recente studies aangetoond dat kinderen met slaapapneu verminderde grijze stof in de hersenen hebben door vertraagde neuronale ontwikkeling of beschadigde neuronen.[92,93] Kinderen zouden minimaal moeten worden gescreend op slaapproblemen (er zijn verschillende eenvoudige vragenlijsten die zijn gevalideerd) en idealiter slaaponderzoeken ondergaan voordat ze medicatie krijgen voor ADD. Kwaliteitsslaap is veel belangrijker dan we vroeger dachten.

Wat heeft een tongriem te maken met slaap? Zoals we eerder hebben gezien, kunnen de tongriem en lage rusthouding van de tong leiden tot mondademhaling. Mondademhaling voorkomt dat de hersenen de diepste slaapniveaus ervaren; daarom worden mensen die mondademen niet verfrist wakker uit hun recente slaap. Kinderen en volwassenen krijgen misschien de juiste hoeveelheid slaap 's nachts, maar velen krijgen niet de juiste kwaliteit slaap die ze nodig hebben. Snurken door weerstand in de bovenste luchtweg kan een waarschuwingssignaal zijn voor obstructieve slaapapneu of

Wanneer de ademhaling wordt belemmerd, probeert het lichaam de luchtweg te openen door de onderkaak naar voren te steken en de tanden te knarsen of te klemmen.

slaapgestoorde ademhaling. Het losmaken van een tongriem in de kindertijd gecombineerd met borstvoeding kan dit fenomeen voorkomen door de zuigeling te helpen een breed, plat gehemelte en goed ontwikkelde neusholtes en sinussen te ontwikkelen. De mondholte van een baby met een tongriem groeit en ontwikkelt zich niet optimaal.[3] De kaken zijn klein, en de tong wordt naar achteren in de keel geduwd. De tong zou op het gehemelte moeten rusten en helpen het gehemelte te verbreden. Als het gehemelte smal is en de onderkaak beperkt of teruggetrokken is, neemt de onderkaak ook luchtwegruimte in beslag. Teruggetrokken, is de enige plek waar de tong naartoe kan achteruit, wat een deel van de luchtweg afsluit. Een smal gehemelte en verlenging van het zachte gehemelte zijn in een recente studie in verband gebracht met tongriemen.[64] Na volledige tongriemoperaties slapen kinderen consequent dieper, snurken ze minder, vertonen ze minder bewegingen en voelen ze zich 's ochtends verfrist. Vaak concentreren ze zich beter en zijn ze minder hyperactief. Het is fascinerend dat een klein draadje zo'n dramatische impact kan hebben op de menselijke fysiologie en levenskwaliteit.

Een smal gehemelte leidt tot een afname van het luchtwegvolume in de neusholte, en met een vermindering van het luchtwegvolume wordt de luchtweerstand met de vierde macht verhoogd. Met andere woorden, een luchtweg die half zo klein is, is 16 keer moeilijker voor lucht om doorheen te stromen bij het ademen. Het goede nieuws is dat een proces zo eenvoudig als een orthodontische gehemelteverbreding het volume van de neusholte kan vergroten, en het lijkt erop dat de verandering blijvend is. Het vermindert luchtwegweerstand en maakt het gemakkelijker voor het kind om nasaal te ademen.[94] Tonsillectomie en adenoïdectomie in combinatie met maxillaire expansie lijken te helpen bij het verminderen van obstructieve slaapapneu en slaapgestoorde ademhaling. De voordelen van de drie procedures zijn additief. De volgorde waarin de procedures worden uitgevoerd lijkt minder belangrijk dan het feit dat zowel expansie als reductie van lymfoïde weefsel worden uitgevoerd.[95]

Kinderen en volwassenen krijgen misschien de juiste hoeveelheid slaap 's nachts, maar velen krijgen niet de juiste kwaliteit slaap die ze nodig hebben.

Soms kan een combinatie van tongriemoperatie en maxillaire expansie (een gehemelteverbreding) of groeiapparaat ook voordelig zijn voor het kind, hoewel onderzoek naar deze modaliteit om obstructieve slaapapneu of slaapgestoorde ademhaling te verminderen ontbreekt. Anekdotisch en ervaringsbewijs suggereert echter dat deze methode ook werkt. Het losmaken van de tong en het verbreden van het gehemelte stellen de tong in staat om uit de luchtweg te bewegen en op het gehemelte te rusten, en vergroten ook het neusvolume (waardoor de luchtweerstand wordt verminderd), zodat het kind door de neus kan ademen. Neusademhaling kan het microtrauma aan de amandelen en adenoïden dat mondademhaling veroorzaakt verminderen, wat de amandelen en adenoïden kan doen krimpen, en in sommige gevallen de noodzaak voor een operatie elimineren.

Bedplassen is een veelvoorkomende bevinding bij kinderen en is moeilijk te beheersen. Vaak treedt bedplassen op door een gebrek aan diepe slaap. Kinderen (en volwassenen) met slaapgestoorde ademhaling hebben frequente ontwakingen of micro-ontwakingen, wat ervoor kan zorgen dat het kind de drang voelt om te plassen. Slaapgestoorde ademhaling is in verband gebracht met nachtelijk bedplassen, en een recente systematische review van het verwijderen van amandelen en adenoïden toonde aan dat bedplassen verbeterde bij meer dan 60% van de patiënten en 50% een volledige resolutie van symptomen had.[96] Bij veel patiënten die lijden aan bedplassen kan een eenvoudige tongriemoperatie (die minder morbiditeit met zich meebrengt dan tonsillectomie) het kind in staat stellen diepere slaapniveaus te bereiken en bedplassen stoppen – soms zelfs dezelfde nacht. Het verwijderen van amandelen en adenoïden, het aanbrengen van een maxillaire verbreding en het uitvoeren van een tongriemoperatie kunnen allemaal samenwerken om de slaapkwaliteit en -kwantiteit te verbeteren.

HOOFDSTUK 21

———∞———

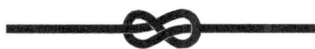

Tandheelkundige problemen

Tong- en lipriemen kunnen tandheelkundige problemen veroorzaken bij peuters, kinderen van alle leeftijden en zelfs volwassenen. De problemen kunnen tandvleesrecessie, moeilijk te reinigen gebieden, scheve tanden of malocclusies omvatten. Zoals eerder besproken, kunnen schijnbaar onbeduidende problemen zoals tandenknarsen, of bruxisme, een teken zijn van diepere problemen, zoals slaapstoornissen en luchtwegcompromissen. De U.S. Surgeon General maakte het publiek beroemd bewust dat de mond een "spiegel van algemene gezondheid en welzijn" is en benadrukte de belangrijke rol die tandheelkundige gezondheid kan spelen in de gezondheid van de rest van het lichaam.[97] Naarmate onderzoek en klinische kennis toenemen, wordt deze uitspraak meer dan ooit volledig gevalideerd. Dit boek bespreekt een voorbeeld van dit principe, namelijk dat er veel schijnbaar ongerelateerde problemen worden beïnvloed door dit "kleine draadje onder de tong."

Lipriemen en diastema's (spleet tussen de tanden)

Het eerste en meest voor de hand liggende tandheelkundige probleem dat verband houdt met een beperkt mondweefsel, in dit geval een lipriem, is een diastema, een spleet tussen de voortanden. Een lipriem kan een spleet veroorzaken tussen de bovenste tanden, en een tongriem kan een spleet veroorzaken tussen de onderste tanden (snijtanden). De neiging om een spleet tussen de voortanden te krijgen is vaak erfelijk, van generatie op generatie doorgegeven als een dominant gen, omdat hetzelfde proces dat leidt tot een lipriem ook vaak leidt tot een diastema.

Een dikke, beperkende lipriem kan ook ervoor zorgen dat voedsel of melk vast komt te zitten in de holte tussen de lip en de tanden, wat leidt tot tandbederf bij zuigelingen tot adolescenten.[53] Aanvankelijk begint het bederf als een witte lijn op de tand nabij de tandvleesrand en verandert dan in een witte vlek, totdat het glazuur zo zacht is door calciumverlies dat het oppervlak breekt en een gat, of holte, achterlaat. Deze presentatie komt zeer vaak voor bij tandheelkundige patiënten wier ouders niet beseffen dat hun kind een lipriem heeft. Een lipriem kan pijn veroorzaken wanneer de bovenste voortanden worden gepoetst (meestal bij peuters) en de tandenborstel het frenulum raakt. Wanneer een ouder de lip optilt om te helpen met poetsen, kan de strakheid van de aanhechting ook pijn doen bij het kind. Hoe dan ook, het is moeilijker voor de ouder om de tanden van het kind te poetsen, wat, samen met voedsel dat vast komt te zitten naast de voortanden, een kind zeker in gevaar kan brengen voor tandcaries.

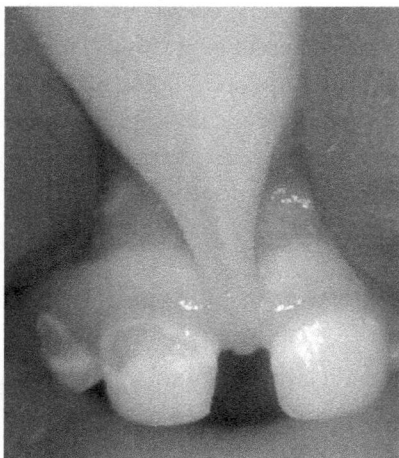

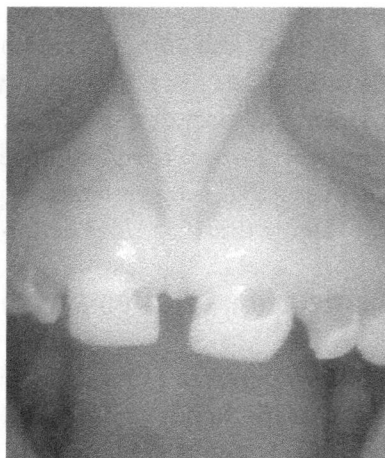

Een lipriem veroorzaakt moeite met poetsen en houdt voedsel of vloeistof vast bij de tanden, waardoor het kind risico loopt op gaatjes.

In sommige gevallen zal een zorgverlener ouders vertellen zich geen zorgen te maken over een bovenlipriem omdat kinderen vaak vallen en het frenulum scheuren, waardoor ze effectief zichzelf een frenectomie geven. Hoewel dit advies op het eerste gezicht nuttig klinkt, als dit gebeurt, bloedt het aanzienlijk, veroorzaakt het leed bij ouder en kind, en verwijdert het niet daadwerkelijk het weefsel tussen de tanden, wat resulteert in een onvolledige ingreep. Helaas strekt dit advies zich ook uit tot tongriemen, met de mythe dat het kind kan vallen en de tongriem kan scheuren (of ze adviseren dat het zal oprekken). Het is vrijwel onmogelijk om een tongriem te scheuren door een val, omdat deze achter de tanden verborgen is, en ouders adviseren om een van beide medische aandoeningen te behandelen door toekomstig trauma is op zijn best onbehulpzaam.

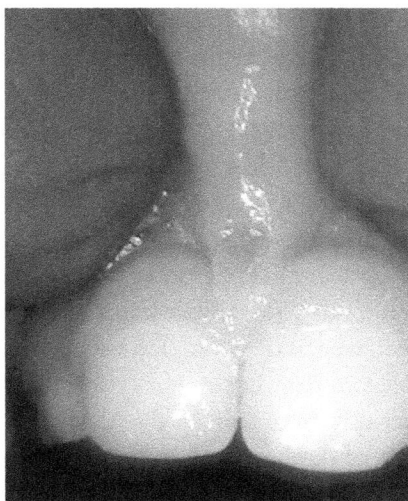

Onvolledige ingreep door een val, wat resulteerde in aanzienlijke bloeding. Merk op dat het weefsel nog steeds vastzit en binnen een paar weken weer aan elkaar zal genezen.

Als een kind op 2- of 3-jarige leeftijd gaatjes heeft, kan het moeilijk zijn om ze te behandelen. En afhankelijk van de grootte en het aantal aanwezige gaatjes, zal het kind waarschijnlijk sedatie of algemene verdoving nodig hebben om het voor de tandarts mogelijk te maken de tanden te herstellen. Daarom is het het beste om de lipriem los te maken als het poetsen moeilijk maakt, of als de ouder nachtelijks met het kind moet vechten om dat specifieke gebied te poetsen. Het volledig losmaken van een lipriem met een schaar is bijna onmogelijk vanwege de dikte van de schaarbladen en de dikte van het tandvlees. Een eenvoudige knip zal enige spanning verlichten, maar zal een vlezig stuk van de lip achterlaten dat nog steeds in het tandvlees is ingebed en meestal niet toestaan dat de spleet sluit. Een laser gebruiken voor de ingreep stelt de chirurg daarentegen in staat om de gehele aanhechting in een kwestie van seconden te verwijderen, met weinig tot geen bloeding en minimaal ongemak. Er is echt geen concurrentie tussen de beschikbare methoden voor het losmaken van een lipriem; de nieuwere lasertechnologie heeft geen rivaal.

Veel kinderen hebben een spleet tussen hun voortanden. Moet elk frenulum worden behandeld met een laser? Nee. Interdentale ruimte tussen melktanden is eigenlijk normaal, en zolang het gelijkmatig verdeeld is, is het een goede zaak, omdat het een indicator is van voldoende ruimte voor de permanente tanden om door te breken met minimale crowding. Zelfs een spleet alleen tussen de twee voortanden vereist niet automatisch behandeling. Een functionele evaluatie door een getrainde tongriemoperateur is nuttig. Als de spleet voldoende groot is (groter dan een paar millimeter), kan er een reden zijn om deze los te maken. Als het ervoor zorgt dat het kind moeite heeft met het poetsen van de boventanden of als voedsel vast komt te zitten onder de lip, en er is een brede spleet, wegen de voordelen waarschijnlijk zwaarder dan de risico's ten gunste van het uitvoeren van de laserprocedure. Het zou buitengewoon zeldzaam zijn dat een kind in slaap moet worden gebracht voor deze procedure, of dat het met een schaar wordt uitgevoerd. Met een bekwame zorgverlener en een hoogwaardige laser is het gemakkelijk in ongeveer 20 seconden in de praktijk te volbrengen, met minimaal ongemak en stress voor het kind. Meestal, als het kind jonger is dan 18 maanden en de hoektanden nog niet zijn doorgebroken, zal de spleet aanzienlijk, zo niet volledig, sluiten binnen een paar weken tot maanden na een ingreep. Als het kind ouder is dan 18 maanden maar de lipriem nog steeds functionele problemen veroorzaakt, zoals moeite met eten van een lepel of het produceren van spraakklanken, kan de lip op elke leeftijd worden losgemaakt. De volgende beste tijd om de bovenlip los te maken voor spleetsluiting lijkt te zijn wanneer de permanente tanden net beginnen door te breken of net in de mond zijn gekomen.[17] Er is een normale beweging van de tanden in dit stadium, en zodra alle permanente tanden binnen zijn, is er veel minder normale migratie van tanden die zou kunnen helpen de spleet te sluiten zonder beugels. Deze procedure kan de noodzaak voor beugels beperken (althans om de reden van een diastema), maar het is zeker geen garantie. Bij een ouder kind is het losmaken van de lip met een laser een eenvoudige procedure die minimaal ongemak veroorzaakt, dat gemakkelijk kan worden beheerst met ibuprofen of paracetamol.

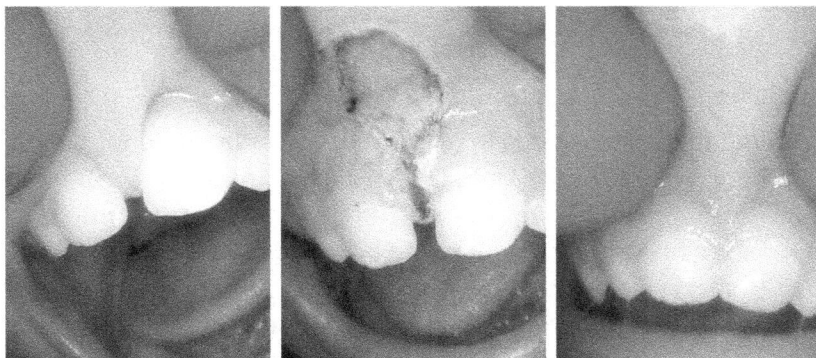

Significante spleetsluiting wanneer losgemaakt vóór het doorbreken van de primaire hoektanden.

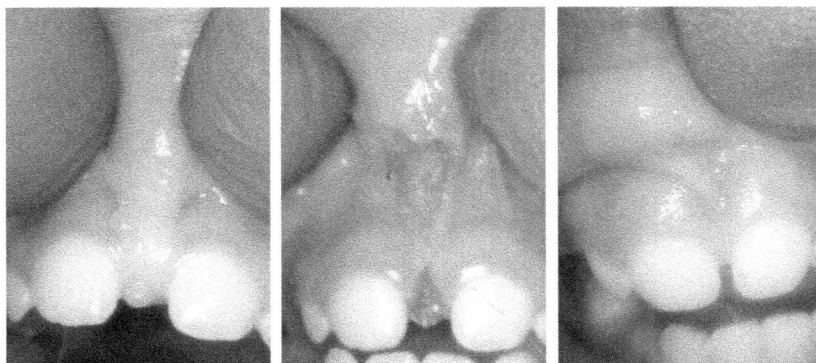

Aanzienlijk eenvoudigere mondhygiëne en significante spleetsluiting na laser–lipriemoperatie.

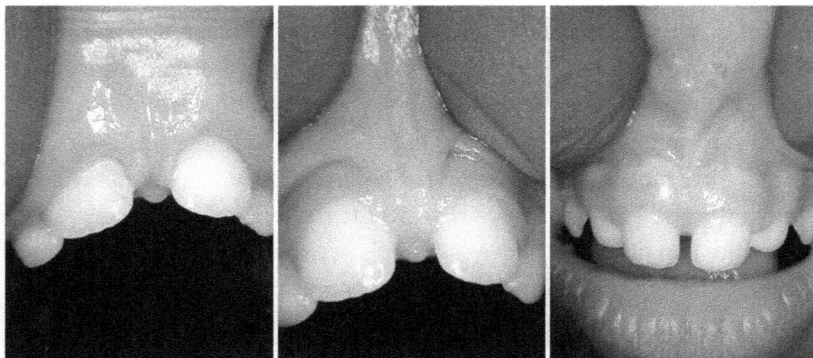

Dik frenulum dat moeite met tandenpoetsen veroorzaakt (links), verbleking van frenulum (midden), en zes maanden na ingreep (rechts). De patiënt had verbeterde lipmobiliteit, eenvoudiger poetsen, significante spleetsluiting en geen littekens. De rest van de spleet zou moeten sluiten wanneer permanente tanden doorbreken.

Sommige tandartsen geven misschien de voorkeur dat ouders wachten tot na het verwijderen van de beugels van een kind voordat een zorgverlener het frenulum losmaakt. Dit is een verouderde aanbeveling gebaseerd op een suggestie van een orthodontist aan het begin van de 20e eeuw. De meest geciteerde reden om te wachten met het verwijderen van het frenulum tot na de beugels is te vinden in Bishara (1972), waarin hij de mening herhaalt dat "het de voorkeur lijkt om de ruimtes orthodontisch zo vroeg mogelijk tijdens de behandeling te sluiten en vervolgens de chirurgische procedure uit te voeren."[98] Deze aanbeveling is echter uitsluitend de mening van die zorgverlener en is niet gebaseerd op bewijs. De zorg was dat het losmaken van het frenulum littekenweefsel zou kunnen veroorzaken en de tanden zou kunnen verhinderen samen te komen. Sinds die tijd is waargenomen dat na een frenectomie de tanden binnen een paar weken tot maanden vanzelf samenkomen zonder orthodontische interventie. Onlangs kon Dr. Kotlow deze onbehulpzame aanbeveling – om te wachten tot de permanente tanden doorbreken om de lipriem los te maken – laten verwijderen uit de behandelrichtlijnen van de American Academy of Pediatric Dentistry, die evidence-based zijn. Sommige mensen maken zich ook zorgen dat de ingreep het kind een "tandvleesglimlach" zal geven, maar er is geen reden om te denken dat het losmaken van de lipriem een tandvleesglimlach zal veroorzaken bij een patiënt die er anders geen zou hebben gehad. Het losmaken van de lip verandert meestal niet de normale rustpositie van de lip of de glimlachende rustpositie van de lip. In plaats daarvan geeft het hen een grotere kans op normale mobiliteit en functie, en het laat vaak toe dat de spleet sluit zonder de noodzaak voor beugels.

De spleet tussen de boventanden sluit vaak vanzelf als deze 2 mm breed of kleiner is. In deze gevallen kunnen ouders wachten met het losmaken van de tongriemen als er geen andere functionele problemen of moeite met mondhygiëne zijn. Dergelijke tongriemen kunnen worden herbeoordeeld en losgemaakt wanneer de kinderen ouder zijn en de permanente snijtanden doorbreken, wat tussen de 7 en 9 jaar is, als de procedure nodig is. Vaak is de procedure niet nodig bij deze groep patiënten, en ouders wordt geadviseerd te wachten en te zien hoe de kinderen groeien. Elk geval moet individueel worden behandeld, en het beste onderzoek en klinische oordeel dat op dat moment beschikbaar is, moet worden gebruikt om te bepalen wat het beste is voor elk kind.

> *De beste tijd om de procedure uit te voeren voor spleetsluiting is vóór 18 maanden oud of wanneer de permanente tanden doorbreken.*
> *- Larry Kotlow, DDS*[17]

Tandenknarsen (bruxisme)

Tandenknarsen werd vroeger gedacht gerelateerd te zijn aan stress in het leven van een kind of ouder. Hoe meer stress, hoe meer knarsen. Zeker, dit kan waar zijn, en knarsen kan soms het gevolg zijn van verhoogde stress. Echter, nachtelijk tandenknarsen, of bruxisme, kan een waarschuwingssignaal zijn van iets anders. De nieuwe gedachte is dat nachtelijk tandenknarsen (dat voor veel ouders klinkt als nagels op een schoolbord!) eigenlijk een teken kan zijn van slaapgestoorde ademhaling, wat in het vorige hoofdstuk werd besproken. Dit kan verband houden met een tongriem, omdat de tongriem de basis van de tong omlaag houdt in plaats van deze in zijn normale rustpositie op het gehemelte te laten. Terwijl de spieren van het lichaam ontspannen tijdens de slaap, kan de tong achteruit vallen en de luchtweg blokkeren, wat ademhalingsmoeilijkheden veroorzaakt. Er wordt verondersteld dat de hersenen dan de tanden laten knarsen in een poging om het kind (of de volwassene) te wekken naar een lichtere slaaptoestand – en ook de onderkaak naar voren te steken om een open luchtweg en gemakkelijker ademen te vergemakkelijken.

Tandvleesrecessie

Tandvleesrecessie is een veelvoorkomende bevinding bij een patiënt met een tongriem, maar kan ook optreden door lip- en wangriemen. De sterke spieren van de tong, lippen of wangen zullen na verloop van tijd aan het tandvlees trekken en een traumatische kracht uitoefenen die ervoor zorgt dat de tandvleesweefsels langzaam van de tanden wegtrekken, waardoor blootliggende wortels achterblijven. Recessie wordt vaak gevonden aan de binnenkant van de onderste snijtanden door tongriemen, de buitenkant van de onderste snijtanden of de buitenkant van de bovenste snijtanden door lipriemen, of op de hoektanden of premolaren door wangriemen. Zodra de frenula zijn verwijderd en de traumatische krachten zijn verzacht, zullen de weefsels soms terugveren en de recessie verminderen, maar vaak blijven de defecten. De recessie zou moeten stoppen en niet erger worden als zachte tandenborsteltechnieken worden toegepast. Het is belangrijk voor de patiënt om rekoefeningen te doen om de weefsels gescheiden te houden en te voorkomen dat de frenulumwond opnieuw een strakke aanhechting vormt. Een tandvleestransplantatie kan nodig zijn, maar vaak kan een transplantatie worden vermeden als een strak frenulum wordt verwijderd wanneer recessie voor het eerst wordt waargenomen.

> *Bruxisme is vaak een waarschuwingssignaal van iets anders.*

Gaatjes (tandcaries)

Tandcaries worden vaak met grotere prevalentie gezien bij kinderen en volwassenen met tong- of lipriemen. Zoals eerder besproken, kan de lip voedsel naast de tanden vasthouden en het moeilijk maken om ze te poetsen. De tong voert veel functies uit, maar een van de belangrijkste functies naast het vormen van bolussen om te slikken is het opruimen van de resterende voedseldeeltjes en deze ook te slikken. Soms heeft een kind (of volwassene) een tongriem en merkt dat voedsel vast komt te zitten tussen de wangen en tanden omdat de tong zo beperkt is dat deze de achterste tanden niet kan reinigen. Vaak moeten deze patiënten hun vingers in hun mond steken om voedselresten van de tanden te reinigen omdat hun tongen dit niet goed kunnen doen; dit staat bekend als mondtoilet. Een van de eerste dingen die mensen opmerken wanneer hun tongriemen worden losgemaakt, is dat hun tongen nu de achterste tanden kunnen aanraken en ze voor het eerst kunnen reinigen! Voedsel kan ook vast komen te zitten op het gehemelte en ervoor zorgen dat mensen hun vingers moeten gebruiken om het los te maken. Deze gewoontes kunnen vrij afstotelijk zijn wanneer mensen in het openbaar eten.

Beugels en kaakoperaties

Beugels of orthodontie zijn vaak nodig bij patiënten met tong- of lipriemen. Zoals al besproken, kan een beperkend frenulum een spleet tussen de tanden veroorzaken die beugels vereist, maar extra problemen kunnen ontstaan door strakke stukken weefsel die de groei beperken. Een of beide kaakbotten kunnen worden beïnvloed door een tongriem, wat kan leiden tot te weinig groei van de botten, crowdingproblemen van de tanden veroorzaken, voorkomen dat de kaken goed op elkaar passen en uiteindelijk een kaakoperatie vereisen. Helaas heb ik dit aspect van tongriem zelf ervaren. Ik had een niet-gediagnosticeerde tongriem, dus mijn tong rustte op de mondbodem in plaats van op mijn gehemelte. Deze rustpositie belemmerde de groei van mijn bovenkaak, of maxilla. Ik had beugels en een verbreding nodig rond de leeftijd van zeven, opnieuw beugels van 11 tot 13, en uiteindelijk zeer complexe en dure maxillofaciale chirurgie met beugels voor de derde keer toen ik afstudeerde van de middelbare school en begon aan de universiteit.

Kaakoperaties worden alleen uitgevoerd zodra de kaken stoppen met groeien, normaal rond de leeftijd van 16 bij meisjes of 18 bij jongens. Jonge volwassenen ervaren veel emotionele en fysieke veranderingen tijdens de tienerjaren, en uitgebreide chirurgie en beugels kunnen een aanzienlijke psychosociale uitdaging voor hen vormen. Naast kaakgerelateerde problemen kan het temporomandibulaire gewricht (TMJ) ook worden beïnvloed, en dat was in mijn geval zo. Ik ontwikkelde degeneratieve veranderingen in de schijven op 18-jarige leeftijd, dus tijdens de kaakoperatie opereerden ze ook op die gewrichten, en ik heb sindsdien stijfheid in de gewrichten. Al deze gevolgen kunnen en zullen voortkomen uit tongriemen. Als deze problemen konden worden voorkomen door tongriemen bij de geboorte te diagnosticeren en aan te pakken, zouden aanzienlijke zorgkosten en morbiditeit kunnen worden vermeden. Zelfs als beperkte mondweefsels niet worden losgemaakt tot de vroege kindertijd, zou de noodzaak voor beugels en daaropvolgende kaakoperaties drastisch moeten afnemen. De voordelen van de ingrepen worden versterkt wanneer ze worden gecombineerd met myofunctionele therapie, die helpt om de juiste balans tussen orofaciale spieren en de rusthouding van de tong opnieuw te vestigen. Een tongriemoperatie gecombineerd met myofunctionele therapie kan helpen om terugval in orthodontische gevallen (opnieuw beugels nodig hebben) te voorkomen en kan ook voordelig zijn in chirurgische orthodontische gevallen.

Orthodontie, of beugels, zijn systemen van mondapparaten en beugels die worden gebruikt om aanhoudende krachten toe te passen op specifieke gebieden van de tanden en kaken om tanden in de loop van de tijd te verplaatsen. Ze zijn nodig wanneer er onevenwichtigheden zijn tussen de krachten van de tong, lippen en wangen, evenals groeiafwijkingen in de kaakbotten die leiden tot te weinig ruimte voor de tanden, of tandcrowding. De meeste kinderen met tongriemen worden geboren met hoog gewelfde gehemeltes bij de geboorte. Dit is niet goed voor de tanden of de luchtweg. Omdat het gehemelte de vloer van de neusholte is, hebben deze kinderen meer kans op afwijkende neussepta, vernauwde luchtwegen, gestoorde sinussen en verhoogde luchtwegweerstand door de neus, wat leidt tot verhoogde mondademhaling, wat hun problemen verergert.

Een hoog gewelfd gehemelte bij een baby zal vaak afvlakken naar een meer normale U-vorm vanuit een V-vorm met tongriemoperatie en goede borstvoeding. Flesvoeding biedt niet dezelfde voordelen, zoals het werk van Dr. Brian Palmer laat zien.[76] Een V-vormig gehemelte biedt niet genoeg boogomtrek om alle tanden te accommoderen, en daarom breken ze scheef door, boven op elkaar, of er is niet genoeg ruimte om überhaupt door te breken (geïmpacteerde tanden zoals hoektanden of verstandskiezen). Kinderen met zeer weinig ruimte en uitgebreide crowding hebben vaak premolaartanden (bicuspiden) die moeten worden getrokken. Deze extracties kunnen het luchtwegprobleem verergeren en leiden tot meer problemen met ademen op de lange termijn. Het is beter om te proberen het extraheren van permanente tanden te vermijden, omdat een kleinere boog leidt tot ademhalingsproblemen, die leiden tot minder zuurstof in het lichaam, en dat heeft verreikende effecten die belangrijker zijn dan alleen rechte tanden. Expansie- en groeiapparaten zijn een beter idee dan het extraheren en terugtrekken van de tanden in de meeste gevallen. De meeste mensen die gehemelteverbreders nodig hebben, hebben tongriemen. De meeste mensen die kaakoperaties nodig hebben, hebben waarschijnlijk ook tongriemen. Orthodontische interventies behoren tot de duurste kosten van het opvoeden van een kind, en veel gezinnen kunnen beugels niet betalen, die als een luxe worden beschouwd in vergelijking met voedsel, kleding en onderdak. Vanuit het perspectief van het voorkomen van toekomstige morbiditeit en dure corrigerende procedures zoals orthodontie en kaakoperatie, kan de tongriemoperatie worden gezien voor wat het is: een enorm kosteneffectief, levensverbeterend geschenk.

HOOFDSTUK 22

———— ∞ ————

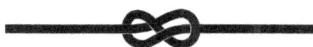

Andere verbanden met tongriem

Er bestaat weinig geformaliseerd onderzoek met betrekking tot deze bespreking, dus de lezer wordt aangemoedigd om zijn of haar eigen observaties te maken en te overwegen bij te dragen aan de betekenis in dit gebied. De associaties die volgen zijn zo nieuw dat er nog geen tijd is geweest om ze te bestuderen of het tongriemstuk los te maken van het grotere ziekteproces. Op een dag zullen deze observaties misschien beter worden begrepen, maar voor nu is het interessant om te zoeken naar verbanden tussen verschillende aandoeningen door de vele verhalen van patiënten die er verlichting van hebben gezien te compileren.

Middellijnvelddefecten, of simpelweg middellijndefecten, zijn een verzameling aangeboren aandoeningen die optreden in de middellijn van het lichaam. Voorbeelden zijn gespleten lippen en gehemeltes, aangeboren hartafwijkingen, spina bifida, sacrale kuiltjes, hypospadie, imperforate ani en omphaloceles, om er een paar te noemen.[99] Tongriemen en lipriemen worden ook beschouwd als middellijndefecten. Deze aangeboren aandoeningen en meer zijn in verband gebracht met tong- en lipriemen. Heeft elk kind met een tongriem deze problemen? Zeker niet. Hebben sommige kinderen met deze problemen ook een tong- of lipriem? Misschien, daarom moeten ze worden beoordeeld door getrainde professionals die ervaring hebben met beperkte mondweefsels. Niet elke jongen met hypospadie (een aandoening waarbij de urethra niet uit de gebruikelijke locatie op de penis komt) heeft een tongriem, maar velen hebben de connectie gezien, dus deze baby's moeten worden gecontroleerd. Hetzelfde geldt voor zuigelingen met gespleten gehemeltes, sacrale kuiltjes en aangeboren hartproblemen.

Er is een enzym genaamd methylenetetrahydrofolate reductase, maar het wordt vaak aangeduid met zijn afkorting: MTHFR. Dit enzym houdt zich bezig met methylering, of de manier waarop het lichaam toxines verwerkt en DNA repareert. Variaties en mutaties in het gen dat het enzym codeert, zijn in verband gebracht met middellijndefecten en ook met tongriemen. Deze associatie is niet definitief, en niet iedereen met MTHFR heeft een tongriem. Het is een complexe interactie, maar het is het vermelden waard. Methylering en MTHFR zijn betrokken bij DNA-expressie en epigenetica, een opkomend en fascinerend veld in de geneeskunde. Hoewel je DNA één ding zegt, of dat gen wordt aangezet, in welke mate het wordt aangezet en wanneer het wordt aangezet, zijn gerelateerd aan epigenetica, of factoren buiten je DNA. Je kunt een speekselmonster sturen naar een DNA-verwerkingsbedrijf dat het DNA zal sequencen, dat kan worden geüpload naar een website van derden om je MTHFR-varianten te vertellen.

De twee veelvoorkomende MTHFR-genvarianten zijn A1298C en C677T, maar in sommige landen heeft tot 50% van de bevolking een variatie van normaal in een van deze locaties in het DNA. Deze variatie kan leiden tot verminderde activiteit in MTHFR en verminderde methylering. Sommige experts geloven dat moeders die een variant in MTHFR hebben, moeten suppleren met een actieve vorm van folaat in plaats van foliumzuur, dat sinds 1992 in de Verenigde Staten wordt aanbevolen voor alle zwangere vrouwen om het risico op neurale buisdefecten zoals spina bifida te verminderen. Foliumzuur is een synthetische vorm van folaat die meerdere reacties in het lichaam moet ondergaan om een bruikbare vorm van folaat te worden. Foliumzuur wordt echter ook toegevoegd aan granen zoals brood, cereals en andere bewerkte voedingsmiddelen, dus een grote hoeveelheid foliumzuur wordt geconsumeerd door het publiek, en vooral zwangere vrouwen.

Een persoon met verminderde MTHFR-activiteit heeft moeite met het omzetten van foliumzuur in de vorm die het lichaam nodig heeft, folaat, en dit extra foliumzuur kan voorkomen dat het lichaam folaat gebruikt, wat mogelijk een tekort creëert door zoveel van de inactieve vorm van foliumzuur in de bloedbaan te hebben. Een betere manier om te suppleren (in plaats van foliumzuur) kan de actieve vorm zijn (folaat, L-5-methylfolaat, of L-5-MTHF), die geen extra stap vereist om geactiveerd te worden.

In een paar studies is aangetoond dat foliumzuursuppletie kankercijfers verhoogt[100] en tumorgroei versnelt,[101] en het kan ook een vitamine B12-tekort maskeren.[102] Veel van de studies over MTHFR en hartafwijkingen, Downsyndroom en ADHD, bijvoorbeeld, zijn onduidelijk, en sommige zijn tegenstrijdig.[103] De connectie tussen MTHFR en myelomeningocele en spina bifida is groter, maar niet definitief. Omdat MTHFR, folaat en methylering nauw betrokken zijn bij zowel neurale kam sluiting als geprogrammeerde celdood (apoptose), is het logisch dat tongriem, die de migratie van cellen en het falen van apoptose

Het is geen eenvoudig geval van "dit gen veroorzaakt tongriem," anders zou het nu al gevonden zijn.

van neuroectoderm omvat, gerelateerd zou zijn aan folaat, methylering en MTHFR. Een artikel noemt een relatief folaattekort op cellulair niveau als een oorzaak voor neurale buisdefecten,[104] wat ook kan worden veroorzaakt door een overaanbod van foliumzuur dat de actieve vorm van folaat blokkeert om zijn doel te bereiken. Waarschijnlijk is MTHFR slechts het topje van de ijsberg, en het daadwerkelijke mechanisme van toenemende tongriem prevalentie in de populatie is complex. Zoals bij de meeste aandoeningen is het geen eenvoudig geval van "dit gen veroorzaakt tongriem," anders zou het nu al gevonden zijn.

Waarom neemt de prevalentie van tongriem toe?

De diagnose van tongriem lijkt toe te nemen, en dit komt door vele factoren. In de eerste plaats kan het worden toegeschreven aan de toename van borstvoedingsinitiatiepercentages en de ontdekking van borstvoedingsproblemen voor moeder en baby, evenals een toename in tongriembewustzijn. Er is een hernieuwde interesse in het behandelen van tongriem, en technologische vooruitgang en het gemak waarmee de tong wordt losgemaakt door een laser hebben een veel gemakkelijkere route naar correctie gefaciliteerd. Als een moeder moest kiezen tussen algemene verdoving om een tongriem te corrigeren en overstappen naar kunstvoeding, zouden velen kiezen voor kunstvoeding. Voor veel moeders loste de onvolledige schaarknip of -snede het probleem niet op, en daarom heeft de laseroptie zo'n populariteit gewonnen. Als de keuze is tussen een snelle laserprocedure in de praktijk of het opgeven van borstvoeding, kiezen velen nu voor de procedure (om nog maar te zwijgen van de andere gezondheidsvoordelen die door het boek heen worden besproken). Ook lost het simpelweg overstappen naar flessen of kunstvoeding de tongriem niet magisch op. Die baby's (en hun gezinnen) worstelen nog steeds met eetproblemen, en ze kunnen lijden aan vreselijke gas pijn, koliek en reflux, samen met verslikken en kokhalzen tijdens het eten.

Ervaren behandelaars zouden kunnen zeggen dat het behandelen van tongriem een "rage" is, maar ik zou betogen dat het behandelen van tongriem niet meer een rage is dan het behandelen van autisme. Volgens de Centers for Disease Control and Prevention is de diagnose van autisme gestegen van 1 op de 150 kinderen in het jaar 2000 naar 1 op de 59 kinderen vandaag,[105] en die stijging is grotendeels te wijten aan verhoogd bewustzijn van de aandoening en haar tekenen, symptomen en functionele impact op de levenskwaliteit, evenals een toenemend aantal getroffen kinderen. De diagnose van tongriem is vergelijkbaar, en het is waarschijnlijk te wijten aan een combinatie van verhoogd bewustzijn en verhoogde prevalentie. Tongriem kan zeker erfelijk zijn. In veel gezinnen, wanneer één kind worstelt, meestal met borstvoeding, beseffen de ouders dat een of meer van de oudere kinderen symptomen van een tongriem hebben; bij onderzoek worden hun vermoedens meestal bevestigd. Vaak, wanneer een baby of kind wordt geïdentificeerd met een tongriem, beseffen een of beide ouders dat ze ook functionele problemen en symptomen van een tongriem hebben. Bij onderzoek leren ze ook dat ze een beperking hebben (en, wanneer de tongriem wordt losgemaakt, een oplossing van symptomen ook, wat aangeeft dat dat de oorzaak van hun problemen was). Tongriemen nemen deels toe door decennia van niet-erkende tongriemen en de invloed van een dominant gen op een populatie. Een ouder kan het doorgeven aan al zijn of haar kinderen, wat een cumulatief effect creëert. Een ander stuk van de puzzel omvat waarschijnlijk onze moderne omgeving en dieet die epigenetische veranderingen veroorzaken (onze omgeving die genetische expressie beïnvloedt). We zien nieuwe en grotere problemen, mogelijk door onze blootstelling aan omgevingsfactoren zoals verhoogde echografie in de baarmoeder, meer tijd binnenshuis, chemicaliën zoals glyfosaat (Roundup®), toxines, vlamvertragers en bewerkte of genetisch gemodificeerde voedingsmiddelen die in onze lichamen worden geïntroduceerd, wat leidt tot toenemende gevallen van autisme, diabetes, kanker, auto-immuunproblemen en ook tongriem. Maar opnieuw, wetenschappers leren nu pas alle effecten die onze moderne omgeving op onze lichamen heeft, en verder onderzoek is nodig.

> *De diagnose van tongriem is vergelijkbaar, en het is waarschijnlijk te wijten aan een combinatie van verhoogd bewustzijn en verhoogde prevalentie.*

De sociale en psychologische impact van beperkte weefsels

De schijnbaar onbeduidende problemen die voortkomen uit een tongriem kunnen verrassend verstrekkende problemen veroorzaken, waaronder psychologische en interpersoonlijke problemen. Een kind dat we in onze praktijk zagen, had de dikste tongriem tot aan de punt die ik ooit had gezien. Hij had gaatjes op veel tanden, gedempte spraak en sprak amper, en was erg verlegen. Ik stel me voor dat elke keer dat hij sprak, iemand hem moest vragen, "Wat zei je?" of duidelijk niet kon begrijpen, dus keerde hij naar binnen en sloot hij zich af. In feite, nadat we zijn tongriem hadden losgemaakt, zagen we zijn broer een paar maanden later voor zijn routine-reiniging. Zijn broer meldde dat hij een andere jongen is geworden! Hij is nu spraakzaam en meer extravert, en hij spreekt duidelijker.

Een kind dat haar hele leven een spraakgebrek had, worstelde om begrepen te worden door haar vrienden in haar softbalteam. De sociale interacties van een meisje tijdens haar vormende jaren kunnen echt de manier waarop ze over zichzelf denkt voor een leven lang veranderen. Haar vader merkte een maand na haar ingreep op dat haar softbalcoaches merkten dat ze gelukkiger leek en meer interactie had met de andere kinderen. Hij merkte ook op dat kinderen niet langer altijd aan de volwassenen om haar heen vroegen, "Wat zei ze?" Hij zei, "het is geen overdrijving om te zeggen dat het losmaken van haar tong haar leven heeft veranderd."

Onlangs vertelde een grootmoeder over een jongen in haar klas meer dan 60 jaar geleden die een tongriem had. Ze zei dat de leraren hem voor de klas lieten spreken om te proberen hem meer te laten praten en zijn verlegenheid te overwinnen; helaas waren zowel de leraren als de andere leerlingen gemeen tegen hem. Hoewel hij slim was, werd hij bespot en buitengesloten omdat de kinderen wisten dat hij niet goed kon spreken. Toen hij een tiener was, pleegde hij zelfmoord, zei de grootmoeder, omdat hij zo slecht behandeld en afgewezen was vanwege de spraakmoeilijkheden die voortkwamen uit de tongriem. De psychologische impact op kinderen en volwassenen met tongriemen is sterk geminimaliseerd, en de vaak geziene sociale voordelen van de ingreep (en het mogelijke nadelige effect van niets doen) moeten worden besproken met patiënten en hun ouders.

Kinderen worden beschuldigd van allerlei eetproblemen (kieskeurig eten, langzaam eten, smakken, of eten met hun mond open), spraakproblemen (mompelen en zogenaamd babytaal), en voor verlegenheid om hun eet- en spraakproblemen te verbergen. Zelfs psychologische problemen zoals depressie, ADD, ADHD en bedplassen kunnen verband houden met tongriemen, zoals we hebben gezien. Deze problemen omvatten niet eens de psychologische problemen met betrekking tot borstvoeding voor moeders, die kunnen omvatten het gevoel een mislukkeling te zijn voor iets dat, in hun gedachten, natuurlijk zou moeten komen, en postpartumdepressie of posttraumatische stressstoornis (PTSS) van herhaaldelijk pijn gedaan worden door hun baby tijdens het voeden (en zich schuldig voelen dat ze zich zo voelen). Vaak breekt de moeder tijdens het bezoek in onze praktijk in tranen uit terwijl ze beschrijft hoe moeilijk het is geweest en hoe gefrustreerd ze is dat geen van haar zorgverleners deze aandoening heeft geïdentificeerd, en hoeveel pijn en lijden zowel zij als de baby hebben doorgemaakt. Zeker, er spelen hormonen mee, maar deze moeders hebben een oorlog doorgemaakt, dagelijks strijdend en worstelend voor weken en maanden om hun baby's te voeden. De psychologische impact van een tongriem op patiënten en hun gezinnen moet worden onderzocht door de voorzichtige behandelaar en behandeld met therapie indien aangegeven. Voor eerstelijnszorgverleners en anderen om te zeggen dat er "niets aan de hand is" of "alles in orde is" omdat de baby aankomt, ondanks al deze andere problemen (die worden genegeerd of weggewuifd), is, eerlijk gezegd, wanpraktijken.

Nekspanning en pijn

Bij volwassenen en zelfs kinderen trekt een beperkende tong het tongbeen in de nek omhoog en zet spanning op al het bindweefsel of fascia in de nek, dat door het hele lichaam is verbonden. Nekspanning, pijn en bewegingsbereik verbeteren vaak aanzienlijk na een tongriemoperatie, en dit wordt bevestigd door fysiotherapeuten en chiropractors die de patiënt wekelijks, soms jarenlang, hebben gezien en geschokt zijn door het verschil. Vaak melden volwassenen, wanneer we hen losmaken, dat ze niet langer hun knokkels hoeven te kraken of hun nek hoeven te kraken om spanning in het bindweefsel te verlichten. Is er enig bewijs in de wetenschappelijke literatuur dat tongriemoperatie helpt om knokkels te kraken te verlichten? Nee, omdat niemand geld zou uitgeven om knokkels te kraken te onderzoeken. We hebben de resultaten echter vaak gezien in onze praktijk, en anderen in het land hebben dit ook waargenomen. Tegelijkertijd melden deze mensen vaak dat ze minder angst voelen en alsof er een last van hen af is gevallen wanneer hun tong wordt losgemaakt. De constante spanning in de nek straalt door het hele lichaam en zet de persoon in een onbewuste staat van stress en vecht-of-vluchtreactie van het sympathische zenuwstelsel. Deze extra adrenaline en sympathische reactie kunnen ook spijsverteringsproblemen veroorzaken, zoals prikkelbare darmsyndroom, dat moeilijk te behandelen is, leidt tot hoofdpijn, en een gevoel van angst en zelfs depressie. Het losmaken van dit kleine draadje kan diepgaande effecten hebben op het dagelijks leven van een individu.

Hebben alle patiënten die lijden aan tongriem deze symptomen? Zeker niet, en de presentatie is variabel. Sommige mensen hebben spraak- en eetproblemen, terwijl anderen tandheelkundige problemen, migraine en angst hebben, en anderen hebben een willekeurig aantal combinaties van symptomen. Zal de ingreep alle symptomen wegnemen? Vaak helpt het veel, maar niet alle symptomen, maar soms verlicht het problemen die een individu niet eens besefte dat ze hen beïnvloedden, zoals slechte slaap. De procedure is zo laag risico, en de pijn duurt slechts een paar dagen, dat als het losmaken van de tongriem de patiënt mogelijk kan helpen, de beloningen veel zwaarder wegen dan de risico's.

HOOFDSTUK **23**

---❦---

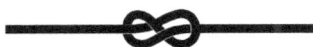

Myofunctionele therapie

Paula Fabbie, RDH, BS, COM en
Lorraine Frey RDH, LDH, BAS, COM, FAADH

Het volgende hoofdstuk is een uittreksel uit de binnenkort te verschijnen publicatie van de auteurs, *The Miracle of Orofacial Myofunctional Therapy: A Parent's Must-Have Guide for Information, Resources, and Easy to Implement Strategies.*

Je vraagt je misschien af waarom je nog nooit hebt gehoord van orofaciale myofunctionele therapie. Dat komt voornamelijk omdat het publiek nog grotendeels onwetend is dat deze geweldige therapie bestaat. Momenteel is er een tekort aan goed opgeleide zorgprofessionals die kennis hebben van orofaciale myofunctionele stoornissen (OMD's) en hoe deze stoornissen slaap, ademhaling, kauwen, slikken, groei en ontwikkeling, gedrag, schoolprestaties en sommige spraakproblemen kunnen beïnvloeden. Daarnaast is er een tekort aan gekwalificeerde en ervaren therapeuten, en we moedigen die professionals die gekwalificeerd zijn aan om de nodige opleidings- en trainingsmogelijkheden na te streven om aan deze groeiende behoefte te voldoen.

Zorgprofessionals en ouders worden steeds meer geïnteresseerd in holistisch gerichte oplossingen voor deze problemen. Momenteel bieden echter zeer weinig professionele opleidingen de basis over identificatie en behandeling van deze stoornissen, maar de vraag naar deze therapie neemt toe.

Experts zijn het erover eens dat vroege behandeling de beste en minst dure resultaten oplevert. Ouders zijn hongerig naar deze informatie en uiten soms frustratie en teleurstelling dat de OMD's van hun kind niet vroeg genoeg werden aangepakt. Ons doel is om ouders te helpen OMD's te herkennen, te leren wanneer ze hulp moeten zoeken, middelen te bieden en ouders in staat te stellen weloverwogen beslissingen te nemen met betrekking tot de gezondheid van hun kind.

De geschiedenis van myofunctionele therapie: Hoe is myofunctionele therapie ontstaan?

Orofaciale myofunctionele therapie, of OMT zoals het vaak wordt genoemd, dateert uit het begin van de 20e eeuw. Een prominent artikel, "Exercises for the Development of the Muscles of the Face, with View to Increasing Their Functional Activity," werd gepubliceerd in 1918.[106] De auteur, Alfred Paul Rodgers, DDS, beschreef myofunctionele therapie en juiste tongpositionering in de mondholte om kaakgroei, neusademhaling en gezichtsuiterlijk te verbeteren.

In de jaren 1960 werden OMT-oefeningen gepionierd door orthodontist Walter Straub om een atypische slik opnieuw te trainen. Van de jaren 1960 tot heden is de interesse in orofaciale myofunctionele therapie aanzienlijk toegenomen. Waarom nu? Evidence-based onderzoek door pediatrische slaapspecialisten concludeert dat OMT een levensvatbare behandeloptie is en zij pleiten voor en stimuleren deze heropleving.

In een grote meerjarige studie voltooid in 2012 concludeerde epidemioloog Karen Bonuck, PhD, dat bij kinderen van 6 maanden tot 7 jaar, snurken, obstructieve slaapapneu en mondademhaling bijdragen aan neurogedragsmorbiditeit, waaronder een sterk verhoogd risico op ADHD, peer-to-peer gedragsproblemen en verhoogde agressie en angst.[107]

In een publicatie in het tijdschrift *Sleep* concludeerden Stanford-onderzoekers Camacho et al. (2015) na een systematische review dat OMT slaapapneu met ongeveer 50% bij volwassenen en 62% bij kinderen verbetert. De onderzoekers bepaalden ook dat myofunctionele therapie kan helpen bij andere OSA-behandelingen.[108]

Tandartsen en orthodontisten zijn zich bewust van de schade veroorzaakt door orofaciale myofunctionele stoornissen. Deze stoornissen omvatten duim-, vinger- en objectzuigen, nagelbijten, lip likken en bijten, tongstoten, kaakstoten, overmatig kwijlen, slordig eten en open mond kauwen, onjuist slikken, voedsel/textuurafkeer, tandenknarsen en mondademhaling.

Nieuw bewijs suggereert dat er veel meer betrokken is bij tongstoten, niet-nutritief zuigen en slechte rusthoudingen. Pediatrische slaapspecialisten kijken naar onjuiste gezichts- en kaakgroei, wat een impact heeft op de bovenste luchtweg. Deze onjuiste rusthoudingen en schadelijke gewoontes kunnen een rol spelen in de ontwikkeling van slaapgestoorde ademhaling en obstructieve slaapapneu. De aanwezigheid van snurken bij een kind moet worden aangepakt, volgens Pediatrische Klinische Richtlijnen. Familiegeschiedenis van obstructieve slaapapneu (OSA) en storend snurken wordt vaak gevonden bij kinderen die deze symptomen vertonen.[109]

Volgens de auteurs van het tekstboek *Contemporary Orthodontics*, "Vanwege de snelle groei die kinderen vertonen tijdens de jaren van het melkgebit, lijkt het erop dat behandeling van kaakafwijkingen door groeimodificatie succesvol zou moeten zijn op zeer jonge leeftijd. Als behandeld tussen 4 en 6 jaar wanneer snelle groei plaatsvindt, kunnen significante verbeteringen in skeletale afwijkingen in een korte periode worden bereikt." De auteurs, Proffitt et al. (2006), concludeerden dat "de stabiliteit van deze resultaten afhankelijk is van het elimineren van OMD's en het vestigen van harmonieuze spierfunctie."[110]

Tijdens een uitgebreide evaluatie zal een orofaciale myofunctionele therapeut verschillende technieken gebruiken om functie te beoordelen, metingen te doen en observaties te maken na het verzamelen van een grondige medische, tandheelkundige en slaapgeschiedenis. Orofaciale myofunctionele therapie omvat geen invasieve procedures en is geen manipulatieve therapie.

Orofaciale myofunctionele therapie: Wat elke ouder MOET weten

Symptomen van orofaciale myofunctionele stoornissen

Heeft je kind last van of worstelt hij/zij met...
- » Congestie/mondademhaling
- » Open mondhouding in rust
- » Allergieën
- » Lage spierspanning
- » Tandcrowding/kruisbeet/open beet
- » Hoog en smal gehemelte
- » Tongriem
- » Kwijlen
- » Donkere kringen onder de ogen
- » Duim- of objectzuigen
- » Nagelbijten
- » Bedplassen
- » Open mond kauwen/slordig eten

Wat zijn de tekenen van orofaciale myofunctionele stoornissen (OMD's)?

De neus
- » Neuscongestie die mondademhaling aanmoedigt
- » Luid hoorbare ademhaling
- » Overademen/hyperventilatie
- » Overmatig gapen
- » Snuiven
- » Frequente zuchten
- » Zichtbare bewegingen van bovenste borst/schouders bij het ademen

De lippen

» Open mondhouding—lippen die meestal uit elkaar staan
» Droge, gebarsten, gesprongen lippen
» Slappe, lage spierspanning
» Grote, gerolde onderlip
» Lip likken
» Lip bijten
» Lip zuigen
» Zichtbare speeksel bij mondhoeken
» Overmatig kwijlen en onvermogen om speeksel te beheersen

De tong

» Zichtbaar in rust
» Zichtbaar tijdens spraak
» Tongstoten
» Lijkt groot en in de weg
» Geschulpte randen
» Tongriem

De onderkaak

» Neiging van de kaak om naar links, rechts of voorwaarts te verschuiven
» Kaken die niet op elkaar passen
» Hoofdpijn/gezichtspijn
» Kaken die lijken te mismatchen
» Klikken, kraken of geluid
» Oorsuizen
» Niet wijd kunnen openen
» Plotselinge verandering in de beet
» Overmatig kauwgom kauwen
» Overmatig leunen op de handen om de houding te ondersteunen

Ademhaling overdag
- » Hoorbare ademhaling
- » Overwegende mondademhaling tijdens spraak, eten en dagelijkse activiteiten of bij concentratie
- » Grote amandelen en adenoïden die de luchtweg blokkeren

Slaap
- » Snurken
- » Lawaaierige ademhaling
- » Knarsen of klemmen van de tanden
- » Waargenomen apneu (wanneer het kind stopt met ademen)
- » Zweten
- » Terugkerende nachtmerries
- » Bedplassen
- » Rusteloze slaap of overmatige beweging
- » Open mondhouding
- » Hyperextended nekhouding
- » Moeite met wakker worden in de ochtend
- » Slaperigheid overdag of prikkelbaarheid
- » Stemmingswisselingen en gedragsproblemen
- » Hyperactiviteit en cognitieve problemen

Gewoontes
- » Duimzuigen/vingerzuigen/objectzuigen
- » Nagelbijten/kutikula bijten
- » Handen of objecten in de mond
- » Lip likken, lip zuigen, lip bijten
- » Neiging om op alles te kauwen
- » Mondademhaling
- » Neuspeuteren
- » Huid plukken, haar trekken
- » Wenkbrauw/wimper plukken
- » Huid bijten
- » Frequent keel schrapen
- » Hoesten in afwezigheid van ziekte

» Kaak kraken
» Nek aanpassen
» Knokkels kraken
» Deken zuigen
» Overmatig kauwgom kauwen

Met deze kennis moedigen we ouders aan om de bovengenoemde symptomen vroeg en op passende wijze aan te pakken, onder begeleiding van ervaren en goed opgeleide clinici.

Wat is orofaciale myofunctionele therapie?

Orofaciale myofunctionele therapie omvat juiste tongpositionering om de functie en toon van mond- en gezichtsspieren te verbeteren, neusademhaling te bevorderen en craniofaciale en mondrusthoudingen te verbeteren. Vanwege huidig onderzoek en vele studies uitgevoerd door Stanford-onderzoekers en anderen, komt myofunctionele therapie weer op als een integraal onderdeel van een multidisciplinaire aanpak in de behandeling van ademhalingsproblemen tijdens de slaap, evenals een onderdeel van orthodontische behandeling om optimale craniofaciale ontwikkeling te bevorderen en orthodontische terugval te voorkomen.

Ik denk dat mijn kind een OMD heeft... wat kan ik doen?

De plek om te beginnen is bij je kindertandarts, kinderarts, KNO-arts, slaapspecialist of longarts. Veel medische en tandheelkundige opleidingsprogramma's beginnen met het opnemen van screening voor deze problemen.

Wat is de relatie tussen OMD's en mondgewoontes?

De American Academy of Pediatric Dentistry ontwikkelde in 2013 richtlijnen om tandartsen te helpen beslissingen te nemen tijdens tandartsbezoeken over praktische en tijdige informatie over de mondgewoontes van een kind, waaronder vinger- en objectzuigen, bruxisme (tandenknarsen), tongstoten en nagelbijten, die moeten worden aangepakt voordat scheve of crowded tanden en/of een slechte beet, en ongewenste gezichtsgroei worden gecorrigeerd. We adviseren dat patiënten met deze gewoontes worden behandeld of doorverwezen voor passende behandeling, of de patiënt nu 2 of 14 jaar oud is. Verbetering in de tandstructuur zal helpen bij het bereiken van een betere beet, juiste mondfunctie en een mooi gezicht en glimlach. Als resultaat zal een kind opgroeien met harmonieuze gezichtskenmerken en goed functionerend gebit. Je tandarts of pediatrische tandartspecialist is door deze richtlijnen geadviseerd om te screenen op deze mondgewoontes.

Neusademhaling versus mondademhaling... is er een verschil?

Ja, en het verschil is aanzienlijk. Om door de mond te ademen, moet de mond open zijn met de tong laag rustend. Deze disfunctionele mondrusthoudingen van de lippen en tong moedigen een veelheid aan groei- en ontwikkelingsproblemen aan bij kinderen, evenals algemene gezondheidsproblemen. Simpel gezegd... als de tong niet regelmatig op het gehemelte rust en een kind door zijn mond ademt, wordt de craniofaciale ontwikkeling negatief beïnvloed. Kinderen met disfunctionele mondrusthoudingen en die mondademen hebben meer kans op crowded tanden, kleine kaken, onvoldoende tongruimte, grote amandelen en adenoïden, gingivitis, tandcaries en lang gezichtssyndroom. Bovendien kunnen ze ook een groter risico lopen op een breed scala aan gezondheidsproblemen zoals allergieën, astma en gestoorde ademhalingsproblemen tijdens de slaap, waaronder obstructieve slaapapneu. Bovendien biedt neusademhaling talrijke gezondheidsvoordelen die mondademhaling niet biedt.

Ademhaling door de neus filtert de lucht om deeltjes en allergenen te verwijderen, en verwarmt en bevochtigt de lucht. De paranasale sinussen produceren een gas genaamd stikstofmonoxide, een krachtige vaatverwijder die dodelijk is voor zowel bacteriën als virussen wanneer lucht door de neus wordt ingeademd. Stikstofmonoxide vergemakkelijkt ook een verhoogde zuurstofopname door het bloed, dus mondademers leveren eigenlijk minder zuurstof aan hun eigen bloed dan neusademers.

Wat zijn de tekenen die kunnen wijzen op een ademhalingsprobleem tijdens de slaap bij mijn kind?

Snurken, lange pauzes tussen ademhalingen, hoorbare ademhaling door de mond, knarsen en/of klemmen van de tanden, zweten tijdens de slaap, bedplassen, nachtmerries, consistent rusteloze slaap, moeite met wakker worden en een droge mond in de ochtend zijn symptomen die kunnen wijzen op een ademhalingsprobleem tijdens de slaap dat verder onderzoek rechtvaardigt.

Symptomen overdag kunnen ook aanwezig zijn. Een recente longitudinale studie bevestigde een sterke en aanhoudende associatie tussen de symptomen van slaapgestoorde ademhaling bij een kind en hun gedrag. Karen Bonuck, PhD, een professor in de kindergeneeskunde aan het Albert Einstein College of Medicine, voerde de grootste studie tot nu toe uit die bewijs levert dat gedragsproblemen zoals onoplettendheid, hyperactiviteit, angst, depressie, peerproblemen en gedragsproblemen pas jaren later duidelijk kunnen worden.[107] Baby's die symptomen vertonen tussen 6 en 18 maanden oud hebben 40 tot 50% verhoogde gedragsmorbiditeit tegen de leeftijd van 7 jaar. Vanwege de ernstige en langetermijnimplicaties van deze bevindingen raden we nu aan om te evalueren op slaapgerelateerde ademhalingssymptomen vanaf het eerste levensjaar.

Hoe kan ik zien of mijn kind een orofaciale myofunctionele stoornis (OMD) heeft?

Er zijn veel tekenen die kunnen wijzen op een kind met een OMD. Sterke indicatoren dat een OMD aanwezig kan zijn, omvatten een open mondhouding; mondademhaling; crowded tanden; een smal gehemelte; kleine kaken; een uitstekende tong zichtbaar in rust, tijdens het eten en/of tijdens spraak; tandheelkundige open beet; tandheelkundige kruisbeet; chronische neuscongestie; chronisch kwijlen of moeite met het beheersen van speeksel; kussende amandelen; voorwaartse hoofdpositie; tandenknarsen (zowel wakker als tijdens de slaap); en donkere kringen onder de ogen.

Mijn schoolgaande kind zuigt nog steeds op haar duim. Is dit echt een probleem? Zo ja, hoe kan ik haar helpen stoppen?

Alles wat interfereert met de relatie tussen de tong en het gehemelte is een probleem, en duimen kunnen grote problemen veroorzaken! Lage spierspanning is geassocieerd met duimzuigen, en zuiggewoontes kunnen leiden tot compenserende spierdisfunctie die kan interfereren met kauwen, slikken en tandheelkundige en craniofaciale ontwikkeling. Orofaciale myofunctionele therapeuten zijn de experts als het gaat om het elimineren van gewoontes voor duimzuigen. Als je kind na vier jaar nog steeds op haar duim zuigt, en je pogingen om haar te helpen stoppen niet succesvol zijn geweest, is het tijd om professionele hulp te zoeken om verdere schade te minimaliseren. Hoe eerder, hoe beter!

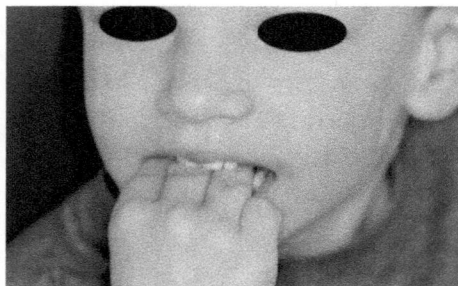

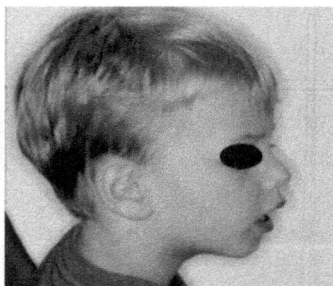

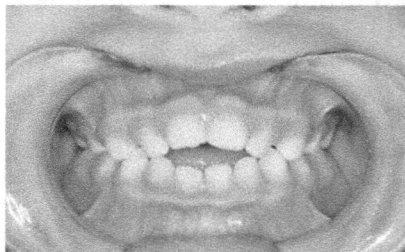

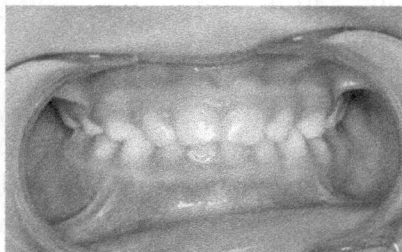

Voorbeeld van myofunctionele therapie met een 2,5-jarige jongen met een handbijtgewoonte. Resultaten werden bereikt in drie sessies over drie maanden.

Waarom is kauwen zo belangrijk?

We hebben kaken, en we zijn bedoeld om te kauwen! Helaas is onze moderne levensstijl verschoven naar een dieet dat voornamelijk bestaat uit sterk bewerkte en geraffineerde voedingsmiddelen, wat onze behoefte om te kauwen heeft verminderd. Denk aan het kauwen dat nodig is om een hele, rauwe appel te eten in vergelijking met de hoeveelheid kauwen die nodig is om een schaaltje appelmoes te consumeren. Hele voedingsmiddelen in hun natuurlijke, ongeraffineerde staat vereisen meer spieractiviteit om ze adequaat te kauwen en te slikken. Meer spieractiviteit betekent een verhoogde optimale groei en ontwikkeling voor een kind. Antropologen die schedels bestuderen, vinden dat we kleinere kaken en, bijgevolg, kleinere luchtwegen hebben dan onze voorouders van slechts een paar honderd jaar geleden, wat bewijs levert van de epigenetische effecten van ons moderne zachte dieet en levensstijl.

Wat betekent het om een tongriem of beperkte tong te hebben?

Aan de onderkant van de tong bevindt zich een zachte weefselstructuur genaamd het tongfrenulum dat de tong verbindt met de mondbodem. Dit is een normale structuur, maar als het frenulum strak is of op een manier is bevestigd die de beweging of mobiliteit van de tong beperkt, kan de tong mogelijk niet toegang krijgen tot en/of rusten op het gehemelte. Vaak aangeduid als "tongriem," vindt een beperkte tong meestal een lage rustpositie op de mondbodem en kan bijdragen aan veel orofaciale myofunctionele stoornissen (OMD's). Een succesvol resultaat met myofunctionele therapie vereist het vermogen van de tong om comfortabel toegang te krijgen tot en te rusten op het gehemelte. Als de tong beperkt is, kan een chirurgische procedure genaamd een frenectomie worden uitgevoerd om een beperkt tongfrenulum los te maken en grotere mobiliteit en tongfuncties mogelijk te maken. Myofunctionele therapie is ook essentieel voor het succes van een frenectomieprocedure en moet worden opgenomen in het postoperatieve zorgplan, omdat het helpt bij het behouden van de volledige ingreep tijdens het genezingsproces en de tong hertraint om functioneel correcte rusthoudingen en spierpatronen te vestigen. Het ontbreken van passende wondzorg en myofunctionele therapie onmiddellijk na de operatie resulteert vaak in een fibrotische herhechting van de losgemaakte weefsels.

Kan orofaciale myofunctionele therapie volwassenen helpen?

Absoluut. Onderzoek blijft de voordelen van myofunctionele therapie voor volwassenen valideren. In 2015 publiceerden Stanford-onderzoeker Macario Camacho, MD, en zijn team een review van huidig onderzoek in het tijdschrift *Sleep* van de Sleep Research Society, getiteld "Myofunctional Therapy to Treat OSA."[108] De onderzoekers concludeerden dat myofunctionele therapie de AHI (Apnea-Hypopnea Index, een maat die de ernst van slaapapneu aangeeft) met ongeveer 50% bij volwassenen en 62% bij kinderen vermindert, en dat snurken en slaperigheidsuitkomsten verbeterden bij volwassenen na myofunctionele therapie. Camacho's review van het onderzoek concludeert dat myofunctionele therapie kan worden aanbevolen als aanvullende therapie bij de behandeling van obstructieve slaapapneu.

Hoe verkrijgt men geloofwaardige informatie en advies over OMD's en OMT-therapieprogramma's?

Elke zaak is anders en uniek en kan alleen goed worden aangepakt door een gekwalificeerde professional tijdens een persoonlijke evaluatie. Sociale media en andere internetbronnen bieden mogelijk geen nauwkeurige of betrouwbare informatie. Meer informatie over myofunctionele organisaties is te vinden in de sectie Bronnen.

HOOFDSTUK 24

∞

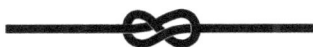

Chiropractische zorg

Marty C. Lovvorn, DC

W aarom zou iemand een baby naar een chiropractor brengen? Zorgverleners horen vaak een variant van deze vraag. Dit hoofdstuk behandelt die vragen en andere met betrekking tot chiropractische zorg. Zorg voor baby's, kinderen en volwassenen wordt besproken, evenals hoe schijnbaar ongerelateerde problemen zoals nekpijn, nekspanning, schouderpijn en hoofdpijn verband kunnen houden met een tongriem.

Het aantal mensen dat chiropractische zorg zoekt voor hun kinderen en zichzelf is de laatste jaren toegenomen. Waarschijnlijk zoeken gezinnen het advies van hun kinderarts of huisarts met betrekking tot de reikwijdte van de zorg en het nut van chiropractische zorg. Het is belangrijk voor ouders en andere zorgverleners om nuttige informatie te hebben over de voordelen van chiropractische zorg voor hun patiënten. Chiropractors in de Verenigde Staten zijn de derde grootste groep zorgprofessionals (na artsen en tandartsen) die primair contact hebben met patiënten.[111] Volgens een enquête uit 1994 waren chiropractors de alternatieve behandelaars die het vaakst werden geraadpleegd door pediatrische patiënten.[112] Hoewel de meeste volwassenen (85%) chiropractors raadplegen voor musculoskeletale aandoeningen, bezoeken kinderen vaak chiropractors voor problemen variërend van ademhalingsproblemen tot oor/neus/keelproblemen en zelfs gedragsproblemen. Belangrijker nog, een groeiend aantal kinderen en ouders zoekt chiropractische diensten voor preventieve zorg. In 1993 rapporteerde de American Chiropractic Association dat 8% van de chiropractische patiënten jonger was dan 16 jaar, en de National Board of Chiropractic Examiners rapporteerde dat 10% jonger was dan 17 jaar. Dit komt neer op ongeveer 20 miljoen pediatrische chiropractische bezoeken per jaar.[112] Het aantal kinderen dat chiropractische praktijken bezoekt is aanzienlijk en is sinds die cijfers werden gepubliceerd blijven toenemen.

Wanneer sommige mensen horen over chiropractische zorg voor baby's, is hun eerste beeld dat van een chiropractor die hun fragiele pasgeborene neemt en de nek kraakt of manipuleert in onnatuurlijke posities. Dit beeld kan niet verder van de waarheid verwijderd zijn! Chiropractische zorg voor baby's is zacht en pijnloos, en baby's lijken vaak meer ontspannen en rustiger na behandelingen. De chiropractor begint meestal met het afnemen van een geschiedenis van huidige symptomen, voedingspatronen en algemeen gedrag, en wil weten over de geboorte; de eerste verkeerde uitlijning kan beginnen terwijl de baby wordt geboren. De baby wordt vervolgens beoordeeld op subtiele afwijkingen in schedelvorm, spierspanning en/of gewrichtsbewegingen. Als een wervel niet goed uitgelijnd is, wordt zachte druk toegepast om optimale wervelbeweging te bevorderen. De aanpassing is niet zoals die voor een volwassene, waarbij je vaak knallen en kraken hoort. De aanpassingen voor baby's vereisen stabiele, zachte druk die alleen met de vingertoppen wordt toegepast. Ze lijken op het controleren van de rijpheid van een avocado of tomaat in de supermarkt. Na hun aanpassingen kunnen baby's meestal hun nek vrijer naar beide kanten draaien, waardoor borstvoedingsproblemen verbeteren. Ook worden baby's vaak ontspannen, hebben ze een onderbreking van kolieksymptomen of hebben ze een stoelgang. Waarom gebeuren deze dingen? De wervelbotten of wervels omringen en beschermen het ruggenmerg, dat bestaat uit miljarden zenuwvezels die door het hele lichaam lopen. Deze zenuwen dienen als de wegen of paden voor de hersenen om verbinding te maken met het lichaam. Hoewel de meeste mensen alleen aan zenuwen denken in de context van pijn, is dat slechts een klein deel van de zenuwfunctie. De zenuwen zijn ook verantwoordelijk voor de belangrijke dingen in het leven – zoals ademhaling en stoelgang. Als één wervel niet goed is uitgelijnd, kan het druk uitoefenen op de zenuw en disfunctie veroorzaken. Wanneer dit gebeurt, is de baby in een staat van stress en niet van ontspanning. De meest voorkomende verkeerde uitlijningen bij baby's en zuigelingen treden op in de bovenste delen van hun nek of cervicale wervels, die hun lichaam in een "vecht-of-vlucht" sympathische respons kunnen sturen. Door het zenuwstelsel te ontspannen, stellen chiropractische aanpassingen het lichaam van baby's in staat om te functioneren zoals bedoeld en voorkomen ze ongewenste problemen zoals slechte spijsvertering en constipatie, slechte hoofdcontrole, moeite met borstvoeding (vooral als één kant moeilijker is dan de andere) en algemene prikkelbaarheid.

Hoe raakt de nek van een baby uit balans?

Net als bij volwassenen wordt een verkeerde uitlijning zelden veroorzaakt door grote gebeurtenissen, maar is het in plaats daarvan het resultaat van herhaalde kleine trauma's veroorzaakt door dagelijkse activiteiten. Veelvoorkomende dingen zoals slapen in autostoeltjes of draagzakken, of zelfs de manieren waarop moeders hun baby's het liefst vasthouden, kunnen allemaal leiden tot verkeerde uitlijning van de wervels. Eigenlijk kunnen veel van de ontwikkelingsmijlpalen van de eerste 2 jaar allemaal leiden tot de behoefte aan regelmatige controles voor baby's. Deze omvatten het leren zitten, beginnen te kruipen en optrekken om te staan, evenals vaak vallen tijdens het vroege lopen. Voor pasgeborenen kunnen hun posities in de baarmoeder, moeilijke of langdurige bevallingen, ingrepen zoals vacuümextracties, tanggebruik of zelfs keizersneden krachten uitoefenen op hun nek en hoofd die traumatisch zijn voor fragiele baby's.

Met de opkomst van onderzoek naar de veiligheid en effectiviteit van chiropractische zorg voor de behandeling van veelvoorkomende pediatrische symptomen zoals borstvoedingsproblemen, koliek, reflux en oorinfecties, zoeken veel mensen nu eerst chiropractische zorg voor deze symptomen. Hoewel er een toename is in gepubliceerd onderzoek gericht op het oplossen van borstvoedingsproblemen met behulp van chiropractische behandeling, is er zeer weinig dat de hoofdoorzaak van deze symptomen aanpakt.[113] Een van de items die door de chiropractor moet worden aangepakt, is het potentieel voor een tongriem.

Hoe vind je een chiropractor voor zuigelingen?

Niet alle chiropractors behandelen zuigelingen of kinderen, dus het is belangrijk om te beoordelen of de chiropractor die je bezoekt comfortabel is met het behandelen van baby's. Sommigen zijn gespecialiseerd in atleten, terwijl anderen meer gericht zijn op gezinszorg. Meestal zal een chiropractor die veel zwangere vrouwen ziet waarschijnlijk ook zuigelingen beoordelen en aanpassen. Vooraf bellen naar het kantoor en vragen of ze routinematig zuigelingen behandelen kan nuttig zijn. Als de receptioniste zegt, "Oh ja, we vinden het geweldig om baby's te zien," is dat waarschijnlijk een goed teken. Als ze je in de wacht moeten zetten om iemand achterin te vragen, is het waarschijnlijk geen goed idee om je zuigeling naar dat kantoor te brengen omdat ze ze niet vaak zien. Een verwijzing van een lactatiekundige kan nuttig zijn als je niet zeker bent over chiropractors in jouw omgeving. Een andere bron van verwijzingen kunnen moedergroepen zijn, zowel persoonlijk als op sociale media websites zoals Facebook. Velen in de tongriem-specifieke groepen hebben een bodyworker gezocht zoals een chiropractor of craniosacraal therapeut, en zij kunnen een aanbeveling geven voor iemand die niet alleen vertrouwd is met het behandelen van zuigelingen, maar ook met tongriemproblemen.

Hoe beïnvloedt een tongriem borstvoeding, torticollis en hoofdvorm, of veroorzaakt het hoofdpijn?

Het lijkt misschien vreemd dat er een verband kan zijn tussen een klein draadje onder de tong en al deze secundaire problemen die ontstaan in het hoofd, de nek en de schouders. Echter, de spieren en het bindweefsel of fascia zijn nauw verbonden van de mond en kaak tot aan het sleutelbeen en het borstbeen. Hoewel er meerdere lagen cervicale fascia zijn, die allemaal betrokken kunnen zijn, is de meest waarschijnlijke die nadelig wordt beïnvloed bij een tongriem de investerende laag van cervicale fascia, met verbindingen van de onderkaak naar het tongbeen, sternocleidomastoïde spieren en trapeziusspieren, om er een paar te noemen. Abnormale spanningen op deze weefsels veroorzaken asymmetrie, wat leidt tot veel voorkomende symptomen bij baby's, kinderen en zelfs volwassenen.

Torticollis, ook wel "scheve nek" of cervicale dystonie genoemd, is een musculoskeletale aandoening die wordt gekenmerkt door het onvermogen om het hoofd gelijkmatig naar rechts en links te draaien vanwege strakke spieren of fascia aan één kant. Deze aandoening kan leiden tot een reeks symptomen bij baby's en kinderen, waaronder moeite met borstvoeding, kantelen van de kin naar één kant en een houding waarbij één schouder hoger is dan de andere. Voor volwassenen met torticollis zijn nekpijn, hoofdpijn, voorwaartse hoofdpositie en strakke spieren in de nek en bovenste schouders het meest gebruikelijk. Daarom presenteren patiënten vaak met ongemak in de nek of schouders door problemen die ontstaan in de mond. Helaas zijn niet alle chiropractors getraind om te zoeken naar tongriemen als een mogelijke oorzaak.

Een kort woord over plagiocefalie. Deze aandoening beschrijft een platte of misvormde schedel. Het treft veel zuigelingen en verwijst naar een asymmetrische vorm van de schedel (schedelbeen). Het is een aandoening waarbij een of meer van de hechtingen (of gewrichten) in de schedel van een zuigeling voortijdig sluiten door in bot te veranderen. Hoewel het door vele factoren kan worden veroorzaakt, is het vaak te wijten aan een combinatie van de positie van de baby in de baarmoeder, een premature geboorte, een meerlinggeboorte (tweelingen, drielingen, enz.), torticollis, gebruik van autostoeltjes en zelfs slapen op de rug. De American Academy of Pediatrics beveelt nog steeds slapen op de rug aan om SIDS te voorkomen; echter, buiktijd en het roteren van het hoofd zijn cruciale activiteiten om te helpen voorkomen dat baby's platte plekken op de achterkant van hun hoofd ontwikkelen. Chiropractische en craniosacrale therapieën kunnen nuttig zijn bij het behandelen van kinderen met plagiocefalie. Sommige kinderen met matige of ernstige gevallen hebben mogelijk craniale banden of helmen nodig om de schedel te hervormen.

Spieronevenwichtigheidsproblemen kunnen mensen van een breed scala aan leeftijden treffen. Hoofdpijn die voortkomt uit de nek wordt veroorzaakt door nekdisfunctie, meestal van de bovenste cervicale wervelkolom. Hoewel de exacte oorzaak van een hoofdpijn onduidelijk kan zijn en meerdere bijdragende factoren kan omvatten, is dit specifieke symptoom vaak geassocieerd met spieronevenwichtigheid.[114] Deze spieronevenwichtigheden zijn waarschijnlijk het resultaat van strakke en gevoelige vezels in het cervicale gebied die veel van dezelfde spieren betreffen die worden beïnvloed door langdurige tongriemproblemen. Dit patroon van spieronevenwichtigheid creëert vaak gewrichtsdisfunctie aan de basis van de schedel en de eerste wervel (atlas). Een tongriem kan een bijdragende factor zijn. Een tongriemoperatie kan helpen de frequentie of ernst van hoofdpijn en migraine te verminderen.

Volwassenen zijn de meest voorkomende patiënten die worden gezien in een traditionele chiropractische praktijk. Volwassenen met pijn of spanning in hun nek en/of schouders die hun aanpassingen niet lijken vast te houden en vaak de chiropractor moeten bezoeken, moeten overwegen om evaluaties te laten doen voor tongriemen. Als de volwassene ook spraak- of eetmoeilijkheden had als kind, of momenteel moeite heeft met spraak, het slikken van vlees of het nemen van pillen, dan is een hogere mate van verdenking voor een mogelijke tongriem gerechtvaardigd. Bovendien kunnen hoofdpijn en slechte slaap, zoals slaapapneu, veel beweging tijdens de slaap, gemakkelijk wakker worden of moeite met in slaap vallen, wijzen op een mogelijk tongriemprobleem.

Bij zowel de jongere als de oudere patiënt brengt de identificatie en het losmaken van een tongriem bijna onmiddellijke functionele verbetering. Zodra de tong is losgemaakt, moet de chiropractor opnieuw beoordelen en indien nodig behandelen om een juiste werveluitlijning te garanderen. Craniosacrale therapie moet ook worden overwogen in combinatie om fasciale verklevingen te verminderen. Vanuit het perspectief van de chiropractische behandelaar kan een merkbare toename in bewegingsbereik en verminderde nekspanning worden verwacht, omdat de tongriemoperatie fasciale verklevingen losmaakt en spieren ook ontspant.

Als je merkt dat jij of je kind chiropractische aanpassingen niet vasthouden (je moet vaak gaan, en lijkt altijd uit balans te zijn op dezelfde locatie), of vaak klaagt over nekpijn, spanning in de nek of slechte slaap, dan moet je een hoge mate van verdenking hebben dat een van jullie een tongriem heeft. Als deze problemen worden gecombineerd met spraakmoeilijkheden, eetmoeilijkheden of een geschiedenis van borstvoeding- of flesvoedingsproblemen in de kindertijd, dan moet een evaluatie met een getrainde tongriemzorgverlener worden nagestreefd.

HOOFDSTUK 25

∞

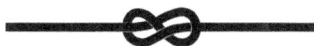

Lichaamswerk, neuro-ontwikkeling en bewuste buiktijd!

Michelle Emanuel, OTR/L, NBCR, CST, CIMI, RYT200

Lichaamswerk en zachte weefsel manuele therapie

Lichaamswerker is een overkoepelende term die wordt gebruikt om elke professional met een hands-on licentie om aan te raken te beschrijven, die met het lichaam werkt om therapeutische verandering te bewerkstelligen. Een ander woord voor lichaamswerk is manuele therapie. Meestal wordt lichaamswerk of zachte weefsel manuele therapie uitgevoerd door verschillende soorten en intensiteiten van palpatie en aanraking met de handen, gereedschappen of instrumenten, afhankelijk van de specifieke professional. Een lichaamswerker, of iemand die manuele therapie doet, is eerst gelicentieerd als ergotherapeut, fysiotherapeut, chiropractor, osteopaat (zowel arts als niet-arts) of gelicentieerde massagetherapeut, onder anderen. Naast deze referenties volgen de meeste professionals vele uren geavanceerde training en voortgezette medische educatiecursussen om hun expertise en behandeltechnieken uit te breiden.

Lichaamswerk is niet slechts één modaliteit. Er zijn veel soorten lichaamswerk om uit te kiezen, en je keuzes worden meestal gedicteerd door geografische locatie en de professionals die beschikbaar zijn in jouw omgeving. Enkele voorbeelden van lichaamswerkmodaliteiten/ gereedschappen zijn craniosacrale therapie (CST), myofasciale release (MFR), acupressuur, acupunctuur, massage, therapeutische huidbeweging in pediatrie (TSMP), sacrale occipitale techniek (SOT), craniosacrale fasciale therapie (CFT) en vele anderen. Er zijn voornamelijk overeenkomsten tussen deze modaliteiten, en het is beter om te bepalen welke middelen en professionals in jouw omgeving bestaan, in plaats van een specifieke behandelmodaliteit te zoeken. Een van de belangrijkste overeenkomsten is dat het niveau en de intensiteit van aanraking en palpatie altijd zacht is, en het tempo altijd wordt geleid door de individuele mogelijkheden van de baby. Hoewel bepaalde technieken, handgrepen en posities vergelijkbaar lijken tussen baby's, is de respons en het daaruit voortvloeiende volgen van de weefsels en de baby waar therapeutische verandering wordt gemaakt. De belangrijkste screeningsvraag die je hebt voor een lichaamswerker is: "Ben je bekend met en getraind om met baby's te werken?" Over het algemeen zal elke manuele therapie-modaliteit in de handen van een persoon met baby-ervaring nuttig zijn, omdat ze allemaal effectiviteit en belang hebben. Bovendien hebben ze allemaal een effect op het zenuwstelsel van een baby, en dit is nuttig voor het hele lichaam.

Andere overeenkomsten tussen zachte weefseltechnieken omvatten het werken met fascia en het huidorgaan, en het betrekken van de hersenen en het zenuwstelsel. Fascia, of bindweefsel, is alomtegenwoordig in het lichaam, verbindt spieren met botten en botten met botten, en wikkelt spierbundels en zelfs individuele cellen. Fascia is een continu lichaamsdeel van de top van ons hoofd tot de toppen van onze tenen. Het bestaat uit collageen, elastine en grondsubstantie (een waterig type vloeistof). Een tongriem bestaat uit fascia, en deze fascia is verbonden met alle andere delen van het lichaam. Dit is een reden waarom de tong zo'n krachtig effect heeft op hoe het lichaam van een baby is gepositioneerd en beweegt. Bij het losmaken van een tongriem maakt de zorgverlener fascia los, niet spier. Spieren bewegen het lichaam, en fascia verbindt het lichaam; het is de onderling verbonden dans tussen hen die bepaalt hoe de botten groeien, beweging plaatsvindt en voeden en borstvoeding slagen. Wanneer een baby een tongriemoperatie ondergaat, wordt de fascia/bindweefsel losgemaakt, wat het zenuwstelsel in staat stelt spieren te sturen om de tong in bredere bewegingsbereiken te bewegen en met een optimaler en volwassener zuigpatroon.

Waarom hebben baby's lichaamswerk nodig?

Zijn baby's niet perfect? Deze twee vragen worden vaak gesteld in mijn privépraktijk en in de Facebook-ouderondersteuningsgroep die ik beheer. Baby's met orale disfunctie en beperkte mondweefsels hebben een veranderde tongfunctie. Voor een baby is de mond het primaire sensorische en perceptieve orgaan, en de functie, of het gebrek daaraan, zal worden weerspiegeld in andere lichaamsdelen. De "beste" beweging en functionele vaardigheden van een typisch ontwikkelende baby komen uit de mond, specifiek de tong. Daarom vertrouwt de baby op compensatie en adaptieve beweging in plaats van optimale bewegingen om borstvoeding en orale functie te behouden. Een voorbeeld van de structurele gevolgen van een beperkte tong is een hoog gewelfd gehemelte.[64] Het hebben van een hoog gewelfd gehemelte is een minder dan optimale configuratie/vorm voor neusademhaling en sinusontwikkeling; het bevordert overgevoeligheid in de mondholte en draagt bij aan slechte borstvoedingsvaardigheden, meestal door verlies van zuiging of generatie van negatieve druk. Lichaamswerktechnieken helpen de zachte weefsels van het lichaam glijden en schuiven in gespannen, beperkte of "plakkerige" plekken. Deze plekken belemmeren beweging en sensorimotorische verwerking, en ze profiteren van de verschuivingen en veranderingen die worden teweeggebracht door zachte manuele therapie en lichaamswerktechnieken.

    Lichaamswerkers en therapeuten helpen bij de identificatie van beperkte mondweefsels, door het gebruik van gevalideerde instrumenten zoals het Martinelli-protocol[36] en de HATLFF[34] (beide eerder genoemd) in combinatie met klinische beoordeling, symptomen en individuele omstandigheden. Bovendien hebben veel professionals wondzorg binnen hun praktijkbereik. Dit kan nuttig zijn voor degenen met actieve wondbeheer na een tongriemoperatie. Ongeacht het gereedschap dat wordt gebruikt voor frenulumvrijgave (CO_2-laser, diodelaser, schaar, scalpel, enz.), moet de wond genezen door secundaire intentie. Dit betekent dat in plaats van de wond te sluiten zoals het voor de vrijgave was, we willen dat de wond opvult met nieuw weefsel en in een ruitachtige vorm blijft, zodat het nieuw gevormde frenulum flexibeler is. Lichaamswerktechnieken die glijden en schuiven in de weefsels bereiken, actieve bewegingen van de tong stimuleren en intentionele buiktijd!, helpen bij een optimaal genezingsproces.

Een andere manier waarop lichaamswerk en zachte weefsel manuele therapie nuttig kan zijn, is met comfortbeheer, zowel vóór als na TOTs-vrijgave. Naast het beoefenen van huid-op-huid contact en het minimaliseren van omgevingsdrukte thuis, zijn er verschillende wegen die kunnen worden gebruikt om ongemak te verlichten. Deze omvatten regulerende activiteiten voor het zenuwstelsel van de baby, met behulp van aanraking, zachte handposities, ontspannende bewegingen, ritme en beweging. Deze en meer helpen bij natuurlijke pijnverlichting door feel-good hormonen.

Aan de ouders van baby's en kinderen die een tongvrijgave-habilitatieproces ondergaan: het is nuttig voor jullie om ook wat lichaamswerk te ontvangen. Hoewel het veel gemakkelijker en minder stressvol is om dit proces te doorlopen met volledige teamondersteuning, is het nog steeds stressvol. Het is niet gemakkelijk voor jullie om al deze nieuwe terminologie te leren, beslissingen te nemen op basis van nieuwe informatie, de oefeningen te doen, te leren hoe je voor de wond moet zorgen en te beseffen dat je het niet voor je baby kunt doormaken, maar je kunt sterk, kalm en zelfverzekerd zijn. Overweeg te vragen wie in jouw omgeving gespecialiseerd is in volwassenen en ervaar zelf een helende sessie.

Sommige lichaamswerkers zijn gespecialiseerd in baby's, kinderen en volwassenen, dus je hoeft misschien niet ver te zoeken.

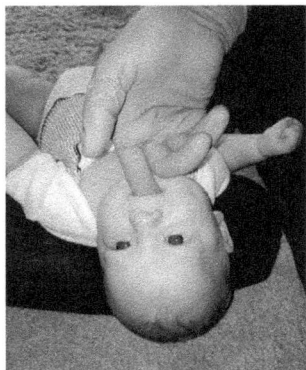

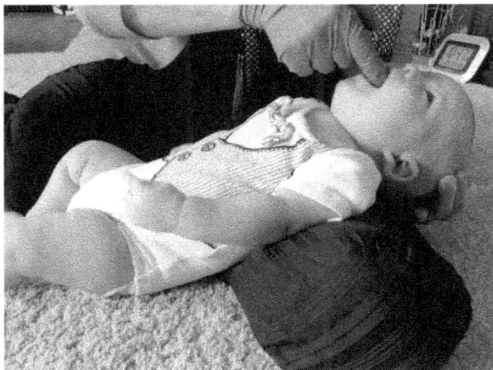

Wanneer je je baby naar een lichaamswerker brengt, verwacht een warme, gastvrije omgeving en een competente en meelevende professional. De meeste professionals gebruiken lichaamswerk op massagetafels, ballen, gekantelde oppervlakken en de vloer om te werken. Een hoofd-tot-teen beoordeling wordt uitgevoerd in harmonie met de natuurlijke ritmes van je baby. Naast het noteren van fysieke overwegingen, zoals gespannen gebieden, gebieden met pantsering en beschermende reacties, en verminderde weefselbeweging, zal de behandelaar het zenuwstelsel dysregulatie beoordelen en behandelen om de reacties van de baby op de behandeling te maximaliseren. Dit kan het ontspannen van het zenuwstelsel en de weefsels van de baby omvatten of het aanmoedigen van meer energie en vitaliteit, afhankelijk van de unieke behoeften van je baby. Zachte passieve bewegingen en vaak orale, primitieve en posturale reflexen, evenals andere bewegingen, worden gebruikt om natuurlijke uitlijning en balans in het lichaam van de baby te bevorderen. Lichaamswerkers gebruiken meestal langzame, zachte bewegingen om weefsels in natuurlijke uitlijning en zachte weefselintegriteit te duwen. Dit heeft ook een positief effect op het hele lichaam. Soms voelen delen van het lichaam als een geknikte tuinslang, en ze moeten worden bewogen om te openen en het water door te laten.

De meeste baby's profiteren van 2 tot 6 sessies; echter, meer kunnen nodig zijn afhankelijk van factoren zoals het uitvoeren van thuisc programma's, het niveau van compromittering van een baby bij aanvang van de behandeling en de snelheid van vooruitgang en waargenomen veranderingen. In het begin kan de baby 1 tot 2 keer per week worden gezien, geleidelijk aflopend met langere tijd tussen sessies.

Wat moet ik verwachten na een lichaamswerksessie?

Er is een breed scala aan reacties op lichaamswerk, waaronder slapen, iets meer poepen dan gebruikelijk, verhoogde beweging, verbeterde aanhap en borstvoedingsvaardigheden, en soms zelfs duidelijke fysieke of structurele veranderingen, zoals een platte plek die er niet meer zo plat uitziet, of een asymmetrische of ongelijke gezichtsuitdrukking die symmetrischer wordt. Andere keren kan de baby kort huilen of actiever zijn, en dit kan enige dysregulatie van het zenuwstelsel veroorzaken. Meestal is er een gunstige respons op lichaamswerk. Als je je niet comfortabel voelt of iets voelt niet helemaal goed, spreek dan met de lichaamswerker of zoek misschien een andere behandelaar die beter past. Het gaat tenslotte niet alleen om de gebruikte gereedschappen of modaliteiten, maar ook om de therapeutische aanwezigheid van de lichaamswerker en het vermogen om te interageren met de baby en jouw gezin, wat ook enorme bijdragen levert aan het resultaat.

Neuro-ontwikkeling en therapeutisch intentionele buiktijd!

Vagus Nerve: Special Visceral Efferents

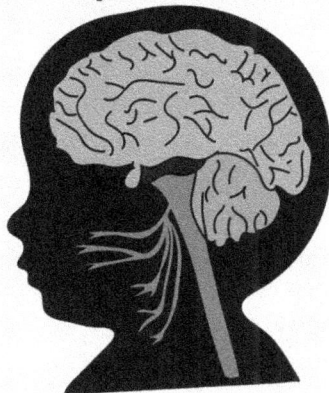

©2016 Michelle Emanuel

Hersenzenuwen zijn een set van 12 zenuwen gelegen in de primitieve hersenstam. Deze zenuwen bieden sensorische en motorische capaciteiten aan de spieren van gezichtsuitdrukking, de tong, larynx (stembox), farynx (keel), zachte gehemelte, hoofd- en schouderspieren, binnenoor, de kaak en bijbehorende temporomandibulaire gewrichten, en spieren en sensorische zenuwen die de ogen uitrusten. Al deze lichaamsdelen zijn van het grootste belang voor een baby die net uit de baarmoeder komt. Hersenzenuwdisfunctie (CND) is een term die wordt gebruikt om de functionele tekorten van een baby te beschrijven, met een specifieke nadruk op hersenzenuwen. Het is geen diagnose; het is een manier voor getrainde professionals om de functionele status van een baby te bekijken, de timing van vrijgave te sturen en het niveau van therapeutische behoeften te bepalen. Baby's met TOTs kunnen worden gecategoriseerd als hebbende milde, matige of significante hersenzenuwdisfunctie. De mate van ernst wordt bepaald door symptomen, zoals asymmetrieën, gastro-intestinale symptomen (reflux, gas, aerofagie, enz.), luchtwegcompromis (piepende ademhaling, enz.), vocale prosodie (kwaliteit en resonantie van de stem van de baby), gezichtsuitdrukking en nog veel meer.

Een belangrijke ontwikkelingscomponent die nodig is voor alle baby's is posturale controle en ontwikkeling. Een baby moet oefenen met het omgaan met zwaartekracht, actieve en passieve bewegingen, en reflexieve en spontane bewegingen, terwijl hij effectief genoeg moet borstvoeden om aan te komen, te groeien, zich verbonden te voelen en veilig. Voor baby's is een van de belangrijke posities voor posturale en neuro-ontwikkeling buikspelen of "buiktijd," een term die bekend zou moeten zijn. Buiktijd is de tijd die een baby op zijn of haar buik doorbrengt op een stevig vlak oppervlak, meestal de vloer. Alle kinderartsen erkennen en waarderen buiktijd als integraal voor de ontwikkeling van een baby.

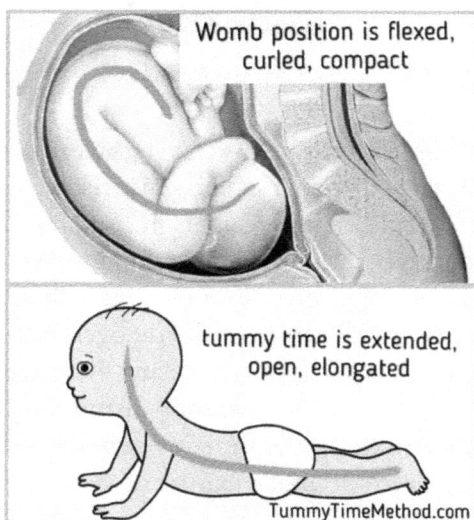

Womb position is flexed, curled, compact

tummy time is extended, open, elongated

TummyTimeMethod.com

Baby's transformeren van de hulpeloze pasgeboren periode, naar kruipen, naar optrekken om te staan, en beginnen meestal binnen een jaar na extrauteriene leven te lopen. De borstcrawl, het aangeboren vermogen van een baby om over het lichaam van de moeder te kruipen en zelfstandig aan te happen binnen 1 tot 3 uur na de geboorte, is een bewijs van hoe buikspelen of buiktijd baby's uitrust voor overleven en gedijen. De borstcrawl is niet mogelijk wanneer baby's op hun rug worden gelegd, of de rugligging, en baby's zullen niet overleven of gedijen in deze positie na de geboorte. Baby's, vooral in de pre-kruipperiode tot 3 jaar, hebben een snel ontwikkelend zenuwstelsel. Een ouder kind of volwassene heeft echter een relatief stabiele fase bereikt, hoewel neuroplasticiteit en verandering mogelijk zijn gedurende de hele levensduur. Bij de geboorte hebben menselijke baby's de meeste ondersteuning en hulp nodig bij positionering en bewegingen in vergelijking met alle andere zoogdieren. Baby's vertrouwen op ouders en verzorgers om hen in elke positie te plaatsen waarin ze zich bevinden. Bijvoorbeeld, als een baby in een schommel wordt geplaatst voor slaap met het hoofd naar de voorkeurskant en meer druk op een platte plek, kan de baby zichzelf niet aanpassen om verdere schade te voorkomen. De term "vierde trimester" is gegeven aan de eerste 12 weken van extrauteriene leven om de voortdurende neuro-ontwikkelingsmaturing en -processen te benadrukken die vereist zijn door menselijke zuigelingen na een typische 40-weken zwangerschap.

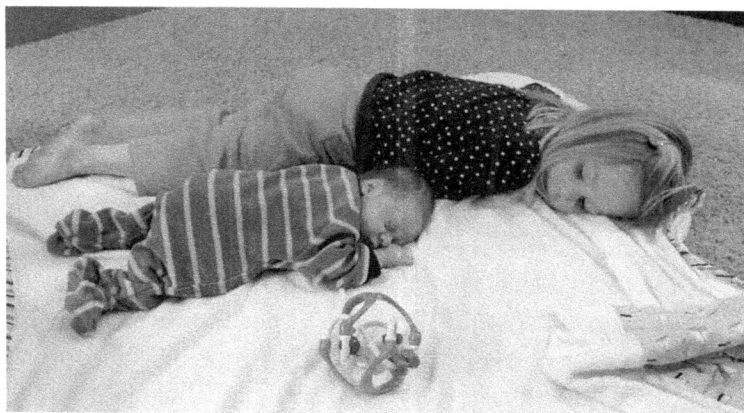

Baby's vertrouwen op hun ouders en verzorgers om hen in posities te plaatsen en hen te introduceren aan gevarieerde bewegingen om het zenuwstelsel te stimuleren voor optimale neuro-ontwikkelingsprogressie. Baby's ontwikkelen in een cephalocaudale manier, wat betekent dat ze ontwikkelen in een hoofd (cephalo) naar staart (caudaal) volgorde: hoofd eerst, staart laatst. Terwijl baby's zonder gecompromitteerde orale functie en beperkingen die veel worden vastgehouden en gedragen (beide zijn vormen van buiktijd) voldoende stimulatie en input ontvangen van deze activiteiten, hebben baby's met beperkte mondweefsels specifieke, therapeutische, intentionele buiktijd-ervaringen nodig om orale functionele tekorten op de juiste manier aan te pakken en te herstellen.

In 1992 lanceerde de American Academy of Pediatrics (AAP) twee belangrijke aanbevelingen voor baby's. Genoemd "Back to Sleep" en "Tummy to Play," benadrukten deze initiatieven de noodzaak van intentionele buiktijd in een rugslapende cultuur. In 2011 herhaalde de AAP de noodzaak van buiktijd, specifiek stellend dat het nodig is om plagiocefalie, of afvlakking van het hoofd van de baby, te voorkomen. De huidige incidentie van plagiocefalie is 46,6%, dus ongeveer de helft van alle baby's is getroffen.[115] Een andere klinische bevinding die consistent is gebleven in mijn praktijk over de afgelopen 10 jaar is de link tussen TOTs en hoofdafvlakking (d.w.z. plagiocefalie, brachycefalie, scaphocefalie en andere willekeurige hoofdvormingspatronen). Nogmaals, dit is niet formeel bestudeerd of gepubliceerd. Het is een resultaat van het zien van dezelfde beperkingen, problemen en patronen over jaren van ervaring, gecombineerd met wat ik weet over optimale orale ontwikkeling van zuigelingen.

Buiktijd is integraal voor de neuro-ontwikkeling en orale voedingsvaardigheden van een baby, omdat wanneer een baby in deze positie is, het hele lichaam betrokken is bij gewichtsverschuivingen en beweging, wat de tong- en orale functie ondersteunt. In de baarmoeder brengen baby's hun tijd door opgerold of voorwaarts gebogen, met beperkte bewegingen om het lichaam te strekken, ook wel extensie genoemd. Van geboorte tot ongeveer 9 maanden brengen baby's hun tijd door met het strekken of verlengen van hun lichaam, en dit wordt het beste gedaan in de buiktijd-positie. Buiktijd helpt de baby te leren bewegen en bewegingen te beheersen in het zwaartekrachtveld. Het eerste grote ontwikkelingsdoel en prestatie van een baby, naast binding/hechting en borstvoeding, is hoofdcontrole. Een buiktijdstudie onthulde significante verschillen in hoofdcontrole tussen baby's die deelnamen aan buiktijd en degenen die dat niet deden.[116] Om hoofdcontrole te ontwikkelen, moet de tong optimale functie hebben; dit omvat bewegingsbereik, kracht en uithoudingsvermogen. Tongriem beperkt al deze drie parameters en belemmert orale functie, en vaak belemmert het borstvoeding, hoewel sommige baby's met tongriem adequaat borstvoeden zonder pijn of ongemak.

Dus laten we gewoon alle baby's in buiktijd zetten, toch? Ja! Echter, er zijn een paar knelpunten en moeilijkheden voor baby's met beperkte mondweefsels. Jouw eigen baby kan een afkeer hebben van buiktijd of je hebt misschien gehoord dat andere baby's buiktijd "haten". Ik ben hier om je te verzekeren dat baby's niets haten, maar ze zullen ongemak of distress signaleren wanneer van toepassing. Het interessante om op te merken is dat baby's met TOTs specifieke moeilijkheden hebben met buiktijd-ervaringen, die variëren van fysieke tot functionele beperkingen.

Hier is een oefening die dit punt duidelijker kan maken: Trek je tong naar de mondbodem alsof je een tongriem hebt, ga dan op je buik liggen en probeer je hoofd op te tillen en te draaien; probeer je op te drukken met je armen en de voorkant van je nek en schouders te verlengen. Dit is een klein deel van de unieke buiktijd-uitdagingen waar TOTs-baby's mee te maken hebben. En ik heb nog niet eens gesproken over dysregulatie van het zenuwstelsel, voorkeur voor het draaien van het hoofd en torticollis, hoofdafvlakking (plagiocefalie, brachycefalie, scaphocefalie), gastro-intestinale problemen (zoals reflux, gas en aerofagie) en luchtwegcompromis.

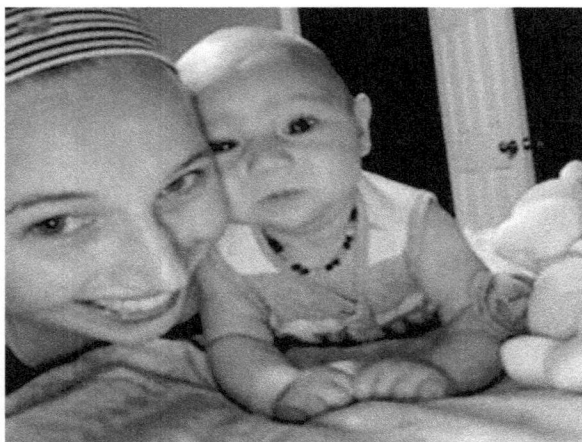

Na het werken met veel baby's die worstelden als gevolg van fysieke en functionele beperkingen en restricties, ontwikkelde ik de TummyTime!™ Methode (TTM), een eenvoudige maar krachtig effectieve manier om baby's en ouders te helpen verbinden en VAN buiktijd te houden. Daarnaast werd TTM specifiek ontwikkeld:

» Om regulering van het zenuwstelsel te bevorderen—hoe de baby kalmeert, zich settelt en kalmeert
» Om reflux te verminderen
» Om effectief boeren en gasafgifte te bevorderen
» Om voorkeur voor het draaien van het hoofd of torticollis te verminderen
» Om tong- en kaakfunctie te optimaliseren door compensaties te elimineren en nieuwe, functionele bewegingen te bevorderen
» Om orale, primitieve en posturale reflexen te ontlokken, te benutten en te integreren
» Om actieve en passieve bewegingen van het hele lichaam te bevorderen

TTM gaat verder dan alleen het krijgen van de baby in de buiktijd- of buikligging; het is een behandelbenadering die de buikligging gebruikt met specifieke intentie om het zenuwstelsel te kalmeren en de functie van hersenzenuwen te optimaliseren, wat leidt tot optimale orale en neuro-ontwikkelingsprogressie en vaardigheden. TTM lost ook problemen op om baby's te helpen die worstelen in andere ontwikkelingsgebieden, zoals hoofdcontrole, het draaien van het hoofd naar beide kanten, het aannemen van ontspannen lichaamshoudingen het grootste deel van de tijd, enz.

Hoewel veel mensen de connectie tussen buiktijd en tongriem begrijpen op basis van dit soort discussies, zijn er op dit moment geen specifieke gepubliceerde studies. Een recente studie onthult echter dat baby's die op 6 maanden oud niet in staat zijn om zichzelf op te drukken met gestrekte (rechte) armen in buiktijd ontwikkelingsachterstanden of -vertragingen hebben in vergelijking met baby's die wel op gestrekte armen kunnen opdrukken.[117]

Om effectief te zijn in het opdrukken met armen, heeft een baby ervaring nodig met buiktijd. Vaak is er zeer weinig tijd besteed aan buiktijd, en de meeste baby's met tongriem drukken te krachtig op en raken overstuur, of ze vermijden het opdrukken met hun armen. Dit heeft direct invloed op de ontwikkeling, inclusief orale functionele vaardigheden. Bovendien zijn veel baby's met beperkte mondweefsels ofwel gestrekt of achterwaarts gebogen, wat ook resulteert in hoofdachterstand wanneer ze naar een zittende positie worden getrokken of voorwaarts gebogen met een voorwaartse hoofdpositie. Beide patronen, gestrekt en gebogen, weerspiegelen een onbalans of dysregulatie van posturale integriteit.

In mijn professionele ervaring is TTM effectief in het verminderen van compensatiepatronen van een tongriem. Ik zie ook betrouwbaar verhoogde kracht, uithoudingsvermogen en functie van orale en posturale vaardigheden. Het hebben van een betrouwbare thuisgebaseerde therapie die je dagelijks met je baby doet, draagt bij aan therapeutische veranderingen en vooruitgang. Het doen van TTM met je baby tussen lactatie- en lichaamswerksessies door ondersteunt en onderhoudt oefeningen, activiteiten en directe hands-on ondersteuning die tijdens therapiesessies worden geboden. Jouw baby is 7 dagen per week, 24 uur per dag thuis bij jou, terwijl je baby slechts 1 tot 2 uur een paar keer per week bij een lactatiekundige of lichaamswerker is. Het is waardevol om TTM in je repertoire te hebben; zoek een lokale professional om te helpen of bekijk mijn YouTube-kanaal (zoek Michelle Emanuel).

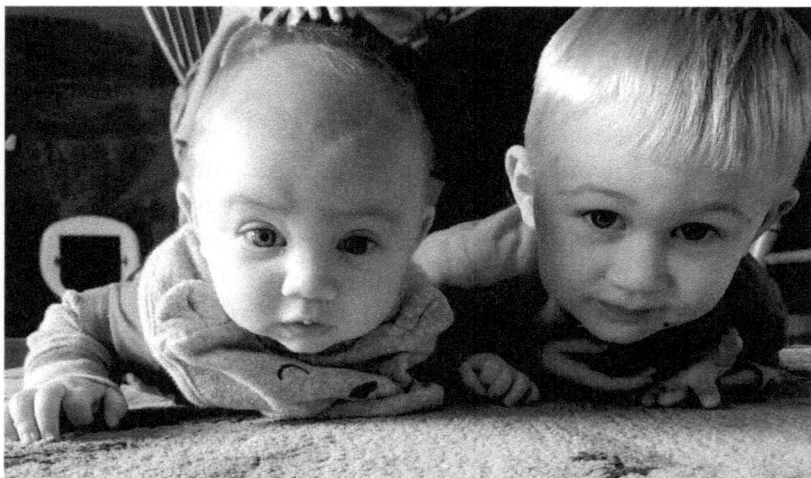

In 2015 voltooide ik een informele studie in mijn praktijk, waarin ik 20 baby's beoordeelde met behulp van een gevalideerde OT/PT posturale responsen in zwaartekrachtbeoordeling. Een ervaren en gekwalificeerde tandarts diagnosticeerde alle 20 baby's met achterste tongriem, en allemaal hadden ze een tongriemoperatie ondergaan voordat ik hen beoordeelde. Ik had verwacht enige posturale vertragingen te vinden vanwege mijn ervaringen; ik was echter verrast om te ontdekken dat 17 van de 20 baby's 2 standaarddeviaties onder de norm scoorden. Dit betekent dat een overweldigende meerderheid van baby's met achterste tongriem vertraagde posturale responsen had op zorgactiviteiten. Dit was zorgwekkend voor mij als neuro-ontwikkelingsexpert, omdat ik de uitdagingen waar baby's met tongriemen mee te maken hebben beter begreep. Ik was ook bezorgd omdat geen van de baby's naar mij was verwezen door hun kinderartsen. Omdat deze studie niet werd uitgevoerd binnen de rigor van een wetenschappelijke of medische instelling, kan ik geen brede claims maken, maar ik kan zeggen dat we nauwkeuriger moeten kijken naar een mogelijke link tussen tongriem, houding en ontwikkelingsvaardigheden. Er bestaat een sterke ontwikkelingslink tussen tongfunctie en posturale ontwikkeling en integriteit. Maar hier is het goede nieuws: 15 van de 17 scoorden binnen een normaal bereik binnen 6 weken door het gebruik van het **4-delige Functionele Bewegingsprotocol (FMP),** dat omvat:

» Het verminderen of vermijden van het gebruik van containers (babyzitjes, schommels en andere babyuitrusting) en insluiting (inbakeren en andere restrictieve items)

» Implementatie van de TummyTime!™ Methode en het bevorderen van optimale bewegingen door verschillende ontwikkelingsactiviteiten

» Het bevorderen van veranderingen in dagelijkse activiteiten die bijdragen aan normalisering van orale functie

» Het waarborgen van een optimale positie tijdens nachtelijke slaap en dutjes overdag, wat bijdraagt aan optimale orale functie

Hoeveel therapeutische, intentionele buiktijd hebben baby's met TOTs nodig?

In plaats van te focussen op de hoeveelheid buiktijd, focus op de kwaliteit van buik- en vloertijd-ervaringen. Naarmate baby's herhaalde plezierige en verbonden ervaringen hebben, helpen comfort en gemak de baby om van buiktijd te genieten en zelfs te zoeken. Buiktijd duurt niet lang—slechts 5 minuten een paar keer per dag is nuttig om mee te beginnen. Gebaseerd op mijn ervaring zijn baby's succesvoller en betrokken bij buiktijd wanneer het frequent wordt geïntroduceerd voor korte periodes. Ga op de vloer liggen met je baby, zing bekende liedjes, praat en verbind met je baby. Deze herhaalde ervaringen met jou helpen je baby zich aan te passen en ontwikkelingsmatig te rijpen.

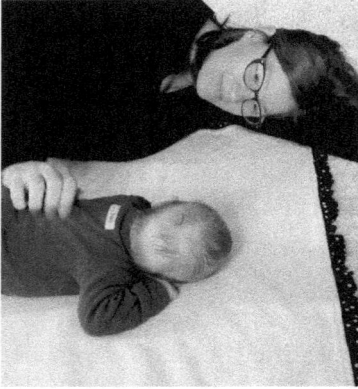

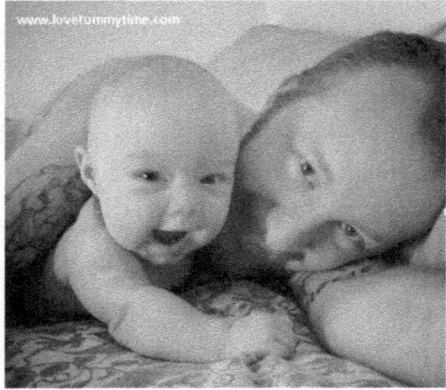

TTM TIP: *Als je worstelt met het doen van frequente, korte buiktijd-sessies, rol je baby eenvoudig in buiktijd voor een minuut na elke luierwissel. In de loop van de dag telt dit op, en elk beetje helpt.*

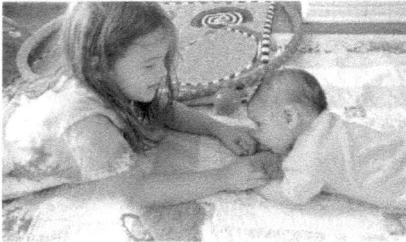

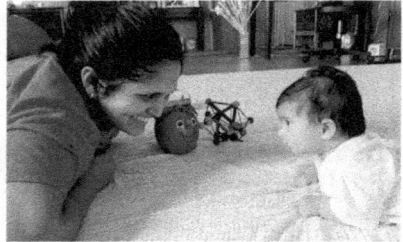

Wanneer begint buiktijd?

Baby's profiteren van het starten van buiktijd direct vanaf de geboorte. De eerste 2 weken van het leven worden voornamelijk doorgebracht op de borst van een ouder of verzorger; echter, daarna is een deken op de vloer de beste plek om met de baby om te gaan voor buiktijd. Dus, wat doe je als je nog geen buiktijd bent begonnen en je baby veel ouder is? Begin gewoon waar je vandaag bent. Doe meerdere korte sessies van leuke buiktijd-spel. Het is essentieel voor therapeutische professionals om samen te werken en te communiceren met lactatiekundigen en vrijgavezorgverleners. Dit betekent niet noodzakelijkerwijs dat ze voor hetzelfde bedrijf of bureau werken, maar ze werken in een teamgerichte aanpak, communiceren en

248

maken passende verwijzingen om uitgebreide zorg te bieden voor jouw baby en gezin.

Wat zijn enkele alternatieve buiktijd-posities?

- » Boppy-kussen
- » Over je schoot
- » Over je arm
- » Op een fysiobal of strandbal
- » Babydragen (voor- en achterdragen)

Is buiktijd veilig?

Ja! Je bent altijd bij je baby tijdens buiktijd-activiteiten. Buiktijd is het begin van hoe jij en je baby samen spelen. Samen interageren en spelen op de vloer voor buiktijd is leuk, veilig en een geweldige manier om tijd samen door te brengen.

Andere populaties:

Buiktijd of buikspelen is niet alleen voor baby's. Peuters, kleuters, schoolgaande kinderen, adolescenten en volwassenen van alle leeftijden profiteren van tijd op hun buik. Sommige mensen gaan naar fitnesslessen en sommigen doen yoga of Pilates; anderen volgen ontwikkelingsbewegings- en danslessen, die de nadruk leggen op buik-naar-aarde bewegingen. Ongeacht, we hebben allemaal baat bij het ervaren van gewichtdragende, gewichtsverschuivende en roterende bewegingen in onze lichamen voor optimale gezondheid en welzijn.

HOOFDSTUK 26

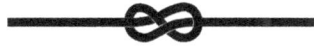

Volwassenen

Vaak beseffen volwassenen niet dat ze een tongriem hebben totdat een gebeurtenis met hun baby of kind hen doet nadenken over hun eigen mond. Deze volwassenen hebben meestal veel zorgverleners gezien, maar niemand heeft onder de tong gekeken. Soms komt een volwassen patiënt voor een onderzoek en zegt dat hun tong als baby is geknipt. In dat geval wordt hen gevraagd om hun tong naar hun gehemelte te tillen, met hun mond wijd open, om te zien hoe hoog de tong kan worden opgetild. Vaak kan de tong amper 2,5 centimeter optillen, terwijl deze eigenlijk bijna of het gehemelte zou moeten raken. Dit is een snelle screeningstest. Verdere evaluatie en vragen kunnen dan plaatsvinden om te bepalen of de volwassen patiënt symptomen heeft die een ingreep rechtvaardigen.

Een zoekopdracht op PubMed voor "tongue-tie and adults," "tongue-tie and TMJ issues," en "tongue tie and migraines" levert weinig resultaten op. Slechts één artikel bespreekt de behandeling van tongriem bij volwassenen. In 1993 besprak Mukai de behandeling van 38 volwassen patiënten met congenitale ankyloglossie, waarbij de meesten een Klasse III kaakrelatie (onderbeet), onregelmatige tanduitlijning of een hoog gewelfd gehemelte hadden.[118] Ze rapporteerden ook subjectieve symptomen van "stijfheid van de schouders, een koud gevoel in de ledematen, een geblokkeerd gevoel in de keel, slapeloosheid, vermoeidheid, droge huid, prikkelbaarheid en/of angst, en nervositeit."[118] De proefpersonen meldden dat al deze symptomen postoperatief verbeterden. Daarnaast verbeterden de objectieve symptomen, waaronder "snurken, spierkrampen, moeite met het spelen van blaasinstrumenten, [en] heesheid."[118] Onjuiste articulatie verbeterde niet postoperatief, waarschijnlijk omdat logopedie nodig is om de spieren en compensaties te hertrainen na tientallen jaren van onjuiste en beperkte spieractiviteit en gewoontes. Hoewel tongriemen grondig zijn bestudeerd in de zuigelingenpopulatie, zijn ze niet bestudeerd in de volwassen populatie, maar hopelijk zal dit veranderen.

Zorgverleners zijn zelden opgeleid over de problemen die tongriemen bij volwassenen kunnen veroorzaken, zoals nekspanning of pijn, schouderpijn of spanning, TMJ-pijn, migraine en andere hoofdpijnen, en slaapstoornissen. Reflux en spijsverteringsproblemen kunnen doorgaan in de volwassenheid als voedsel niet goed wordt verwerkt door ineffectief kauwen. Soms komt reflux voort uit aerofagie (het inslikken van lucht met voedsel of vloeistof). Lucht die in het maag-darmkanaal komt, moet uiteindelijk weer naar buiten, via de mond of via het rectum. Veel mensen kunnen kort na het losmaken van hun tongriem stoppen met hun refluxmedicatie. Nachtelijk knarsen en klemmen van tanden (bruxisme) worden ook vaak verlicht na een tongriemoperatie en daaropvolgende myofunctionele therapie. De houding van een patiënt kan verbeteren. Vóór de procedure kan de patiënt zijn hoofd in een voorwaartse positie houden, terwijl hij daarna zijn hoofd normaler, in een neutrale positie, kan houden.

Een 37-jarige vrouw presenteerde onlangs met een geschiedenis van vreselijk stotteren sinds haar vierde jaar. Ze was van therapeut naar therapeut gegaan, op zoek naar iemand die kon helpen met haar slopende spraakgebrek. Naast het worstelen met haar spraak had ze ook nek- en schouderpijn. Ze dacht nooit na over of ze misschien een tongriem had, maar nadat haar baby was behandeld voor een tongriem, werd ze met dat in gedachten onderzocht. Haar tong tilde ongeveer halverwege op toen ze haar mond zo wijd mogelijk opende. Ze had een achterste tongriem die niet gemakkelijk zichtbaar was, dus deze was nooit geïdentificeerd. Na beoordeling van haar tongfunctie en spraak werd de patiënt een tongriemoperatie aangeboden. De procedure duurde ongeveer 1 minuut, zonder hechtingen, bloeding of sedatie. Na de procedure kon ze de Pledge of Allegiance zeggen met minimale inspanning en aanzienlijk minder stotteren. Een week later kwam ze terug voor een follow-up bezoek en meldde dat ze nog steeds worstelde met haar spraak, maar dat ze meer goede dan slechte dagen had, haar nekpijn veel beter was, en ze nu hoop had om uiteindelijk normaal te spreken. Haar man en moeder merkten meteen een verschil in haar spraak.

Dit verhaal is geen geïsoleerd geval. Het is het verhaal van veel patiënten in veel verschillende praktijken in het hele land. Elke patiënt heeft een uniek verhaal. Een moeder (van een baby met een tongriem) die voor een ingreep kwam, was de jongste patiënt ooit behandeld in een grote onderzoeksuniversiteit ziekenhuis migraine kliniek op 5-jarige leeftijd. Ze had haar hele leven geleden onder migraine en nekpijn. Haar tongriem was gemakkelijk te zien en reikte bijna tot aan de punt van haar tong. Na de ingreep voelde ze meteen de spanning uit haar nek en schouders verdwijnen. Ze kon eindelijk haar hoofd draaien zonder pijn tijdens het rijden. Haar migraine nam af in ernst en frequentie. Dramatische verbeteringen in basisactiviteiten van het dagelijks leven zijn gebruikelijk. Als de juiste vragen worden gesteld, kan een zorgverlener de gerelateerde symptomen ontdekken en de stukjes aan elkaar knopen (woordspeling bedoeld). Maar vaak pakken zorgverleners andere problemen aan en merken ze de tongriem nooit op. Bijvoorbeeld, als een persoon TMJ (kaakgewricht) problemen heeft, kan hij met zijn tandarts praten en een mondbeschermer krijgen omdat wordt vermoed dat hij 's nachts zijn tanden knarst. Echter, de gewrichtsproblemen kunnen te wijten zijn aan een tongriem (of een andere factor) die slaapproblemen veroorzaakt en hij knarst omdat hij slecht slaapt en niet genoeg zuurstof naar zijn hersenen krijgt. De hersenen proberen hem op hun beurt te wekken door hem zijn tanden te laten knarsen en de luchtweg te openen. Dit is niet de oorzaak van al het tandenknarsen of bruxisme, maar slaap moet worden beoordeeld bij kinderen en volwassenen die 's nachts hun tanden knarsen. Een persoon kan een nachtbeschermer gebruiken, wat kan helpen, of hij kan een spierverslapper voorgeschreven krijgen om de spieren te kalmeren en het knarsen te beperken, maar de oorzaak is alleen gemaskeerd. Als deze behandelingen niet succesvol zijn, kunnen allerlei behandelingen voor TMJ worden gestart, en de patiënt kan nog steeds problemen hebben. Meestal, zelfs met al deze behandelingen van verschillende behandelaars, heeft niemand de tong volledig beoordeeld, die vastgebonden kan zijn. Mensen die lijden aan TMJ-pijn kunnen verbetering in hun symptomen zien als ze tongriemen hebben en deze worden aangepakt.

Ikzelf heb mijn tongriem als volwassene laten behandelen. Ik had borstvoedingsproblemen als baby en spraakproblemen als kind. Deze bleven aanhouden tijdens de adolescentie en in de volwassenheid. Ik had een maxillaire of gehemelteverbreding nodig en had drie keer een beugel. Ik onderging een kaakoperatie om een onderbeet te corrigeren door een onderontwikkelde bovenkaak, en had gewrichtsoperaties in mijn TMJ om toekomstige gewrichtsproblemen te voorkomen, die, zoals mij werd verteld, konden ontstaan na een kaakoperatie. Ik had een nachtbeschermer om te voorkomen dat ik mijn tanden vernietigde wanneer ik ze elke nacht knarste en klemde. Toen werd mij een spierverslapper voorgeschreven om het knarsen te helpen stoppen. Na de kaakoperatie had ik constante sinusinfecties die talloze rondes antibiotica en twee sinusoperaties vereisten. Misvormde sinussen door een niet-uitgebreide neusluchtweg (het gehemelte is de vloer van de neusholte) kunnen het gevolg zijn van een lage tonghouding. Pas toen ik op de tandartsopleiding zat, werd mijn tongriem ontdekt door een parodontoloog omdat het tandvleesrecessie veroorzaakte, een veelvoorkomende bevinding bij tongriemen. Hij gebruikte een laser, maar maakte slechts een klein deel ervan los, dat vlak naast de tand zat, in plaats van het grote draadje los te maken dat er na al die jaren nog steeds was en dat niemand zag (of was getraind om te identificeren en te behandelen).

Jaren later bracht een lactatiekundige tongriemen onder mijn aandacht nadat onze meisjes waren geboren en worstelden met borstvoeding. Nadat ik alles had geleerd wat ik kon over tongriemen, inclusief het volgen van cursussen en het uitvoeren van ingrepen, liet ik mijn collega mijn tong losmaken met onze CO_2-laser. Mijn tong voelde meteen mobieler, waardoor het gemakkelijker werd om te praten en te slikken. Ik kon sneller praten en duidelijker spreken, en ik werd niet langer moe bij het praten of hardop lezen. Mijn TMJ-pijn, vergrendeling en knallen, die dagelijks vóór de ingreep plaatsvonden, verdwenen. Nekspanning waar ik me niet eens van bewust was, verdween ook. Ik wou dat het was ontdekt en gecorrigeerd toen ik een baby was, of zelfs een jong kind. Ik zag ten minste 4 verschillende tandartsen, 2 logopedisten, 3 verschillende orthodontisten, 2 mondchirurgen en 2 kinderartsen, en niemand identificeerde of behandelde het.

Er zijn veel mensen die vergelijkbare verhalen vertellen. Als dit jouw verhaal is, kijk niet achterom, ga gewoon vooruit. Ik geef op geen enkele manier de schuld aan degenen die mijn mond zagen, maar niets zeiden over de tongriem. Het probleem was een systemisch gebrek aan educatie over de mogelijk ernstige effecten van tongriemen in medische en tandheelkundige specialismen. Dit boek is een poging om anderen in de academische wereld aan te moedigen om zich bij ons aan te sluiten die deze patiënten behandelen terwijl we deze problemen verder onderzoeken.

Sectie 5: Wat nu?

Na zo ver gelezen te hebben, heb je misschien vastgesteld dat iemand die je kent waarschijnlijk een tongriem heeft. Als je een zorgverlener bent, heb je misschien verschillende patiënten in gedachten die baat kunnen hebben bij een ingreep. Deze sectie zal de stappen bespreken om vrijgavezorgverleners te kiezen en geeft ouders en behandelaars enkele nuttige vragen om aan potentiële zorgverleners te stellen om ervoor te zorgen dat ze op de hoogte zijn van de nieuwste concepten en succesvol zijn in het uitvoeren van de procedures met welke methode ze momenteel bieden. Latere secties over conclusies en beste praktijken zullen de hoogtepunten en belangrijkste punten voor patiëntbehandeling en ouderkennis herzien. Tien aanvullende casuspresentaties, van pasgeborenen tot volwassenen, zullen worden gedeeld. Deze illustreren de verschillende symptomen van tong- en lipbeperkingen en de verbeteringen die deze patiënten zagen. Zoals altijd zijn functies en klachten belangrijker dan uiterlijk. Tot slot zal de sectie afsluiten met volgende stappen voor professionals, een lijst van bronnen voor ouders en zorgverleners, en de lijst van referenties die zijn gebruikt bij het schrijven van dit boek. De Bijlage bevat sjablonen voor praktijkdocumenten die nuttig kunnen zijn voor zorgverleners bij het afnemen van geschiedenissen en het uitvoeren van nazorg. Ouders kunnen de vragen op de formulieren ook nuttig vinden, omdat ze precies de soorten functionele problemen pinpointen die kunnen worden tegengekomen.

HOOFDSTUK 27

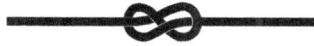

Het kiezen van een zorgverlener

Er zijn veel verschillende manieren om een zorgverlener te vinden die kennis heeft van beperkte mondweefsels. Als je een baby met een tongriem hebt, is het het beste om dit te bespreken met je lactatiekundige als je er een hebt, en zij kunnen je in de juiste richting wijzen. Maar zelfs onder lactatiekundigen is kennis van en ervaring met tongriemen inconsistent. Als je een tongriem vermoedt, laat het je lactatiekundige weten. Als zij denkt dat het er is, maar geen groot probleem vindt (en jij denkt dat het misschien wel zo is), neem dan contact op met vrienden of borstvoedingsgroepen. Met de opkomst van sociale mediasites zoals Facebook is er meer informatie dan ooit online beschikbaar. Er zijn groepen voor baby's met tongriem, kinderen met tongriem en zelfs volwassenen met tongriem. Deze groepen kunnen een geweldige bron zijn, maar kunnen ook onnodige zorgen bij ouders veroorzaken. Zorg ervoor dat je deze sites met een korreltje zout neemt. Zoek naar algemene trends en beoordelingen van verschillende zorgverleners. De staatsspecifieke tongriemgroepen, zoals onze "Alabama Tongue and Lip Tie Support Group", die op het moment van schrijven ongeveer 1.100 leden heeft, zijn een geweldige bron voor moeders met vragen over zorgverleners (vrijgavezorgverleners, lactatiekundigen, lichaamswerkers, enz.). De meeste staten hebben staatsspecifieke tongriemgroepen die waarschijnlijk de meest nuttige bronnen zijn voor ouders om naar toe te gaan voor staatsspecifieke informatie, zoals welke zorgverleners worden aanbevolen en beschikbaar zijn in hun omgeving. De grootste groep (momenteel ongeveer 65.000 leden en groeiend), genaamd Tongue-Tied Babies Support Group, is nuttig, maar houd er rekening mee dat deze ondersteuningsgroepen worden gefaciliteerd door ouders en vrijwilligers en geen medisch advies vormen. Als iemand een slechte vrijgave-ervaring heeft (wat zeldzaam is, maar wel voorkomt), kunnen andere moeders bang worden en geen behandeling zoeken voor hun eigen kinderen. Het is belangrijk om zo vroeg mogelijk een persoonlijke observatie te zoeken door een professional die kennis heeft van TOTs, zelfs als reizen naar een ander gebied nodig is. Onthoud dat je een lip- of tongriem niet alleen kunt diagnosticeren aan de hand van een foto.

Lezers die niet in de Verenigde Staten zijn, hebben ook een breed scala aan beschikbare bronnen, afhankelijk van waar je je bevindt, zoals de Facebook-groep Infant Tongue-Tie, UK, Ireland, and Europe, die 4.000 leden heeft. Uiteraard zijn tongriemen niet beperkt tot één specifiek land of geografisch gebied, en het bewustzijn groeit in veel delen van de wereld. Het internet heeft ons als nooit tevoren samengebracht en is, voor het grootste deel, een nuttige gemeenschap waar moeders kunnen samenkomen en elkaar ondersteunen en nuttig advies kunnen geven. Een van de doelen van dit boek is om zorgverleners te motiveren om up-to-date informatie te verspreiden en beoordelingen voor tongriemen op te nemen in hun repertoire van pasgeboren- en zuigelingenonderzoeken.

In het internettijdperk controleren mensen voordat ze iets kopen op recensies. Of ze nu tv's, auto's of zelfs maaltijden in restaurants kopen, mensen willen Amazon, Facebook, Google of Yelp raadplegen om te horen wat anderen te zeggen hebben. Bij tongriemoperaties is het geen slecht idee om uit te vinden wat anderen denken. Zoek echter naar algemene trends en focus niet alleen op één of twee recensies. Meestal, als zorgverleners veel vrijgaves doen, zullen ze genoeg Google-recensies, Facebook-recensies of mensen in de sociale media tongriemgroepen hebben die hun zorg hebben ervaren.

Het kan wisselvallig zijn om een ziekenhuis of kinderarts om een verwijzing te vragen. Kinderartsen kunnen kinderen verwijzen naar KNO-artsen omdat ze gewend zijn hun patiënten naar hen te sturen voor amandelen, adenoïden en oorbuisjes. Het komt misschien niet eens in hen op dat een tandarts of kindertandarts deze procedure kan uitvoeren. Vraag zeker je kinderarts om een verwijzing, maar stel vragen over waar ze je naartoe sturen, controleer op recensies online en vraag lactatiekundigen en andere borstvoedende moeders in je omgeving. Verschillende zorgverleners hebben verschillende niveaus van interesse in en vaardigheid in het uitvoeren van deze procedure. Voor volwassenen is de beste plek om te controleren op de Facebook-groepen of op de zogenaamde voorkeurszorgverlenerslijst voor volwassen zorgverleners.

De voorkeurszorgverlenerslijst

Ik wilde deze lijst als eerste noemen, maar ik denk dat deze onvolledig is en gekwalificeerde mensen weglaat die de procedure kunnen uitvoeren. Over het algemeen is het nuttig en een stap in de goede richting, en ik ben blij dat iemand de tijd heeft genomen om alle informatie te verzamelen en ouders te helpen een startpunt te vinden voor het helpen van hun baby of oudere kind. Deze lijst wordt vaak in Facebook-groepen aangeduid als een "voorkeurszorgverlenerslijst", maar het moet niet worden verward met een voorkeurszorgverlenersorganisatie, of PPO, zoals een lijst van een verzekeringsmaatschappij. Deze lijst is samengesteld nadat een zorgverlener een gedetailleerde uitleg heeft ingediend over hun standpunt over borstvoeding, hoe ze de vrijgave doen, wat een achterste tongriem is, welke rekoefeningen meestal worden aanbevolen en andere factoren die kunnen helpen bepalen of de persoon die vraagt om op de lijst te worden opgenomen up-to-date is met de nieuwste tongrieminformatie. Het kan worden gevonden op http://www.tt-lt-support-network.com/, en het heeft een lijst van zorgverleners voor de meeste staten en zelfs sommige andere landen. Sommige staten (zoals Californië) hebben ongeveer 25 zorgverleners, terwijl mijn staat, Alabama, er slechts één heeft. Er zijn echter andere goede zorgverleners in deze staat, dus duidelijk is de lijst niet volledig. Het is een goed startpunt, maar het is niet de enige bron.

Vragen om te stellen aan een zorgverlener voor tongriemoperatie bij zuigelingen

Zodra je in het kantoor van de vrijgavezorgverlener bent, zijn hier enkele nuttige vragen om te stellen. De eerste vraag zou moeten gaan over hun ervaring in het behandelen van tongriemen bij mensen met jouw aandoening, of het nu gaat om borstvoeding, spraak, eten, enz. Vraag naar recente bijscholing die ze hebben gevolgd, online of persoonlijk, met betrekking tot tongriemen. Het onderzoek en de nieuwste denkwijzen over deze aandoening evolueren momenteel snel, dus ze zouden de afgelopen jaren een cursus hebben gevolgd of op zijn minst een online cursus hebben bekeken. Tongriemopleiding wordt niet volledig onderwezen in de meeste trainingsprogramma's, dus het zoeken naar aanvullende postacademische informatie is cruciaal. Als je een zorgverlener bent en dit deel leest, is het gemakkelijk om cursussen te vinden. Controleer de sectie Bronnen achterin het boek voor een lijst van beschikbare cursussen.

De volgende vraag om te stellen is met betrekking tot achterste tongriem. Behandelen ze achterste tongriem? Weten ze wat het is? Als je vraagt naar oefeningen en ze zeggen dat nazorg-rekoefeningen of -oefeningen niet nodig zijn, of ze geven aan dat ze geen protocol hebben ontwikkeld voor wondbeheer na de procedure, stel dan vervolgvragen of zoek elders. De wond kan gemakkelijk weer aan elkaar groeien en dat kan ervoor zorgen dat symptomen terugkomen en mogelijk een herhalingsoperatie vereisen. De zorgverlener zou moeten kunnen vertellen welke methode ze gebruiken om het frenulum los te maken. Als het een laser is, moeten ze het type weten en alle laserveiligheidsprotocollen die moeten worden gevolgd. Ze moeten bijvoorbeeld zorgen dat de baby, assistent, dokter en eventuele waarnemers laserveilige beschermende brillen dragen, de deur gesloten is en een bordje "Laser in Gebruik" op de deur hangt. Er is veel meer aan laserveiligheid, maar dat is slechts een voorbeeld van een paar items die bekend en beoefend moeten worden door artsen die een laser gebruiken. Een andere geweldige vraag om aan zorgverleners te stellen is wie ze aanbevelen voor follow-up. Wie zit er in hun team? Lactatiekundige? Myofunctionele therapeut? Logopedist? Lichaamswerker? Het volledig behandelen van beperkte mondweefsels vereist een teamgerichte aanpak.

Als je een afspraak hebt met een tandarts en je hebt tandartsverzekering, zorg ervoor dat je baby op de verzekering staat door contact op te nemen met je HR-manager of het bedrijf direct. Meestal heeft een ouder 30 dagen om een nieuwe baby toe te voegen aan haar gezondheids- of tandartsverzekering. Daarna moet ze wachten tot de volgende open inschrijvingsperiode om de baby te laten dekken. Hoe jonger de baby is wanneer de vrijgave wordt uitgevoerd, hoe beter de baby meestal herstelt. Soms dekt een tandartsverzekering slechts één frenectomie tegelijk (ofwel boven of onder), en vaak dekt het de procedure helemaal niet omdat ze zeggen dat het medisch is of dat het niet nodig is. Als je kind symptomen en functionele problemen heeft door een tongriem, laat een gebrek aan verzekeringsdekking je niet afschrikken van het krijgen van de nodige zorg voor je kind. Vaak worden nuttige procedures om verschillende redenen geweigerd door medische of tandartsverzekeringsmaatschappijen. Soms kunnen weigeringen van verzekeringsmaatschappijen worden overwonnen met goede documentatie van medische noodzaak. Ouders worden soms gedwongen om slechts één procedure te kiezen wanneer een baby er twee nodig heeft, of ze doen beide en betalen een extra bedrag uit eigen zak. Meestal is het het beste om alles wat nodig is in één bezoek te doen, zodat de baby of het kind niet wordt onderworpen aan meerdere chirurgische bezoeken. Echter, als financiën of verzekeringsdekking problemen veroorzaken, dan moet meestal eerst de tong worden gedaan, en dan, bij de follow-up na een week, kan de tong worden gecontroleerd en kan de lip worden gedaan indien nodig. Deze volgorde wordt aanbevolen omdat meestal de tong het meest verantwoordelijk is, en ook omdat het ongeveer een week langer duurt voordat de tong geneest dan de lip. Dit voorkomt dat de baby meer weken nazorg-rekoefeningen moet ondergaan dan anders nodig zou zijn.

Afhankelijk van de staat en verzekeringsmaatschappijfactoren kan een tandarts soms de claim naar de medische verzekeraar sturen, of soms kan ze de ouders een brief geven zodat ze de claim zelf kunnen indienen bij de medische verzekeringsmaatschappij. De meeste tandartsen kunnen je tandheelkundige en medische codes geven om te gebruiken wanneer je de claim zelf indient bij je tandarts- of medische verzekeringsmaatschappij, hoewel elke verzekeringsmaatschappij anders is en de procedure anders dekt. Als je verzekerings- of financiële vragen hebt, is het het beste om vooraf het kantoor van je zorgverlener te bellen om te bepalen wat gedekt is, ongeveer hoeveel de procedure zal kosten en wat verschuldigd is op het moment van de consultatie. Als je je zorgen maakt over een tongriem, betekent de consultatie niet dat je de procedure dezelfde dag moet doen, en het is het beste om op zijn minst te horen wat de zorgverlener te zeggen heeft nadat de baby is beoordeeld. De meeste zorgverleners zullen de procedure op dezelfde dag als de consultatie doen, maar dat is zeker niet vereist.

Zorgverleners voor kinderen of volwassenen met tongriem

De meeste van deze aanbevelingen voor zorgverleners en vragen om aan zorgverleners te stellen hebben betrekking op baby's en moeders met borstvoedingsproblemen. Het kan moeilijker zijn om zorgverleners te vinden die beperkte weefsels van peuters vrijmaken, omdat ze over het algemeen niet meewerken in de tandartsstoel. Het is een snelle procedure, ongeveer 20 seconden, maar ze moeten die 20 seconden stil blijven. Als het mogelijk is om te wachten, is het soms beter om de procedure uit te stellen totdat het kind meer meewerkt, wat meestal rond de leeftijd van vier jaar is, in plaats van het kind te onderwerpen aan sedatie of algemene verdoving en de rekoefeningen. Het kind kan moeite hebben om de reden voor de rekoefeningen of de procedure te begrijpen, maar als de procedure kan worden gedaan wanneer het kind iets ouder is, kan het gemakkelijker zijn voor het hele gezin. Als een kind kokhalst tijdens het eten, spraakvertraging heeft, slechte slaapkwaliteit heeft of andere significante problemen heeft in de peuterfase, en er is een tongriem, dan kunnen de voordelen zwaarder wegen dan de risico's. Het bepalen of het kind de procedure op elke leeftijd nodig heeft, wordt per geval bepaald. Bij een peuter moet een tongvrijgave worden gedaan zonder enige sedatie of met minimale orale sedatie, zoals midazolam (Versed, vergelijkbaar met Valium). Het mag alleen worden uitgevoerd door een zorgverlener die getraind is in veilige pediatrische sedatie en ervaren is in het vrijmaken van tongriemen in deze leeftijdsgroep. De meeste peuters en kleuters die we vrijmaken, worden behandeld voor significante spraak- en eetproblemen en worden zelden gesedeerd. Een sterke verdovende gel wordt aangebracht, en ze huilen meestal tijdens de procedure (ongeveer 10 seconden), maar zitten dan op en kalmeren snel met minimale stress na het krijgen van een ballon en een prijsje. De stress voor het kind is vergelijkbaar met die na een routine-immunisatie. Vaak melden de ouders dat het kind later op de dag doet alsof er niets is gebeurd. Het kind zal milde tot matige ongemakken ervaren na de procedure voor een paar dagen, maar hun pijn wordt meestal beheerst met ibuprofen of paracetamol en een paar scheppen ijs.

Veel algemene tandartsen, mondchirurgen, kindertandartsen en KNO-artsen maken schoolgaande tot middelbare schoolkinderen vrij. Jonge volwassenen en oudere volwassenen kunnen moeite hebben om een zorgverlener te vinden omdat de meeste kinderartsen of kindertandartsen alleen kinderen behandelen. Vaak is een mondchirurg, algemene tandarts of KNO-arts een goede keuze voor een volwassen vrijgave, maar zorg ervoor dat je de bovenstaande bronnen raadpleegt, zoals de voorkeurszorgverlenerslijst en de vragen om te stellen, om iemand te vinden die up-to-date is met de nieuwste technieken en onderzoek. Het gebruik van een laser is ook de voorkeurroute voor oudere kinderen en volwassenen. Het biedt uitstekend zicht tijdens de operatie om een volledige vrijgave te garanderen, is meestal minder pijnlijk en geneest snel.

Voor oudere kinderen zal ik soms hechtingen plaatsen, afhankelijk van of de patiënt waarschijnlijk de postoperatieve oefeningen en het rekken van de wond zal uitvoeren. Als je denkt dat je de wond niet zelf kunt rekken om te voorkomen dat deze weer aan elkaar groeit, dan kunnen hechtingen (steken) een goede optie zijn. Houd er rekening mee dat hechtingen de mobiliteit en functie meer beperken dan een vrijgave die open wordt gelaten en wordt ondersteund met postoperatieve oefeningen en myofunctionele therapie. Ook betekent het feit dat een tandarts of andere professional een laser bezit, niet dat ze weten hoe ze een tong goed moeten vrijmaken. Stel vragen vergelijkbaar met de vragen voor zuigelingen, zoals "Hoe vaak doe je tongriemoperaties?" en "Wat is je nazorg-rekprotocol?" Ontdek welke oefeningen of myofunctionele therapie ze aanbevelen, en wie er in hun team zit. Nogmaals, zoals bij zuigelingen, zijn er een paar Facebook-pagina's gewijd aan kinderen en volwassenen met tongriemen, passend genaamd Tongue-Tied Kids en Tongue-Tied Adults Support Group, die lijsten van zorgverleners voor volwassenen en kinderen bevatten.

HOOFDSTUK 28

❧

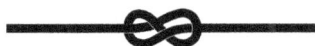

Conclusies en beste praktijken

Het is een gewaagde uitspraak om te zeggen: "Dit is de manier waarop het moet worden gedaan," en elke andere manier is fout. Om duidelijk te zijn, daar gaat deze sectie niet over. Deze sectie presenteert onze ideeën over beste praktijken en onze mening over wat het beste lijkt te werken voor baby's, volwassenen en iedereen daartussenin. Andere methoden kunnen effectief zijn en de voorkeur hebben van degenen die gewend zijn ze te gebruiken. Een andere manier om naar deze sectie te kijken is dat we een paar belangrijke punten willen samenvatten voor onze lezers.

Baby's zijn een kwetsbare groep kleine mensen die onze hulp nodig hebben. Gelukkig is er literatuur gepubliceerd die ondersteunt dat we deze baby's helpen, hoewel meer onderzoek en bredere kennis van het huidige onderzoek nodig zijn. Baby's hebben een teamgerichte aanpak nodig voor hun behandeling. Vanaf de eerste dag van het leven moeten de gynaecoloog, kinderarts, verplegend personeel en lactatiekundige samenwerken om een voorlopige beoordeling van de tongriemstatus van de baby uit te voeren. In Brazilië is er een verplichte frenuluminspectiewet, vergelijkbaar met de pasgeboren screeningwetten die we hebben voor genetische ziekten. Misschien heeft ons land soortgelijke wetgeving nodig. Sommige ziekenhuizen (en klinieken) in de Verenigde Staten hebben spreekverboden die iedereen verbieden om tongriemen te noemen aan ouders (onder dreiging van ontslag). Deze regels zijn wetenschappelijk en ethisch onaanvaardbaar en moeten worden afgeschaft. Tongriemen zijn echt en ze kunnen ernstige schade veroorzaken aan baby's, kinderen en volwassenen.

Als een baby in het ziekenhuis wordt beoordeeld en hij een duidelijke tongriem tot aan de punt heeft, is het cruciaal om de ouders te informeren over de aanwezigheid van de tongriem. Het mag niet worden geknipt voordat de ouders zijn geïnformeerd (dit gebeurt wel!), en de ouders moeten worden voorgelicht over de problemen die in de toekomst mogelijk kunnen ontstaan. Idealiter zou iemand die getraind is in tongriemvrijgave degene moeten zijn die de frenotomie of frenectomie uitvoert. De procedure is niet ingewikkeld, maar als de zorgverlener die de procedure uitvoert niet goed is opgeleid, kan er meer schade dan voordeel ontstaan—niet op een fysieke manier (hoewel dat kan gebeuren), maar meer op een psychologische manier. Als de ouders denken dat de baby is behandeld, maar de vrijgave onvolledig was, zoeken ze mogelijk geen hulp voor borstvoedingsproblemen die daarna ontstaan. Deze vertraging in behandeling kan net zo schadelijk zijn voor de gezondheid van de baby en de moeder als wanneer de tongriem nooit was gediagnosticeerd. Hoe moeten de procedure en beoordeling worden uitgevoerd?

De eerste persoon die merkt dat een kind worstelt, moet de ouders verwijzen naar een therapeut om eerst niet-chirurgische interventie te proberen. Voor baby's is deze persoon de lactatiekundige, die de aanvoerder van het team zal zijn en doorverwijst voor zorg. Deze lactatiekundige moet up-to-date kennis hebben van tongriemen, lipriemen en hun impact op functie. Vervolgens moet de lactatiekundige verwijzen naar een specialist als een tongriem wordt vermoed. Tongriemvrijgave moet worden uitgevoerd door een deskundige en ervaren tongriemzorgverlener, in het ziekenhuis of in de gemeenschap.

Het spreekt voor zich dat juiste infectiebeheersingsprocedures, zoals het dragen van handschoenen, een masker en het wassen van handen, cruciaal zijn, maar zoals sommige populaire video's op YouTube voor tongriemvrijgave laten zien—veel clinici denken dat het zo eenvoudig is dat het zonder handschoenen, zonder lichtbron en zonder juiste positionering of inbakeren om beweging van de baby te verminderen kan worden gedaan. Snel erin, snel eruit en door naar de volgende patiënt. Dus, als dit niet de juiste manier is om de procedure uit te voeren, wat zijn dan de beste praktijken om te volgen? Begin met het afnemen van een volledige geschiedenis van de geboorte, eventuele complicaties die ermee gepaard gingen, de vitamine K-status en eventuele ziekenhuisinterventies of procedures die al zijn uitgevoerd. Bespreek de symptomen van het kind, waaronder slechte aanhap, gasvorming, spugen, frustratie bij borst of fles, klik- of smakgeluiden en andere problemen die kunnen worden ontdekt via de intakevragenlijst (te vinden in de Bijlage). Bespreek de symptomen van de moeder, zoals bloedende, gebarsten of blaarvormige tepels, hoeveelheid pijn, slechte borstafvoer, mastitis, verstopte kanalen, stuwing, en of één borst meer pijn doet dan de andere. Combineer al deze factoren om een klinisch beeld te creëren van de functionele problemen die een tongriem kan veroorzaken. Als een baby geen symptomen heeft en een moeder geen symptomen heeft, dan is er vanuit functioneel oogpunt geen tongriem, en is geen behandeling nodig. Welk aantal vinkjes op het formulier wijst op een tongriem? Als het aantal hoger is dan de vierkantswortel van 42 vermenigvuldigd met 8 faculteit en als de maan op zijn verste baan van de aarde is, dan is het een tongriem... grapje. Er is geen "magisch getal" of formule om te volgen, want dit zijn echte mensen met echte problemen, en het is een klinisch beeld dat moet worden gecombineerd met de anatomische bevindingen bij het klinisch onderzoek—met andere woorden, het vereist een combinatie van zowel kunst als wetenschap. In het echte leven is het moeilijk om nummersystemen te gebruiken. Wat als de pijn van de moeder 10/10 is, maar de beslissingsboom zegt "nee" of "misschien" op basis van uiterlijk of functie? In deze situaties, als het vrijmaken van de achterste tongriem de pijn onmiddellijk oplost, is de moeder eeuwig dankbaar dat ze niet werd weggestuurd omdat haar baby slechts een 12 scoorde in plaats van een 15 (gewoon hypothetisch, geen specifieke beoordeling in gedachten).

Onderzoek

Voor het klinisch onderzoek moet de baby op een onderzoekstafel, een schootbord in de knie-tot-knie positie of een tandartsstoel liggen. Controleer eerst de strakheid of flexibiliteit van de lippen, voel voor een bovenlipriem of wangriemen, vooral in de bovenwangen. Til dan de lip op. Als de papilla wit wordt of verbleekt, als het kind pijn heeft bij het optillen, of als er een vouw aan de buitenkant van de bovenlip is of deze niet normaal naar buiten keert, dan is het waarschijnlijk een lipriem. Bij het controleren onder de tong, als er een membraan is dat beperkend, strak, dik of te kort is, dan is er een tongriem in aanwezigheid van de definiërende symptomen. Wrijf met een vinger heen en weer onder de tong om te controleren op strakheid submucosaal—een achterste tongriem. Til de tong op met twee wijsvingers van achteren, en de tongriem zal verschijnen als die aanwezig is.

Behandeling

De behandeling moet worden uitgevoerd in de praktijk of het ziekenhuis, zonder sedatie en zonder algemene verdoving. Er zijn vrijwel geen omstandigheden die sedatie of algemene verdoving rechtvaardigen bij een baby jonger dan 12 maanden voor deze procedure, omdat er bekwame zorgverleners zijn die bereid en in staat zijn om het veilig en effectief in de praktijk uit te voeren zonder sedatie. Als een schaar wordt gebruikt, moeten meerdere sneden worden gemaakt om de gehele beperking los te maken en niet alleen het zeil van het frenulum. Sneden moeten worden gemaakt terwijl het gebied wordt gevisualiseerd met juiste verlichting. Verder moeten juiste infectiebeheersing (handschoenen) en juiste fixatie van de baby (in een inbakerdoek, deken of met assistenten die het hoofd en lichaam vasthouden) worden toegepast. Als een laser wordt gebruikt, moeten alle laserveiligheidsprotocollen strikt worden gevolgd, inclusief beschermende brillen voor de baby. De baby moet zo snel mogelijk na de procedure aan de borst worden gelegd, in een privéruimte voor borstvoeding. Zorgverleners moeten adequate postoperatieve instructies geven, inclusief juiste wondzorg-rekoefeningen en -oefeningen die moeten worden uitgevoerd. Deze oefeningen moeten minimaal 2 weken duren en minimaal 3 of 4 keer per dag worden uitgevoerd. Het grootste risico van de procedure is dat de wond weer aan elkaar groeit en opnieuw behandeld moet worden. Het rekken en het laten aantrekken van handschoenen door ouders voordat ze vertrekken en hen coachen door de beweging kan helpen deze complicatie te verminderen. Een follow-up van 1 week met de zorgverlener moet worden gepland om te zorgen dat de genezing goed verloopt en er geen herhechting plaatsvindt. Ouders moeten worden geadviseerd om terug te keren naar de praktijk van de zorgverlener voor aanvullende follow-ups als symptomen terugkeren. De lactatiekundige moet idealiter binnen 24 uur worden gezien, met follow-up bezoeken gepland indien nodig. Eventuele andere consulten, zoals een lichaamswerker, chiropractor of craniosacraal therapeut, moeten worden aanbevolen door de zorgverlener of lactatiekundige indien nodig.

Peuters en kleuters

De aanbevelingen voor baby's zijn goed overdraagbaar naar deze leeftijdsgroep. Ze moeten beginnen met een evaluatie van spraak of voeding door een specialist, zoals een logopedist of ergotherapeut. Na een evaluatie en niet-succesvolle therapie of identificatie van een beperking, moet een verwijzing worden gemaakt naar een zorgverlener die een geschiedenis heeft van succesvol vrijmaken van beperkte mondweefsels en die de nieuwste kennis en training heeft. Deze zorgverlener moet een vragenlijst hebben voor de ouder om de primaire, secundaire en tertiaire problemen te bepalen die het kind kunnen beïnvloeden door de tongriem (zie Bijlage).

Na de vragenlijst moet een grondig onderzoek worden uitgevoerd. Het uitsteken van de tong is geen geschikte maat om te bepalen of een kind of baby een tongriem heeft. Leg het kind in een tandartsstoel of op een onderzoekstafel, kijk naar de mond terwijl je

271

achter het hoofd bent gepositioneerd en gebruik een licht om de mond wijd open te onderzoeken. Als je niet in de mond kunt komen, verwijs dan naar iemand die dat wel kan—waarschijnlijk een kindertandarts, omdat zij speciale gereedschappen hebben, zoals mondsteunen en bijtblokken, om in de mond te komen wanneer kinderen niet willen openen, en dat is wat ze de hele dag, elke dag doen. Het kind moet in staat zijn om de tong bijna tot aan het gehemelte te tillen (of je moet in staat zijn om de tong op te tillen en te zien of deze kan worden opgetild of niet). Het kind moet de tong kunnen bewegen om alle tanden schoon te maken. De tong moet halverwege de kin of verder kunnen uitsteken, maar sommige kinderen die dit kunnen, hebben nog steeds beperkingen.

Behandeling

Het is verleidelijk om deze leeftijdsgroep te behandelen onder algemene verdoving of sedatie. Als ze al een andere procedure ondergaan, zoals een tonsillectomie, heeft het zin om de procedure tegelijkertijd uit te voeren. Echter, voor een frenectomie alleen is het beter voor het kind, de ouder en het zorgsysteem om de procedure in de praktijk uit te voeren. Met een CO_2-laser duurt het ongeveer 10 seconden om de tong veilig en volledig vrij te maken. Een lipriem duurt meestal 15 tot 20 seconden. Laserveiligheidsbrillen zijn vereist, en het hebben van voldoende assistentie om ongewenste beweging tijdens de procedure te voorkomen is essentieel. Idealiter zouden ouders niet gevraagd moeten worden om het kind vast te houden, tenzij er geen andere optie is. Ouders die willen deelnemen, kunnen de handen van jongere patiënten vasthouden, maar vaak zijn ze in een andere kamer of zitten ze in een stoel in dezelfde kamer. Oefeningen en rekoefeningen samen met postoperatieve instructies worden aan de ouders verstrekt. Samenwerken met een myofunctionele therapeut zowel voor als na de vrijgave kan helpen de tongspieren te hertrainen en een juiste functie voor het kind te garanderen.

Schoolgaande kinderen en adolescenten

Net als bij peuters moeten schoolgaande kinderen en adolescenten eerst therapie proberen voor spraak- of eetproblemen. Als therapie faalt of niet vordert en een tongriem wordt vermoed, is een verwijzing naar een tongriemdeskundige behandelaar een goede volgende stap. Na een vragenlijst en onderzoek is de meest voorkomende bevinding een achterste tongriem. Klassieke tot-aan-de-punt tongriemen worden vaker geïdentificeerd bij de geboorte of in de vroege kindertijd; echter, tot-aan-de-punt tongriemen kunnen ook bij adolescenten worden gevonden. De procedure wordt in deze leeftijdsgroep in de praktijk uitgevoerd, en vaak is alleen lokale verdoving (topisch en geïnjecteerd) alles wat nodig is. Sommige zeer angstige oudere kinderen of tieners hebben mogelijk een oraal anxiolyticum nodig. Normaal werkt lachgas, of lachgas, goed voor milde tot matige angst, maar sommigen hebben iets sterkers nodig. Een volledige vrijgave is essentieel, en myofunctionele therapie voor en na de vrijgave is de beste manier om succesvolle hertraining van de tong te garanderen. Normaal wordt de wond open gelaten om te genezen door secundaire intentie, maar als het kind niet zal meewerken aan oefeningen of het wondrekprotocol, overweeg dan het plaatsen van resorbeerbare chromic gut hechtingen om de wond te sluiten. Als geen oefeningen worden uitgevoerd, zal een met hechtingen gesloten wond beter genezen dan een open gelaten wond, maar als oefeningen kunnen worden uitgevoerd, is het open laten van de wond de beste optie.

Volwassenen

Volwassenen hebben vaak hun hele leven geworsteld met eten, slikken, spraak, nekspanning, schouderpijn, voorwaartse hoofdpositie, smal gehemelte en hoofdpijn. De meesten beseffen niet dat ze een tongriem hebben totdat hun kind er een gediagnosticeerd krijgt, en de zorgverlener vermeldt dat het genetisch kan zijn. Vaak zullen een of beide ouders beseffen dat zij ook een tongriem hebben en passen bij de symptomen en een vrijgave aanvragen. Volwassenen zijn veel complexer dan kinderen en hebben jaren van bagage en medische gevolgen van tientallen jaren abnormale functie. Volwassenen worden het best behandeld door een algemene tandarts, een mondchirurg of KNO-arts die de structuren van de mond goed kent en complexere medische problemen van volwassenen effectiever kan beheren dan een kindertandarts of kinderarts.

Voor volwassenen moet myofunctionele therapie worden gestart vóór de vrijgave en daarna worden voortgezet, met behulp van een geïndividualiseerd plan dat wordt begeleid door de therapeut. Als de ruitvormige wond open wordt gelaten om te genezen, moet worden benadrukt dat het open rekken en ervoor zorgen dat het open blijft, vooral 's ochtends, essentieel is om herhechting en het terugkeren van symptomen te voorkomen. Normaal zou de vrijgave alleen de mucosa en het bindweefsel (fascia) moeten betreffen, zoals bij baby's en kinderen om spanning los te maken. Sommige chirurgen pleiten voor een diepere vrijgave en verwijderen ook delen van de genioglossusspier. Telkens wanneer de spier wordt gesneden, gaat de postoperatieve pijn van een 3/10 naar een 9/10 of meer. Het kan moeite met slikken en ondraaglijke pijn veroorzaken wanneer spier wordt vrijgemaakt. Het kan ook zenuwschade, neuralgie of paresthesie (gevoelloosheid) van de tong veroorzaken, en het risico op chirurgische complicaties neemt sterk toe. Ga niet diep tenzij het echt nodig is en je de vaardigheid hebt om complicaties met zenuwen of bloedvaten te verlichten. Voor de meeste mensen is een meer oppervlakkige vrijgave van mucosa en fascia voldoende om symptoomverlichting te bereiken en een functioneel resultaat te behalen.

Deze beste praktijken zullen ongetwijfeld in de loop van de tijd veranderen naarmate nieuw onderzoek beschikbaar komt, maar ze zijn een startpunt om naar consensus te bewegen, terwijl deze relatief nieuwe discipline met betrekking tot een geboorteafwijking met een oude geschiedenis evolueert. Nog belangrijker is dat het vermogen om de handicaps die voortkomen uit abnormale krachten in de mond te voorkomen en te behandelen een verbeterde levenskwaliteit belooft voor een grote groep mensen.

HOOFDSTUK 29

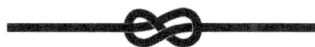

Casestudies

De volgende casestudies beschrijven enkele verhalen van onze patiënten met tongriemen.

Casus 1

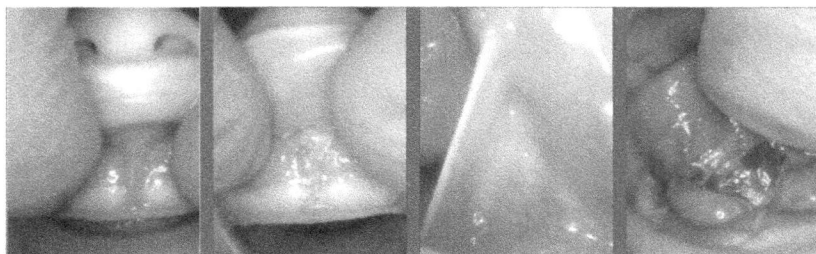

Voor en onmiddellijk na lipriem- en tongriemvrijgave.

Een jongetje geboren met 3,1 kg kwam op 3 weken oud naar onze praktijk met een gewicht van slechts 3,3 kg. De moeder vroeg de kinderarts of er een tongriem was, waarop de kinderarts antwoordde dat er geen tongriem was. De moeder kwam naar ons na een suggestie van een vriendin om haar baby te laten evalueren. Ze vertelde ons dat de pijn een 9 op 10 was elke keer dat ze haar baby voedde. Ze was begonnen met een siliconen tepelhoed, wat de pijn enigszins verminderde, maar ze voelde zich nog steeds erg oncomfortabel. De baby had een slechte aanhap, viel in slaap en gleed van de tepel tijdens het voeden, en maakte klikgeluiden bij het voeden aan de borst of fles. De moeder meldde dat de baby reflux had en vaak grote hoeveelheden melk opgaf. Hij werd getest op pylorische stenose met een echografie, maar de test was normaal. De baby kauwde of beet ook op de tepel, kon geen speen in zijn mond houden en werd wakker met congestie en zware ademhaling. Al deze factoren leidden ertoe dat de moeder het gevoel had dat het voeden van haar baby een fulltime baan was. Ondertussen had de moeder gekreukelde, afgeplatte en lippenstiftvormige tepels ontwikkeld met ernstige pijn bij het voeden zonder de schild, en haar arts vertelde haar dat het normaal was om pijnlijke tepels te hebben.

5. Has your infant experienced any of the following?
- ✓ Poor latch
- ✓ Falls asleep while attempting to nurse
- ✓ Slides off the nipple when attempting to latch
- ___ Colic symptoms
- ✓ Reflux symptoms
- ✓ Clicking noises when nursing or taking bottle
- ✓ Spits up often — *throws it all up*
- ___ Gassy / Fussy often
- ___ Poor weight gain (*Good wt. gain*)

- ___ Gumming or chewing your nipple when nursing
- ✓ Unable to hold a pacifier in his or her mouth
- ___ Short sleeping requiring feedings every 1-2hrs
- ✓ Snoring, heavy breathing or any sleep apnea
- ✓ Feels like a full time job just to feed baby
- ✓ Waking up congested

Other: *Currently using nipple shield*

6. Is your infant taking any medications? ___ Reflux ___ Thrush   Name of medication: *N/A*

7. Has your infant had a prior surgery to correct the tongue or lip tie? If yes, when and where?
   No

7. Do you have any of the following signs or symptoms?
- ___ Creased, flattened or blanched nipples
- ___ Blistered or cut nipples
- ___ Bleeding nipples   *allopain*
- ___ Severe pain when your infant attempts to latch *shield*
- ✓ Mild pain when your infant latches

- ___ Poor or incomplete breast drainage
- ___ Infected nipples or breasts
- ___ Plugged ducts or mastitis
- ___ Nipple thrush
- ___ None of the above

Helaas wordt dit verhaal dagelijks herhaald in praktijken over de hele wereld die baby's en moeders met borstvoedingsproblemen behandelen. Vaak worden de problemen veroorzaakt door niet-gediagnosticeerde tongriemen en verkeerd geïnformeerde of onwetende zorgverleners. Dit verhaal zou hetzelfde kunnen zijn als dat van veel moeders die dit boek lezen, en het is waarschijnlijk een verhaal dat de meeste zorgverleners die dit boek lezen hebben meegemaakt. Te vaak krijgen deze baby's refluxmedicatie zoals Zantac®, en omdat ze niet aankomen, krijgen ze kunstvoeding. Deze moeder beweerde dat haar niet werd verteld dat haar baby problemen had met gewichtstoename.

De tong en lip van deze baby werden vrijgemaakt, en onmiddellijk na de procedure werd hij gevoed. Zijn moeder meldde dat het voeden comfortabeler was, met een diepere aanhap. De klikgeluiden waren verdwenen. De enige verklaring voor dit resultaat was dat de tong- en lipriemvrijgaves een verschil maakten. De baby werd 2 weken later gezien voor een follow-up bezoek. Hij woog 4,2 kg, wat betekent dat hij 900 gram was aangekomen in 2 weken, vergeleken met slechts 200 gram in de eerste drie weken! De moeder vertelde ons dat ze geen tepelhoed meer nodig had en dat haar melkvoorraad was verdubbeld! Vaak denken moeders dat problemen met de melkvoorraad hun "schuld" zijn, maar het is eigenlijk een kwestie van vraag en aanbod. Als de baby de melk niet kan afnemen, zal het lichaam niet reageren en meer melk produceren.

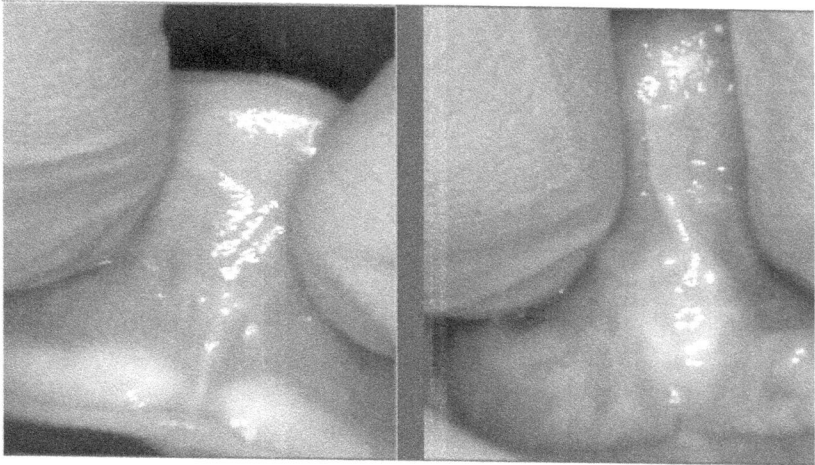

Lip- en tongriemvrijgave genezing, twee weken na de procedure

Deze resultaten—verhoogde gewichtstoename, minder pijn, verhoogde melkvoorraad en minder spugen—komen vaak voor in praktijken waar tongriemvrijgaves competent worden uitgevoerd. De procedure wordt uitgevoerd zonder algemene verdoving of sedatie, er is weinig tot geen risico, en er zijn grote voordelen voor moeders en hun baby's.

Casus 2

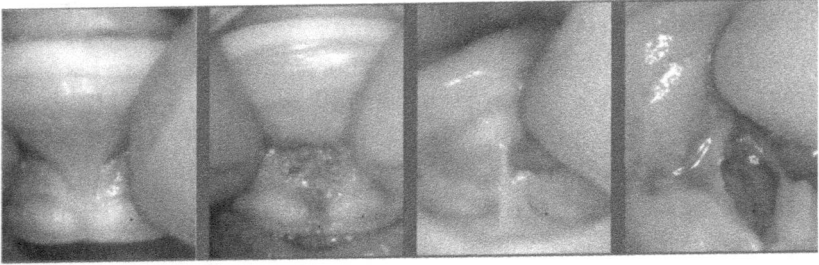

Voor en onmiddellijk na lipriemvrijgave en tongriemvrijgave.

Deze babyjongen werd in het ziekenhuis geknipt door een kinderarts, maar in plaats van het frenulum te snijden, sneed de dokter in het lichaam van de tong boven het frenulum. Niet verrassend verbeterde de borstvoeding niet na deze mislukte knip. Hij presenteerde op 6 weken oud en at constant. Hij was erg prikkelbaar, nooit tevreden of vol, had een uur nodig om te voeden en veroorzaakte aanzienlijke pijn voor zijn moeder, die daarom een siliconen tepelhoed nodig had. Onmiddellijk na de vrijgave was er aanzienlijk minder pijn voor de moeder, die kon stoppen met het gebruik van de schild, en de baby was minder prikkelbaar en gassig, en at in een normaal tempo.

Vaak, zelfs na een knip of snede in het frenulum, lossen borstvoedingsproblemen niet op, en de moeder meldt nog steeds pijn en moeite met voeden. Zoals we eerder hebben gezegd, moet de knip diep genoeg zijn (vaak meerdere kleinere sneden in plaats van één grote snede) en moeten oefeningen/postoperatieve rekoefeningen worden uitgevoerd om herhechting te voorkomen.

Casus 3

Een bijna drie weken oude jongen, geboren met 2,9 kg, met een geschiedenis van laryngomalacie presenteerde met een gewicht van 3 kg. Hij had een slechte gewichtstoename en moeite met borstvoeding. Hij braakte het grootste deel van zijn melk uit na elke voeding en voedde inefficiënt, waardoor hij te veel calorieën verbrandde tijdens het voeden en vervolgens bijna alles uitspuugde wat hij binnenkreeg. Hij was erg gassig en slikte lucht in tijdens elke borstvoedingssessie. Hij was prikkelbaar van de honger en van het gas in zijn buik. Hij had een KNO-arts gezien voor laryngomalacie, en de kinderarts, KNO-arts en andere zorgverleners dachten dat hij niet aankwam om die reden. De moeder had gekreukelde, afgeplatte, blaarvormige en bloedende tepels ontwikkeld, met 6 op 10 pijn. De IBCLC verwees de baby voor een evaluatie, en hij bleek een achterste, beperkende tongriem en een Kotlow Klasse 3 lipriem te hebben die zich uitstrekte tot aan de rand. Slechts die twee kleine draadjes veroorzaakten enorme problemen voor deze baby.

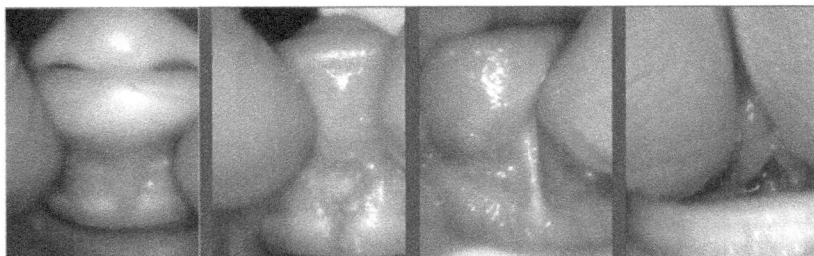

Voor en onmiddellijk na lipriemvrijgave en tongriemvrijgave.

De bovenlip en achterste tongriemen werden verdampt door de CO_2-laser, een ruitvorm werd bereikt onder beide plaatsen, en de moeder merkte meteen een andere aanhap die dieper en veel minder pijnlijk was. Haar baby stopte met het uitspugen van zijn melk, en ze was dolblij. Een week later ging ze naar een KNO-arts om zijn laryngomalacie te evalueren omdat de KNO-arts een operatie wilde uitvoeren als hij niet aankwam. Bij dit bezoek, een week na zijn vrijgave, woog hij 3,2 kg, een toename van 255 gram in slechts één week. Deze baby was de eerste drie weken van zijn leven vrijwel niet aangekomen, maar nu kwam hij sneller dan normaal aan—alleen door het vrijmaken van zijn achterste tong- en lipriemen. Geen van beide beperkingen was herkend tijdens eerdere onderzoeken in andere praktijken. Een week na zijn KNO-bezoek, en twee weken na de vrijgave, was zijn gewicht gestegen naar 3,6 kg—een verschil van 355 gram in de afgelopen 7 dagen, en 610 gram in 2 weken. De moeder meldde dat hij vóór zijn vrijgave slechts 60 ml kon nemen en het meeste uitspuugde. Twee weken na de vrijgave kon hij 120 ml per voeding nemen en spuugde hij helemaal niets uit. Hij kon invasieve chirurgie en algemene verdoving vermijden omdat hij het zo veel beter deed en aankwam door een 15-seconden procedure in de praktijk.

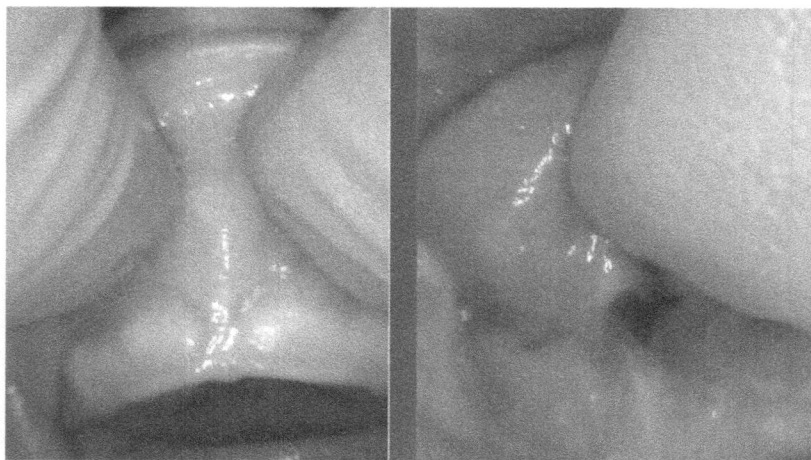

Follow-up van 2 weken van lip en tong

Een jaar later keerde dit kind terug voor een tandreiniging in onze praktijk. Zijn moeder verklaarde dat hij een normale groeicurve had bereikt, zijn laryngomalacie was opgelost, en hij had een jaar lang goed gevoed. Bij onderzoek tijdens dat bezoek had hij normale mobiliteit van zijn tong en lip, en zijn moeder gaf haar diepe dankbaarheid voor zijn vooruitgang aan.

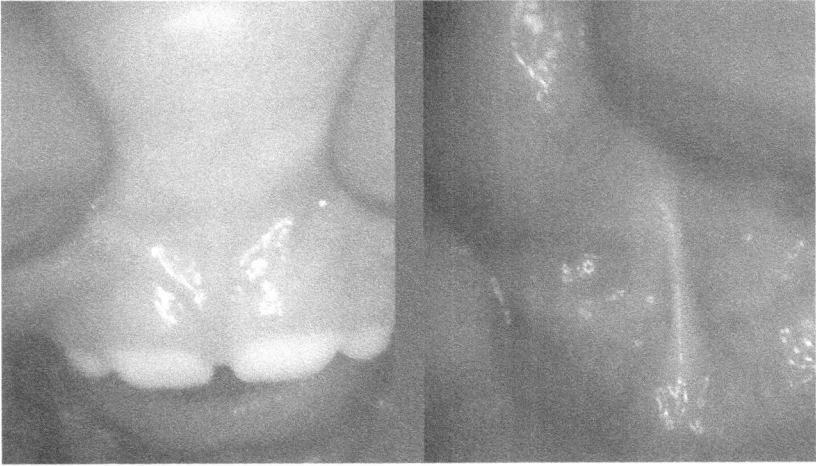

Follow-up van 1 jaar van lip en tong. Merk op dat frena nog steeds aanwezig zijn, maar minder beperkend en strak.

Casus 4

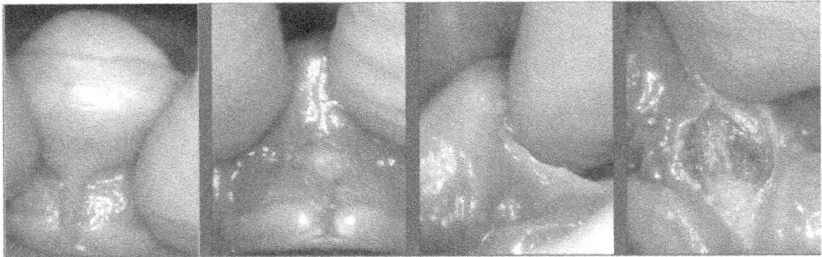

Voor en onmiddellijk na lipriemvrijgave en tongriemvrijgave.

Deze drie weken oude jongen woog 3,5 kg bij de geboorte en woog nu 3,3 kg. Hij was al op dag 3 in het lokale ziekenhuis geknipt na moeite met borstvoeding en een diagnose van een tongriem. De moeder merkte geen verschil in borstvoeding na de knip. Een 1-mm inkeping was gemaakt in het frenulum, en een grote hoeveelheid beperkend weefsel bleef nog steeds aanwezig. Het is zeer gebruikelijk om baby's te zien die meer volledige vrijgaves nodig hebben na een initiële behandeling. In dit geval voedde de moeder de baby drievoudig, maar hij had zijn geboortegewicht nog niet teruggekregen na 3 weken ondanks enorme inspanningen van de moeder. Hij maakte klikgeluiden tijdens het voeden en de moeder had aanzienlijke pijn elke keer dat hij voedde.

Na de vrijgave bereikten we een ruitvorm op zowel de lip als de tong voor een volledige vrijgave, en de moeder meldde helemaal geen pijn bij het voeden. Hij voedde veel korter en nam eigenlijk 270 ml tijdens de gewogen voeding direct na de procedure in onze praktijk. De moeder merkte een dramatisch betere melkoverdracht op.

Casus 5

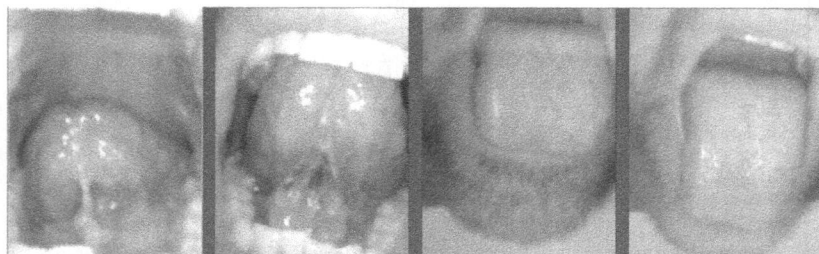

Voor en onmiddellijk na elevatie en uitsteeksel.

Deze 36-jarige man had een geschiedenis van tongriem bij de geboorte en was in het ziekenhuis geknipt. Zoals we hebben gezien, kunnen knippen weinig doen als ze onvolledig worden uitgevoerd. Veel mensen denken dat kinderen "uit" tongriemen groeien of dat de draadjes met de tijd oprekken. Zoals deze casus duidelijk laat zien, rekte deze tongriem niet op. Als het in de kindertijd beperkt is, of vroegtijdig onvolledig wordt geknipt, zal het zo blijven totdat het goed wordt vrijgemaakt. Deze man had moeite met snel spreken en werd gemakkelijk moe bij het spreken, dus leerde hij korte zinnen te gebruiken. Hij mompelde ook of sprak zachtjes.

Onmiddellijk na zijn vrijgave was het gemakkelijker voor hem om te praten, werd hij niet moe bij het spreken, en had hij sterk verbeterde mobiliteit. Hij had ook malocclusie, waarbij de onderste snijtanden naar binnen werden getrokken, zoals geïllustreerd in de foto. Het is onmogelijk om je tanden goed schoon te maken met deze mate van beperking.

Casus 6

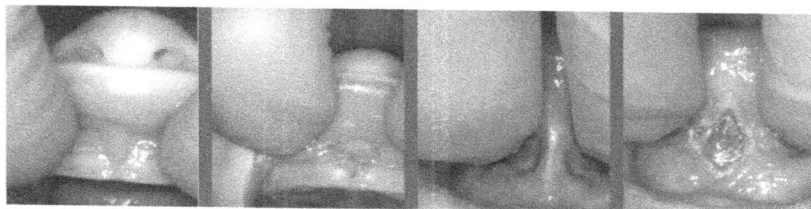

Voor en onmiddellijk na lipriemvrijgave en tongriemvrijgave.

Een vier dagen oude jongen presenteerde met een ondiepe aanhap, reflux, koliek, snurken, zware ademhaling, kort slapen (wakker worden elke 1 tot 2 uur), afglijden van de tepel bij pogingen tot aanhappen, en het maken van een klik- of smakgeluid bij het voeden. De moeder had gekreukelde, afgeplatte, bloedende en blaarvormige tepels ontwikkeld, ernstige pijn bij het voeden, geïnfecteerde, verstopte kanalen en recent ontstane mastitis. De kinderarts zei dat er "niets aan de hand was" en "geen tongriem" toen de moeder informeerde naar een mogelijke tongriem. De moeder is een logopedist en verwees zichzelf daarom. Deze baby had een strakke bovenlipriem en een beperkende achterste of submucosale tongriem.

Onmiddellijk na de procedure, terwijl ze nog in onze praktijk waren, observeerde de nieuwe moeder een oplossing van de symptomen van de baby. Ze kon niet voeden vanwege ernstige pijn door de mastitis, maar de baby had een diepere aanhap op de fles, maakte geen klikgeluiden, was niet prikkelbaar tijdens het eten, spuugde niet en nam de hele 120 ml fles in 10 minuten. Eerdere voedingen duurden 60 minuten.

Casus 7

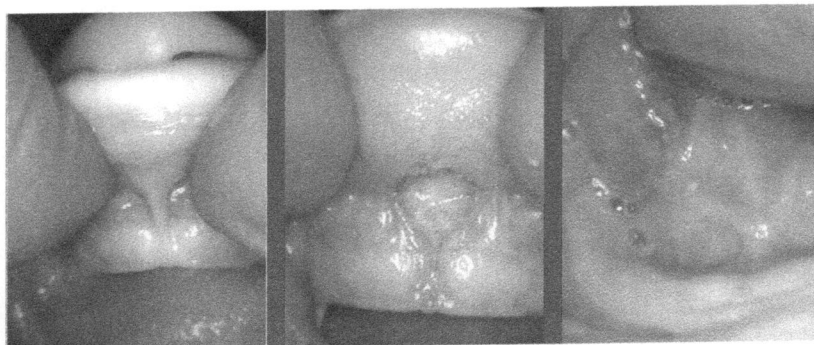

Voor en onmiddellijk na lipriemvrijgave, normale tong.

Deze baby had alleen een lipriem en geen tongriem. Er was geen hobbelgevoel bij het vegen van de vinger onder de tong; ze had goede elevatie en geen problemen met het omvatten van de tong. Haar lip was beperkt, verbleekte bij het optillen en was pijnlijk bij het optillen. Haar lip krulde onder tijdens het voeden. Haar lipriem veroorzaakte regurgitatie en gasvorming, en ze was prikkelbaar. Haar moeder meldde een slechte, ondiepe aanhap, pijnlijk voeden, vervormde tepelvorm, en ze moest een siliconen tepelhoed gebruiken om te voeden.

Onmiddellijk na de vrijgave verdwenen haar problemen. De baby kon beter aanhappen en de moeder kon comfortabeler voeden, zonder tepelhoed nodig. De baby kwam 480 gram aan in de volgende 7 dagen. Normale gewichtstoename zou rond de 200 gram zijn geweest. Haar follow-upblad van 1 week is hieronder. Niet elk laag frenulum is een lipriem, maar als het beperkt is en de baby en moeder symptomen hebben, moet een tongriemdeskundige zorgverlener het evalueren. Een eenvoudige 15-seconden procedure met vrijwel geen risico redde deze borstvoedingsrelatie en verlichtte zowel de pijn van de moeder als die van de baby.

Birth weight _6lb 13oz_ Weight at initial visit _O 13 6 oz_ Weight today _7lb 7oz_

Did you continue to stretch the surgical sites well each day? __✓__ yes ____ no

Did you have follow up with your lactation consultant? __✓__ yes ____ no ____ N/A

1. Have you noticed any difference in your baby's latch? Any improvement in other symptoms like gassiness, fussiness, reflux, choking, milk dribbling out, spitting up, sleeping better, holding a pacifier better, no clicking noise, etc.?

   yes, latching better. gassiness, fussiness, spitting up all improved

2. Have you noticed any differences for you? If baby is not breastfeeding please write N/A. (more comfortable, less pain, increased supply, normal nipple shape, no nipple shield needed etc.)

3. Anything else you have noticed since the surgery?

   _no_

4. Additional comments concerning your experience at our office or with the surgery?

   great experience, would recommend highly

Dr. Notes: _didn't even need tongue_ _gained one pound since_

Thank you, _Noticed difference right off bat. procedure_

Casus 8

Een meisje van 3 jaar en 4 maanden leed aan spraak-, eet- en slaapproblemen. Als zuigeling had ze moeite met borstvoeding, en haar moeder moest stoppen met borstvoeding en kunstvoeding gebruiken. Echter, zelfs kunstvoeding bleek een strijd, en de moeder moest verdikkingsmiddel en een speciale speen gebruiken om haar te voeden. Ze onderging een gemodificeerde barium sliktest op 6 maanden oud, en ze worstelde de eerste 2 jaar van haar leven met slikken. Op het moment van haar bezoek, op 3-jarige leeftijd, verslikte ze zich in voedsel, had ze moeite met het afmaken van maaltijden, graasde ze de hele dag op voedsel, had ze moeite met zichzelf voeden, spuugde ze voedsel uit, at ze langzaam, en het was een "dagelijkse strijd" om haar te voeden, volgens haar moeder. Wanneer ze sprak, had ze moeite met snel spreken, en ze stotterde soms. Haar slaap was een ander groot probleem. Ze schopte en bewoog veel 's nachts, werd moe en niet verfrist wakker, sliep met haar mond open, snurkte en hapte zelfs naar lucht tijdens het slapen. Ze ademde ook overdag door de mond en leed aan constipatie (waarschijnlijk door slecht gekauwd en daardoor slecht verteerd voedsel).

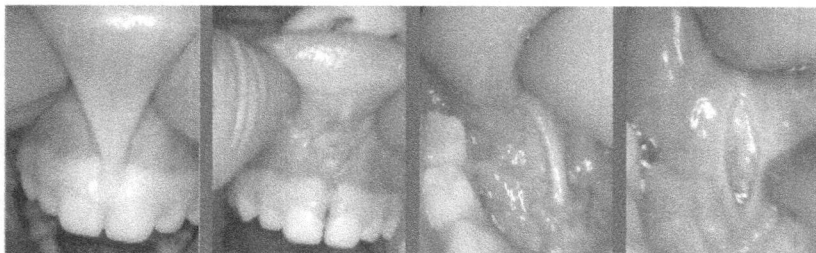

Voor en onmiddellijk na lipriemvrijgave en tongriemvrijgave.

Bij onderzoek had dit meisje een lipriem die de mobiliteit van haar bovenlip beperkte en het weefsel verbleekte bij het optillen, hoewel haar tanden bij elkaar waren zonder spleet. Daarnaast had ze een beperkende achterste tongriem die op het eerste gezicht niet duidelijk was, maar kon worden waargenomen wanneer de tong met twee vingers werd opgetild. Deze laatste was strak en beperkte zowel mobiliteit als functie. De vrijgave verliep zonder problemen, zonder behoefte aan sedatie, lachgas of algemene verdoving, en na ongeveer 15 seconden laseren voor de lipriem en ongeveer 10 seconden voor de tongriem was het voltooid. De enige verdoving die werd gebruikt was topische samengestelde lidocaïne, prilocaïne en tetracaïne gel. Ze huilde ongeveer een minuut en kalmeerde snel. Die nacht merkte de moeder een verschil in spraak, en het was gemakkelijker voor de patiënt om te eten en te slikken. Ze sliep ook veel dieper en rustiger. Bij de follow-up van 1 week meldde haar moeder dat ze steeds duidelijker sprak, steeds zelfverzekerder leek bij het zelf voeden, en niet langer verslikte in voedsel, wat voorheen dagelijks gebeurde. Ze at eieren en hamburger, die ze voorheen niet kon verdragen. Haar slaap was veel verbeterd, met minder beweging, snurken en mondademhaling. Haar moeder merkte op dat ze meer kwijlde dan voorheen, maar dit nam rond de derde week af. Moeder en kind bleven doorgaan met rekoefeningen naast myofunctionele oefeningen gedurende 3 weken.

Deze casus illustreert dat zuigelingen die lijden aan slechte slik en reflux en verdikkingsmiddel nodig hebben voor hun flessen, moeten worden beoordeeld op achterste tong- en lipriemen. Het is veel gemakkelijker en goedkoper om deze afwijkingen te corrigeren dan dat deze baby's opgroeien en worstelen met spraak, voeding en slaapkwaliteit. Een tong- of lipriemvrijgave pakt de oorzaak van het probleem aan in plaats van te focussen op symptomatische verlichting. Het meest consistente en snelle voordeel dat wordt gezien na een tongriemvrijgave in deze leeftijdsgroep (1 tot 4 jaar) is een betere slaapkwaliteit die leidt tot een beter humeur en energie. De voeding verbetert vaak snel, maar therapie is nodig voor volledige oplossing van de slikproblemen. Spraak verbetert vaak in de eerste week, maar opnieuw worden de grootste voordelen gerealiseerd na extra tijd en therapie.

Casus 9

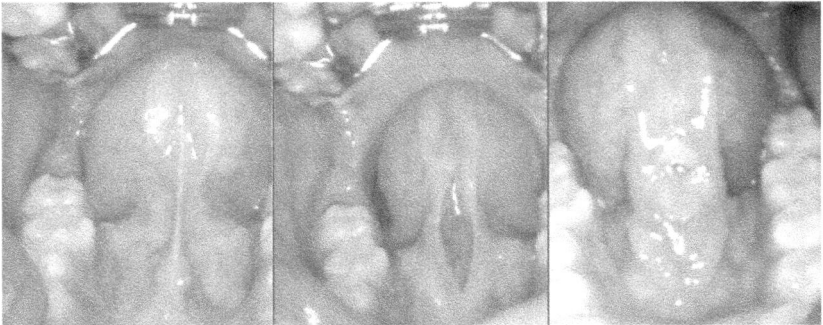

Voor vrijgave, na vrijgave en follow-up na een week.

Deze 12 jaar en 7 maanden oude jongen was een tandheelkundige patiënt die was gediagnosticeerd met ADHD, angst en enige ontwikkelingsvertragingen, hoewel hij zeer intelligent en geestig was. Hij had niet veel moeite met zijn spraak, maar hij was al 4 jaar in therapie. Hij had een geschiedenis van reflux als baby en leed nog steeds aan reflux 12 jaar later. Zijn adenoïden en amandelen waren verwijderd toen hij een jong kind was. Hij klaagde dagelijks over nek- en schouderpijn, was een mondademer, had frequente constipatie en kraakte constant zijn knokkels en andere gewrichten. Hij was zeer kieskeurig met texturen zoals vlees, gekookte groenten, aardappelpuree en melk. Hij spuugde voedsel uit en braakte onmiddellijk als het niet de juiste textuur had. Hij had verschillende slaapproblemen, waaronder slapen in vreemde posities, tandenknarsen en mondademen 's nachts, en snurken. Hij had ernstige tandcrowding en had een gehemelteverbreding geplaatst.

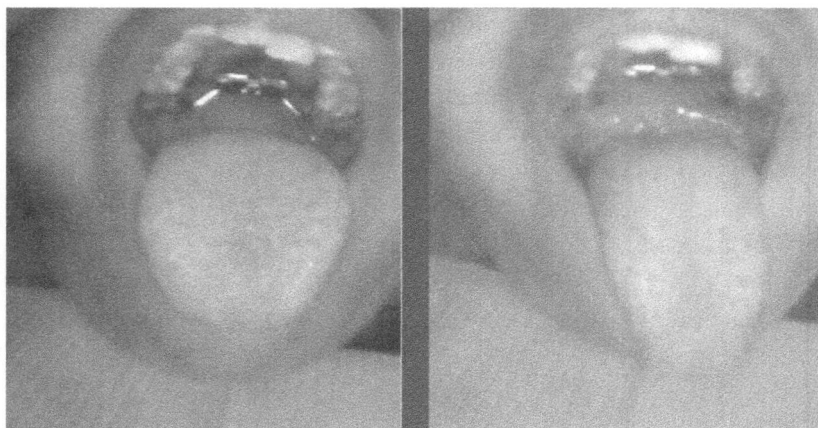

Tonguitsteeksel voor en na vrijgave. Zijn uitsteeksel voorheen was binnen het normale bereik, maar zijn beperkte elevatie, samen met zijn symptomatische geschiedenis, maakte hem een kandidaat voor een vrijgave.

Bij onderzoek was zijn tongriem achterste en op het eerste gezicht leek het frenulum volledig normaal. Echter, met de symptomen die hij had, was een gedetailleerd onderzoek gepast. Bij digitaal onderzoek voelde het submucosale deel van het frenulum strakker en meer beperkend dan normaal. Hij kon zijn tong ongeveer halverwege zijn kin uitsteken, wat binnen het normale bereik is, maar hij had veel symptomen die suggereerden dat zijn beperking een probleem veroorzaakte. De moeder werd geïnformeerd dat een vrijgave waarschijnlijk zou helpen met sommige van zijn textuursymptomen, hoewel het geen garantie was. De moeder koos ervoor om door te gaan met de behandeling, die zonder problemen werd uitgevoerd in de praktijk met de CO_2-laser, lachgas en lidocaïne.

Bij het follow-up bezoek merkte de moeder op dat de procedure zeer nuttig was voor zijn voeding en slaap. Na de vrijgave merkte ze dat hij in slaap viel, in slaap bleef en verfrister wakker werd dan voorheen. Vóór de operatie werd hij minstens één keer per nacht wakker om iets te eten te halen. Zijn voeding verbeterde dramatisch en hij had geen afkeer meer van texturen of groenten. Hij vroeg zelfs om groenten op een broodje, wat hij voorheen nooit had gedaan. Hij stopte met grazen op voedsel, maakte zijn maaltijden af, stopte met het vullen van zijn wangen en was meer ontspannen bij het eten, wat aangaf dat hij gemakkelijker kon slikken. Daarnaast stopte hij met het frequent kraken van zijn knokkels, nek en andere gewrichten en stopte met klagen over schouderpijn. Hij merkte op dat het "gemakkelijker was om [zijn] nek te bewegen." Hij had geen hoofdpijn gehad, die normaal een paar keer per week voorkwamen; zijn verbeterde kauwen (en dus completere spijsvertering) verlichtte zijn constipatie. De levenskwaliteit van deze jongen werd sterk beïnvloed door de vrijgave van een ogenschijnlijk normaal frenulum dat, in zijn geval, functioneel te strak was.

Casus 10

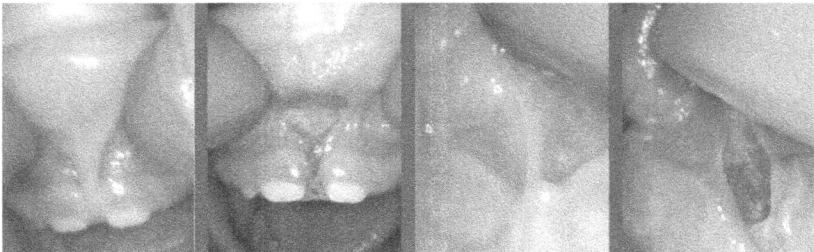

Voor en onmiddellijk na lipriemvrijgave en tongriemvrijgave.

Deze 10 maanden oude jongen werd doorverwezen door een logopedist voor een tong- en lipriemevaluatie. Hij en zijn moeder worstelden dapper om te borstvoeden, maar ze moesten de borstvoeding opgeven na 1 maand vanwege zijn slechte aanhap, koliek, reflux en gasvorming. De moeder voedde drievoudig (borstvoeding, kolven en het voeden van de afgekolfde moedermelk), en hij had nog steeds moeite om aan te komen. Zijn lip krulde onder tijdens het voeden, en hij had een uur nodig voor elke voeding. Hij had reflux en werd gemedicineerd met ranitidine (Zantac®), met weinig verbetering. Hij had terugkerende oorinfecties die oorbuisjes noodzakelijk maakten. Deze problemen verbeterden helaas niet bij het overstappen naar een fles, en hij worstelde zelfs met het nemen van een fles. Zijn moeder was de enige die hem kon voeden, en wanneer hij naar de kinderopvang ging, nam hij de hele dag slechts 30 tot 60 ml, omdat hij zo gefrustreerd was en zelfs de fles niet kon nemen. Hij sliep slecht

Functie en symptomen zijn belangrijker dan het uiterlijk.

en werd tot 3 tot 4 keer per nacht wakker, elke nacht, gedurende 10 maanden. Zijn ouders waren uitgeput en emotioneel en fysiek uitgeput. Hij werd onderzocht en gediagnosticeerd met een Kotlow Klasse 4 lipriem en een submucosale Kotlow Klasse 1 achterste tongriem. Het frenulum was niet erg zichtbaar, maar beperkte de tongelevatie en normale mobiliteit voor dit kind.

Na de 15-seconden procedure voor de lip en 10-seconden procedure voor de tong werd hij snel gekalmeerd en nam hij onmiddellijk zijn fles sneller en zonder prikkelbaarheid. Die eerste nacht sliep hij de hele nacht door zonder één keer wakker te worden. Hij bleef elke nacht doorslapen, wat levensveranderend was voor zijn ouders. Hij begon zijn hele fles op de kinderopvang te drinken, terwijl hij voorheen slechts een vierde van de fles kon nemen. Hij begon vast voedsel gemakkelijker te slikken. Hij vertoonde verhoogd brabbelen en zei zelfs een nieuw woord vlak na de follow-up van een week: "dada."

Dit zijn geenszins de "beste" gevallen, maar deze verhalen worden dagelijks herhaald in veel praktijken over de hele wereld. Elk van hen zou een casestudy kunnen worden die de impact benadrukt die het verwijderen van een klein draadje kan hebben op het leven van een kind—of zelfs een volwassene.

HOOFDSTUK 30

---∞---

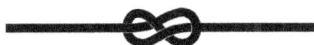

Volgende stappen voor professionals

Als je meer wilt leren over tongriemen, zijn er een aantal bronnen beschikbaar. Websites, online cursussen en veel referenties, inclusief wetenschappelijke tijdschriftartikelen, zijn vermeld op de volgende pagina's. Er zijn nogal wat onderzoekspublicaties beschikbaar over borstvoeding, minder over spraak, kleinere aantallen over voeding, en bijna geen over volwassenen met andere gelijktijdige problemen en tongriemen. Het veld is rijp voor onderzoek door iedereen met een verlangen om onze collectieve kennis op dit gebied te vergroten.

Dit boek is een bescheiden poging om de meest up-to-date en nieuwste denkwijzen in dit veld te bieden, maar de meeste ideeën die in dit boek worden gepresenteerd, kunnen uiteindelijk als onvolledig worden aangetoond, omdat evidence-based zorg een steeds evoluerend paradigma is. Echter, zo gaan wij mensen vooruit. Zoals Charles Sidney Burwell, voormalig decaan van de Harvard Medical School, beroemd zei: "De helft van wat we je gaan leren is fout, en de helft is juist. Ons probleem is dat we niet weten welke helft welke is." Nu we de vele functionele afwijkingen begrijpen die een tongriem kan veroorzaken, is het duidelijk dat kinderen en volwassenen met moeilijkheden op het gebied van spraak, eten en slaap verdienen om te worden beoordeeld door mensen die bekwaam zijn in de disciplines die hier worden beschreven.

Tongriemen hebben diepgaande effecten op de levenskwaliteit die gezinnen kunnen genieten tijdens veel cruciale stadia van de ontwikkeling van de kinderen die ze treffen. Zowel ouders als kinderen worden beïnvloed door de disfunctie die wordt ervaren door degenen die tong- of lipriemen hebben. Het vrijmaken van de tongriemen kan veel meer stressfactoren verlichten dan de meeste mensen beseffen dat deel uitmaken van het syndroom van beperkte mondweefsels. Voor verdere educatie over de problemen waarmee deze ouders en patiënten worden geconfronteerd, zijn hier enkele aanbevolen cursussen en bronnen. Dit is geen goedkeuring van alles wat op de websites wordt geschreven of in de cursussen wordt gezegd, maar ze zijn een goede plek om te beginnen. Bedankt dat je met ons mee bent gegaan op deze reis. We zijn dankbaar voor deze kans om een stem te geven aan deze patiënten en gezinnen, van wie velen jarenlang hebben geworsteld, wachtend tot hun verhalen worden verteld. Laten we samen meer onderzoek, educatie en kennis nastreven in dit evoluerende veld, en andere patiënten, ouders en zorgverleners aanmoedigen om meer te leren over hoe het beste te helpen degenen met beperkte mondweefsels.

Bronnen

Tongue-Tied Academy, Dr. Baxter's uitgebreide online cursus die je helpt tong- en lipriemen met vertrouwen te identificeren en te behandelen, is te vinden op: www.TongueTiedAcademy.com Dr. Baxter ontvangt ook professionals in zijn praktijk voor de Tongue-Tied Academy Advanced Live Patient Course. Details zijn te vinden op TongueTieAL.com/Professionals/#Live-Course Op de website van het Alabama Tongue-Tie Center kun je onze videobibliotheek bekijken, al onze patiëntenformulieren downloaden en een lijst van materialen die we in onze praktijk gebruiken. Bezoek: TongueTieAL.com/Professionals Om bulkexemplaren van *Tongriem* (25+) te bestellen, bezoek www.TongueTieAL.com/Book

Tongriem is ook beschikbaar in een audioboekversie op Audible en Amazon.

Andere geselecteerde bronnen voor professionals

TOTS (Tethered Oral Tissues Specialty) Training Course door Autumn R. Henning, MS, CCC-SLP, COM http://www.chrysalisfeeding.com

IBCLC Master Class: Oral Rehabilitation of the Breastfeeding Dyad Course https://iparentllc.wixsite.com/ibclcmasterclass

Cranial Nerve Dysfunction and Oral Restrictions in the Precrawling Infant: A Multidisciplinary Class for TOTs Professionals door Michelle Emanuel, OTR/L http://www.TummyTimeMethod.com

The Breathe Institute biedt verschillende uitstekende, evidence-based cursussen, waaronder The Breathe Course met Dr. Soroush Zaghi en The Breathe Baby cursus met Dr. Chelsea Pinto, gericht op multidisciplinaire behandeling van respectievelijk volwassenen en baby's. http://www.TheBreatheInstitute.com

GOLD Online Learning heeft bijna 30 cursussen over tongriemen van veel verschillende sprekers en vanuit verschillende invalshoeken. Er zijn cursussen voor kinderartsen, lactatiekundigen, tandartsen en meer met betrekking tot tongriem. https://www.goldlearning.com

Tongue-Tie—From Confusion to Clarity door Carmen Fernando, een logopedist, is beschikbaar als eBook en paperback en bespreekt voedings- en spraakproblemen gerelateerd aan tongriem, evenals geschiedenis en beoordeling. https://tonguetie.net/the-book/

Dr. Larry Kotlow is een tongriempionier die veel nuttige hand-outs heeft ontwikkeld van cursussen en wetenschappelijke artikelen. Deze zijn te vinden op http://www.kiddsteeth.com. Zijn recente boek, *SOS 4 TOTS*, is een nuttige bron gericht op baby's met beperkte mondweefsels en de strijd die moeders doorstaan om hen te laten behandelen.

Vind of sluit je aan bij het multidisciplinaire TOTs Bodywork team www.AnkyloglossiaBodyworkers.com, dat verschillende onderzoeks- en manuele therapie-informatie voor ouders bevat. Je kunt een lokale professional vinden in de professionele directory die op de website is opgenomen.

Dr. Bobby Ghaheri's blog en Facebook-pagina worden regelmatig bijgewerkt met nuttige informatie. http://www.drghaheri.com/blog/

www.Talktools.com biedt Oral-Placement Therapy (OPT) technieken, training en gereedschappen aan cliënten, therapeuten en ouders. Hun therapietechnieken voegen een tactiele component toe aan voedings- en logopedie, waardoor cliënten de bewegingen kunnen "voelen" die nodig zijn voor de ontwikkeling van spraakduidelijkheid.

Professionele organisaties met betrekking tot tongriemen IATP (International Affiliation of Tongue-Tie Professionals) https://tonguetieprofessionals.org/ ICAP (International Consortium of Oral Ankylofrenula Professionals) http://www.icapprofessionals.com/ALSC (American Laser Study Club) http://www.americanlaserstudyclub.org

Myofunctionele therapiebronnen

The International Association of Orofacial Myology (IAOM) http://iaom.com

The Academy of Myofunctional Therapy (AOMT) https://aomtinfo.org

The Applied Academy of Myofunctional Sciences (AAMS) https://aamsinfo.org/

The Coulson Institute https://coulsoninstitute.com/

The Graduate School of Behavioral Health Sciences https://www.bp.edu/

Bronnen voor ouders

Dr. Baxter's website www.TongueTie.com en blog zijn up-to-date bronnen voor ouders en professionals die meer willen leren over tongriemen. www.TongueTie.com/Blog

Facebook-groepen:

Tongue Tie Babies Support Group
Tongue Tie Lip Tie Baby Support Group
Tongue Tie Kids
Tongue Tied Adults Support Group
Locatiespecifieke groepen (staten en regio's)

www.AnkyloglossiaBodyworkers.com is een bron voor informatie, onderzoek en een zorgverlenersdirectory specifiek voor lichaamswerkers die baby's met TOTs evalueren en behandelen.

www.TummyTimeMethod.com is een bron voor buiktijd-educatie en ondersteuning, inclusief een zorgverlenersdirectory.

www.Pathways.org is een bron van gratis ontwikkelingsinformatie voor ouders en professionals.

Referenties

1. Marasco L. Brief aan de redactie betreffende N. Sethi, et al., voordelen van frenulotomie bij zuigelingen met ankyloglossie, IJPO (2013), http://dx.doi.org/10.1016/j.ijporl.2013.02.005. *Int J Pediatr Otorhinolaryngol* 2014;78(3):572.

2. Hong SJ, Cha BG, Kim YS, Lee SK, Chi JG. Tonggroei tijdens prenatale ontwikkeling in Koreaanse foetussen en embryo's. *J Pathol Transl Med* 2015;49(6):497–510.

3. Pompéia LE, Ilinsky RS, Ortolani CLF, Faltin K Júnior. Ankyloglossie en de invloed op groei en ontwikkeling van het stomatognathische systeem. *Rev Paul Pediatr* 2017;35(2):216–21.

4. Obladen M. Veel ophef om niets: twee millennia van controverse over tongriem. *Neonatology* 2010;97(2):83–9.

5. Fernando C. *Tongue Tie--from Confusion to Clarity: A Guide to the Diagnosis and Treatment of Ankyloglossia.* Tandem Publications; 1998.

6. Ip S, Chung M, Raman G, Chew P, Magula N, DeVine D, et al. Borstvoeding en gezondheidsresultaten voor moeders en zuigelingen in ontwikkelde landen. *Evid Rep Technol Assess* 2007;(153):1–186.

7. Stuebe A. De risico's van geen borstvoeding voor moeders en zuigelingen. *Rev Obstet Gynecol* 2009;2(4):222–31.

8. Kramer MS, Kakuma R. Optimale duur van exclusieve borstvoeding. *Cochrane Database Syst Rev* 2012;(8):CD003517.

9. Messner AH, Lalakea ML. Ankyloglossie: controverses in behandeling. *Int J Pediatr Otorhinolaryngol* 2000;54(2-3):123–31.

10. Buryk M, Bloom D, Shope T. Werkzaamheid van neonatale vrijgave van ankyloglossie: een gerandomiseerde trial. *Pediatrics* 2011;128(2):280–8.

11.   Berry J, Griffiths M, Westcott C. Een dubbelblinde, gerandomiseerde, gecontroleerde trial van tongriemverdeling en het onmiddellijke effect op borstvoeding. *Breastfeed Med* 2012;7(3):189–93.

12.   Geddes DT, Langton DB, Gollow I, Jacobs LA, Hartmann PE, Simmer K. Frenulotomie voor borstvoedende zuigelingen met ankyloglossie: effect op melkverwijdering en zuigmechanisme zoals afgebeeld door echografie. *Pediatrics* 2008;122(1):e188–94.

13.   O'Callahan C, Macary S, Clemente S. De effecten van in-office frenotomie voor anterieure en posterieure ankyloglossie op borstvoeding. *Int J Pediatr Otorhinolaryngol* 2013;77(5):827–32.

14.   Ghaheri BA, Cole M, Fausel SC, Chuop M, Mace JC. Verbetering van borstvoeding na tongriem- en lipriemvrijgave: een prospectieve cohortstudie. *Laryngoscope* 2017;127(5):1217–23.

15.   Ghaheri BA, Cole M, Mace JC. Revisie linguale frenotomie verbetert patiëntgerapporteerde borstvoedingsresultaten: een prospectieve cohortstudie. *J Hum Lact* 2018;890334418775624.

16.   Hogan M, Westcott C, Griffiths M. Gerandomiseerde, gecontroleerde trial van tongriemverdeling bij zuigelingen met voedingsproblemen. *J Paediatr Child Health* [Internet] 2005;Beschikbaar via: http://onlinelibrary.wiley.com/doi/10.1111/j.1440-1754.2005.00604.x/full

17.   Kotlow LA. Orale diagnose van abnormale frenulumaanhechtingen bij pasgeborenen en zuigelingen: evaluatie en behandeling van het maxillaire en linguale frenulum met behulp van de Erbium:YAG-laser. *J Pediatric Dent Care* 2004;10(3):11–4.

18.   Kotlow L. Diagnose en behandeling van ankyloglossie en vastgebonden maxillair frenulum bij zuigelingen met Er:YAG en 1064 diodelasers. *Eur Arch Paediatr Dent* 2011;12(2):106–12.

19.   Kotlow LA. Ankyloglossie (tongriem): een diagnostisch en behandelingsdilemma. *Quintessence Int* 1999;30(4):259–62.

20.   Emond A, Ingram J, Johnson D, Blair P, Whitelaw A, Copeland M, et al. Gerandomiseerde gecontroleerde trial van vroege frenotomie bij borstgevoede zuigelingen met milde-matige tongriem. *Arch Dis Child Fetal Neonatal Ed* 2014;99(3):F189–95.

21.	Smith GCS, Pell JP. Gebruik van parachutes om dood en ernstig trauma gerelateerd aan gravitationele uitdaging te voorkomen: systematische review van gerandomiseerde gecontroleerde trials. *BMJ* 2003;327(7429):1459–61.

22.	Osband YB, Altman RL, Patrick PA, Edwards KS. Borstvoedingseducatie en ondersteuningsdiensten aangeboden aan pediatrische residenten in de VS. *Acad Pediatr* 2011;11(1):75–9.

23.	Siegel SA. Aerofagie-geïnduceerde reflux bij borstvoedende zuigelingen met ankyloglossie en verkorte maxillaire labiale frenula (tong- en lipriem). *International Journal of Clinical Pediatrics* 2016;5(1):6–8.

24.	Coryllos E, Genna CW, Salloum AC, anderen. Congenitale tongriem en de impact op borstvoeding. *Breastfeeding: Best for Mother and Baby* 2004;1–6.

25.	de Castro Martinelli RL, Marchesan IQ, Gusmão RJ, de Castro Rodrigues A, Berretin-Felix G. Histologische kenmerken van gewijzigd menselijk linguaal frenulum. *International Journal of Pediatrics and Child Health* 2014;2:5–9.

26.	Pransky SM, Lago D, Hong P. Borstvoedingsmoeilijkheden en orale holte-anomalieën: de invloed van posterieure ankyloglossie en bovenlipriemen. *Int J Pediatr Otorhinolaryngol* 2015;79(10):1714–7.

27.	Kotlow LA. Diagnose en begrijpen van de maxillaire lipriem (superieure labiale, het maxillaire labiale frenulum) in relatie tot borstvoeding. *J Hum Lact* 2013;29(4):458–64.

28.	Flinck A, Paludan A, Matsson L, Holm AK, Axelsson I. Orale bevindingen in een groep pasgeboren Zweedse kinderen. *Int J Paediatr Dent* 1994;4(2):67–73.

29.	Ghaheri B. Lipriem vs. normaal frenulum [Internet]. Bobby Ghaheri MD Facebook Blog Post 2017 [geciteerd 2018 mei 29];Beschikbaar via: https://www.facebook.com/DrGhaheriMD/photos/a.451553228339392.107374182 9.329432813884768/807144299446948/?type=3

30.	Santa Maria C, Aby J, Truong MT, Thakur Y, Rea S, Messner A. De superieure labiale frenulum bij pasgeborenen: wat is normaal? *Glob Pediatr Health* 2017;4:2333794X17718896.

31.	Centers for Disease Control and Prevention. Borstvoedingsrapportkaart, 2016. CDC; 2016.

32.   Sectie over Borstvoeding. Borstvoeding en het gebruik van moedermelk. *Pediatrics* 2012;129(3):e827–41.

33.   Odom EC, Li R, Scanlon KS, Perrine CG, Grummer-Strawn L. Redenen voor eerdere dan gewenste stopzetting van borstvoeding. *Pediatrics* 2013;131(3):e726–32.

34.   Hazelbaker AK. Het beoordelingsinstrument voor linguale frenulumfunctie (ATLFF): gebruik in een lactatiekundige privépraktijk. 1993;

35.   Srinivasan A, Dobrich C, Mitnick H, Feldman P. Ankyloglossie bij borstvoedende zuigelingen: het effect van frenotomie op maternale tepelpijn en aanhap. *Breastfeed Med* 2006;1(4):216–24.

36.   Martinelli RL de C, Marchesan IQ, Berretin-Felix G. Linguaal frenulumprotocol met scores voor zuigelingen. *Int J Orofacial Myology* 2012;38:104–12.

37.   Lopes de Castro Martinelli R, Queiroz Marchesan I, Berretin-Felix G. Protocolo de avaliação do frênulo lingual para bebês: relação entre aspectos anatômicos e funcionais. *Revista CEFAC* [Internet] 2013;15(3). Beschikbaar via: http://www.redalyc.org/html/1693/169327929012/

38.   Martinelli RL de C, Marchesan IQ, Lauris JR, Honório HM, Gusmão RJ, Berretin-Felix G. Geldigheid en betrouwbaarheid van de screening: "teste da linguinha." *Rev CEFAC* 2016;18(6):1323–31.

39.   FDA. FDA-review resulteert in nieuwe waarschuwingen over het gebruik van algemene anesthetica en sedatiedrugs bij jonge kinderen en zwangere vrouwen [Internet]. *FDA Drug Safety Communications* 2016 [geciteerd 2018 mei 29];Beschikbaar via: https://www.fda.gov/downloads/Drugs/DrugSafety/UCM533197.pdf

40.   Reddy SV. Effect van algemene anesthetica op de ontwikkelende hersenen. *J Anaesthesiol Clin Pharmacol* [Internet] 2012;Beschikbaar via: https://www.ncbi.nlm.nih.gov/pmc/articles/PMC3275974/

41.   Rhoades DR, McFarland KF, Finch WH, Johnson AO. Spreken en onderbrekingen tijdens eerstelijnszorg kantoorbezoeken. *Fam Med* 2001;33(7):528–32.

42.   Romanos GE, Belikov AV, Skrypnik AV, Feldchtein FI, Smirnov MZ, Altshuler GB. Onthulling van tandimplantaten met behulp van een nieuwe thermo-

optisch aangedreven (TOP) technologie met luchtkoeling van weefsel. *Lasers Surg Med* 2015;47(5):411–20.

43.   Georgios E. Romanos D. Diode laser zachte weefselchirurgie: vooruitgang gericht op consistente snijwonden, verbeterde klinische resultaten. *Compend Contin Educ Dent* [Internet] 2013 [geciteerd 2018 jun 18];Beschikbaar via: https://cced.cdeworld.com/courses/20875-Diode_Laser_Soft-Tissue_Surgery:Advancements_Aimed_at_Consistent_Cutting-Improved_Clinical_Outcomes

44.   Shavit I, Peri-Front Y, Rosen-Walther A, Grunau RE, Neuman G, Nachmani O, et al. Een gerandomiseerde trial om het effect van twee topische anesthetica op pijnrespons tijdens frenotomie bij jonge zuigelingen te evalueren. *Pain Med* 2017;18(2):356–62.

45.   Ovental A, Marom R, Botzer E, Batscha N, Dollberg S. Het gebruik van topische benzocaïne vóór linguale frenotomie verminderde huilen niet en zou moeten worden ontmoedigd. *Acta Paediatr* 2014;103(7):780–2.

46.   Shah PS, Herbozo C, Aliwalas LL, Shah VS. Borstvoeding of moedermelk voor procedurele pijn bij pasgeborenen. *Cochrane Database Syst Rev* 2012;12:CD004950.

47.   Simonse E, Mulder PGH, van Beek RHT. Analgetisch effect van moedermelk versus sucrose voor analgesie tijdens hielprik bij laat-preterm zuigelingen. *Pediatrics* 2012;129(4):657–63.

48.   So T-Y, Farrington E. Topisch benzocaïne-geïnduceerde methemoglobinemie in de pediatrische populatie. *J Pediatr Health Care* 2008;22(6):335–9; quiz 340–1.

49.   Haytac MC, Ozcelik O. Evaluatie van patiëntpercepties na frenectomie-operaties: een vergelijking van kooldioxidelaser en scalpeltechnieken. *J Periodontol* 2006;77(11):1815–9.

50.   Woolridge MW. De "anatomie" van zuigen bij zuigelingen. *Midwifery* 1986;2(4):164–71.

51.   Elad D, Kozlovsky P, Blum O, Laine AF, Po MJ, Botzer E, et al. Biomechanica van melkextractie tijdens borstvoeding. *Proc Natl Acad Sci U S A* 2014;111(14):5230–5.

52. Chu MW, Bloom DC. Posterieure ankyloglossie: een casusrapport. *Int J Pediatr Otorhinolaryngol* 2009;73(6):881–3.

53. Kotlow LA. De invloed van het maxillaire frenulum op de ontwikkeling en patroon van tandcaries op voortanden bij borstvoedende zuigelingen: preventie, diagnose en behandeling. *J Hum Lact* 2010;26(3):304–8.

54. Hearnsberger D. Eten-Drinken-Voeden: Ontwikkeling en stoornis in pediatrisch voeden [Internet]. Beschikbaar via: https://www.eatdrinkbenourished.com/

55. Hazelbaker A. Lactation Education Resources - Alison Hazelbaker: Online Videoconferentie [Internet]. [geciteerd 2018 jun 29];Beschikbaar via: https://www.lactationtraining.com/our-courses/online-conferences/alison-hazelbaker-conference

56. Gatto K. *Understanding the Orofacial Complex: The Evolution of Dysfunction.* Outskirts Press; 2016.

57. Bahr D. *Nobody Ever Told Me (or my Mother) That!: Everything from Bottles and Breathing to Healthy Speech Development.* 1e editie. Sensory World; 2010.

58. Potock M. Persoonlijke communicatie. 2018.

59. Henning A. Tethered Oral Tissues Specialty Training. 2017.

60. Silva MC, Costa MLVCM da, Nemr K, Marchesan IQ. Verandering van het linguale frenulum en kauwinterferentie. *Rev CEFAC* 2009;11:363–9.

61. Baxter R, Hughes L. Spraak- en voedingsverbeteringen bij kinderen na posterieure tongriemvrijgave: een casusserie. *International Journal of Clinical Pediatrics* [Internet] 2018 [geciteerd 2018 jun 28];0(0). Beschikbaar via: http://www.theijcp.org/index.php/ijcp/article/view/295/254

62. articulatie | Definitie van articulatie in het Engels door Oxford Dictionaries [Internet]. *Oxford Dictionaries | English* [geciteerd 2018 jun 29];Beschikbaar via: https://en.oxforddictionaries.com/definition/articulation

63. Definitie van articulatie [Internet]. *Merriam-Webster Dictionary* [geciteerd 2018 jun 29];Beschikbaar via: https://www.merriam-webster.com/dictionary/articulation

64. Yoon AJ, Zaghi S, Ha S, Law CS, Guilleminault C, Liu SY. Ankyloglossie als risicofactor voor maxillaire hypoplasie en zachte gehemelteverlenging: een functioneel-morfologische studie. *Orthod Craniofac Res* 2017;20(4):237–44.

65. Messner AH, Lalakea ML. Het effect van ankyloglossie op spraak bij kinderen. *Otolaryngol Head Neck Surg* 2002;127(6):539–45.

66. Ito Y, Shimizu T, Nakamura T. Effectiviteit van tongriemverdeling voor spraakstoornis bij kinderen. *Pediatrics* [Internet] 2015;Beschikbaar via: http://onlinelibrary.wiley.com/doi/10.1111/ped.12474/full

67. Walls A, Pierce M, Wang H, Steehler A, Steehler M, Harley EH Jr. Ouderlijke perceptie van spraak en tongmobiliteit bij driejarigen na neonatale frenotomie. *Int J Pediatr Otorhinolaryngol* 2014;78(1):128–31.

68. Dollberg S, Manor Y, Makai E, Botzer E. Evaluatie van spraakverstaanbaarheid bij kinderen met tongriem. *Acta Pædiatrica* [Internet] 2011;Beschikbaar via: http://onlinelibrary.wiley.com/doi/10.1111/j.1651-2227.2011.02265.x/full

69. Webb AN, Hao W, Hong P. Het effect van tongriemverdeling op borstvoeding en spraakarticulatie: een systematische review. *Int J Pediatr Otorhinolaryngol* 2013;77(5):635–46.

70. Chinnadurai S, Francis DO, Epstein RA, Morad A, Kohanim S, McPheeters M. Behandeling van ankyloglossie om andere redenen dan borstvoeding: een systematische review. *Pediatrics* 2015;135(6):e1467–74.

71. Lalakea ML, Messner AH. Ankyloglossie: de adolescent- en volwassenenperspectief. *Otolaryngol Head Neck Surg* 2003;128(5):746–52.

72. Lalakea ML, Messner AH. Ankyloglossie: doet het ertoe? *Pediatr Clin North Am* 2003;50(2):381–97.

73. Mattar SEM, Anselmo-Lima WT, Valera FCP, Matsumoto MAN. Skelet-en occlusale kenmerken bij mondademende kleuters. *J Clin Pediatr Dent* 2004;28(4):315–8.

74. Harari D, Redlich M, Miri S, Hamud T, Gross M. Het effect van mondademhaling versus neusademhaling op dentofaciale en craniofaciale ontwikkeling bij orthodontische patiënten. *Laryngoscope* 2010;120(10):2089–93.

75. Yoon A, Zaghi S, Weitzman R, Ha S, Law CS, Guilleminault C, et al. Naar een functionele definitie van ankyloglossie: validatie van huidige gradatieschalen voor linguale frenulumlengte en tongmobiliteit in 1052 proefpersonen. *Sleep Breath* 2017;21(3):767–75.

76. Palmer B. Het belang van borstvoeding in relatie tot totale gezondheid [Internet]. *Brian Palmer, DDS For Better Health* 2002 [geciteerd 2018 mei 29];Beschikbaar via: http://www.brianpalmerdds.com/pdf/section_A.pdf

77. Lin S. *Dental Diet: The Surprising Link Between Your Teeth, Real Food, and Life-Changing Natural Health*. Hay House, Incorporated; 2019.

78. Moss ML, Salentijn L. De primaire rol van functionele matrices in gezichtsgroei. *Am J Orthod* 1969;55(6):566–77.

79. Trabalon M, Schaal B. Het kost een mond om te eten en een neus om te ademen: abnormale orale ademhaling beïnvloedt de orale competentie en systemische aanpassing van pasgeborenen. *Int J Pediatr* 2012;2012:207605.

80. Eltzschig HK, Carmeliet P. Hypoxie en ontsteking. *N Engl J Med* 2011;364(7):656–65.

81. Izuhara Y, Matsumoto H, Nagasaki T, Kanemitsu Y, Murase K, Ito I, et al. Mondademhaling, een andere risicofactor voor astma: de Nagahama-studie. *Allergy* 2016;71(7):1031–6.

82. Yamaguchi H, Tada S, Nakanishi Y, Kawaminami S, Shin T, Tabata R, et al. Associatie tussen mondademhaling en atopische dermatitis bij Japanse kinderen van 2-6 jaar oud: een populatiegebaseerde cross-sectionele studie. *PLoS One* 2015;10(4):e0125916.

83. Hang WM, Gelb M. Airway Centric® TMJ-filosofie/Airway Centric® orthodontie luidt het post-retractiewereld van orthodontie in. *Cranio* 2017;35(2):68–78.

84. Huang YS, Quo S, Berkowski JA, Guilleminault C. Kort linguaal frenulum en obstructieve slaapapneu bij kinderen. *Int J Pediatr Res* [Internet] 2015;1(003). Beschikbaar via: http://orofacialintegrity.com/wp-content/uploads/2015/05/short-ling-frenum-and-sleep-apnea.pdf

85. Palmer B. Otitis media: een anatomisch perspectief [Internet]. *Brian Palmer, DDS For Better Health* 2001 [geciteerd 2018 mei 29];Beschikbaar via: http://www.brianpalmerdds.com/pdf/Otitis_media.pdf

86. Sexton S, Natale R. Risico's en voordelen van spenen. *Am Fam Physician* 2009;79(8):681–5.

87. CDC - Data en Statistieken - Slaap en Slaapstoornissen [Internet]. 2017 [geciteerd 2018 jun 26];Beschikbaar via: https://www.cdc.gov/sleep/data_statistics.html

88. Kostrzewa-Janicka J, Jurkowski P, Zycinska K, Przybyłowska D, Mierzwińska-Nastalska E. Slaapgerelateerde ademhalingsstoornissen en bruxisme. *Adv Exp Med Biol* 2015;873:9–14.

89. Jokubauskas L, Baltrušaitytė A. Relatie tussen obstructieve slaapapneusyndroom en slaapbruxisme: een systematische review. *J Oral Rehabil* 2017;44(2):144–53.

90. Chervin RD, Dillon JE, Bassetti C, Ganoczy DA, Pituch KJ. Symptomen van slaapstoornissen, onoplettendheid en hyperactiviteit bij kinderen. *Sleep* 1997;20(12):1185–92.

91. Wu J, Gu M, Chen S, Chen W, Ni K, Xu H, et al. Factoren gerelateerd aan pediatrische obstructieve slaapapneu-hypopneusyndroom bij kinderen met aandachtstekortstoornis met hyperactiviteit in verschillende leeftijdsgroepen. *Medicine* 2017;96(42):e8281.

92. Philby MF, Macey PM, Ma RA, Kumar R, Gozal D, Kheirandish-Gozal L. Verminderde regionale grijze stofvolumes bij pediatrische obstructieve slaapapneu. *Sci Rep* 2017;7:44566.

93. Macey PM, Kheirandish-Gozal L, Prasad JP, Ma RA, Kumar R, Philby MF, et al. Gewijzigde regionale hersenschorsdikte bij pediatrische obstructieve slaapapneu. *Front Neurol* 2018;9:4.

94. McNamara JA Jr, Lione R, Franchi L, Angelieri F, Cevidanes LHS, Darendeliler MA, et al. De rol van snelle maxillaire expansie in de bevordering van orale en algemene gezondheid. *Prog Orthod* 2015;16:33.

95. Guilleminault C, Monteyrol P-J, Huynh NT, Pirelli P, Quo S, Li K. Adeno-tonsillectomie en snelle maxillaire distractie bij prepuberale kinderen, een pilotstudie. *Sleep Breath* 2011;15(2):173–7.

96. Lehmann KJ, Nelson R, MacLellan D, Anderson P, Romao RLP. De rol van adenotonsillectomie in de behandeling van primaire nachtelijke enuresis bij kinderen: een systematische review. *J Pediatr Urol* 2018;14(1):53.e1–53.e8.

97.   Mondgezondheid in Amerika: een rapport van de Surgeon General. *J Calif Dent Assoc* 2000;28(9):685–95.

98.   Bishara SE. Beheer van diastema's in orthodontie. *Am J Orthod* 1972;61(1):55–63.

99.   Khoury MJ, Cordero JF, Mulinare J, Opitz JM. Geselecteerde middellijndefectassociaties: een populatiestudie. *Pediatrics* 1989;84(2):266–72.

100.   Hirsch S, Sanchez H, Albala C, de la Maza MP, Barrera G, Leiva L, et al. Darmkanker in Chili voor en na het begin van het meelversterkingsprogramma met foliumzuur. *Eur J Gastroenterol Hepatol* 2009;21(4):436–9.

101.   Troen AM, Mitchell B, Sorensen B, Wener MH, Johnston A, Wood B, et al. Onverwerkt foliumzuur in plasma is geassocieerd met verminderde natuurlijke killer-cel cytotoxiciteit bij postmenopauzale vrouwen. *J Nutr* 2006;136(1):189–94.

102.   Mills JL. Versterking van voedingsmiddelen met foliumzuur — hoeveel is genoeg? *N Engl J Med* 2000;342(19):1442–5.

103.   Brandalize APC, Bandinelli E, dos Santos PA, Roisenberg I, Schüler-Faccini L. Evaluatie van C677T en A1298C polymorfismen van het MTHFR-gen als maternale risicofactoren voor Downsyndroom en congenitale hartafwijkingen. *Am J Med Genet A* 2009;149A(10):2080–7.

104.   Imbard A, Benoist J-F, Blom HJ. Neurale buisdefecten, foliumzuur en methylering. *Int J Environ Res Public Health* 2013;10(9):4352–89.

105.   CDC. Data en Statistieken | Autismespectrumstoornis (ASD) | NCBDDD | CDC [Internet]. *Centers for Disease Control and Prevention* 2018 [geciteerd 2018 jun 25];Beschikbaar via: https://www.cdc.gov/ncbddd/autism/data.html

106.   Rogers AP. Oefeningen voor de ontwikkeling van de spieren van het gezicht, met het oog op het verhogen van hun functionele activiteit. *Dental Cosmos* LX 1918;59(857):e76.

107.   Bonuck K, Freeman K, Chervin RD, Xu L. Slaapgestoorde ademhaling in een populatiegebaseerde cohort: gedragsresultaten op 4 en 7 jaar. *Pediatrics* 2012;129(4):e857–65.

108. Camacho M, Certal V, Abdullatif J, Zaghi S, Ruoff CM, Capasso R, et al. Myofunctionele therapie voor de behandeling van obstructieve slaapapneu: een systematische review en meta-analyse. *Sleep* 2015;38(5):669–75.

109. Mindell JA, Owens JA. *A Clinical Guide to Pediatric Sleep: Diagnosis and Management of Sleep Problems*. Lippincott Williams & Wilkins; 2015.

110. Proffit WR, Fields HW Jr, Sarver DM. *Contemporary Orthodontics*. Elsevier Health Sciences; 2006.

111. Chiropractische zorg voor kinderen: controverses en kwesties. *Paediatr Child Health* 2002;7(2):85–104.

112. Lee AC, Li DH, Kemper KJ. Chiropractische zorg voor kinderen. *Arch Pediatr Adolesc Med* 2000;154(4):401–7.

113. Fry LM. Chiropractie en borstvoedingsdisfunctie: een literatuurreview. *Journal of Clinical Chiropractic Pediatrics* 2014;14(2):1151–5.

114. Page P. Cervicogene hoofdpijn: een evidence-geleide benadering van klinisch beheer. *Int J Sports Phys Ther* 2011;6(3):254–66.

115. Mawji A, Vollman AR, Hatfield J, McNeil DA, Sauvé R. De incidentie van positionele plagiocefalie: een cohortstudie. *Pediatrics* 2013;132(2):298–304.

116. Pérez-Machado JL, Rodríguez-Fuentes G. [Relatie tussen de buikligging en het bereiken van hoofdcontrole op 3 maanden]. *An Pediatr* 2013;79(4):241–7.

117. Senju A, Shimono M, Tsuji M, Suga R, Shibata E, Fujino Y, et al. Onvermogen van zuigelingen om op te drukken in de buikligging en daaropvolgende ontwikkeling. *Pediatr Int* [Internet] 2018;Beschikbaar via: http://dx.doi.org/10.1111/ped.13632

118. Mukai S, Mukai C, Asaoka K. Congenitale ankyloglossie met afwijking van de epiglottis en larynx: symptomen en ademhalingsfunctie bij volwassenen. *Ann Otol Rhinol Laryngol* 1993;102(8 Pt 1):620–4.

Bijlage

Dit zijn de formulieren die we gebruiken voor diagnose, onderzoek, postoperatieve instructies en follow-up afspraken om degenen die deze baby's en kinderen behandelen te helpen.

Zuigelingenvragenlijst
(Aangepast van Dr. Larry Kotlow, DDS)

Naam van de baby _____ Geboortedatum _____ Datum van vandaag _____

_____ Man _____ Vrouw Geboortegewicht _____ Huidig gewicht _____ Geboorteplaats _____

_____ Vaginale bevalling _____ Keizersnede bevalling Zijn er complicaties bij de geboorte? _____

Geeft u borstvoeding of kolft u? ___ Ja ___ Nee Zo nee, hoe lang geleden bent u gestopt met borstvoeding? _____

1. Heeft uw kind de vitamine K-injectie gehad? ___ Ja ___ Nee
2. Was uw baby te vroeg geboren? ___ Ja ___ Nee Zo ja, hoeveel weken? _____
3. Heeft uw baby een hartaandoening ___ Ja ___ Nee of bekende bloedingsziekten? ___ Ja ___ Nee
4. Heeft u nog andere medische aandoeningen? _____
4. Heeft uw baby een operatie ondergaan? ___ Ja ___ Nee Welk type? _____
5. **Heeft uw baby een van de volgende klachten gehad? Kruis aan / omcirkel / licht toe waar nodig.**

___ Ondiep aanleggen aan de borst of fles
___ Valt in slaap midden in een voeding
___ Schuift of klikt op de tepel en er weer af
___ Kokhalzen, stikken of hoesten tijdens het eten
___ Slechte of langzame gewichtstoename
___ Vaak hikken
___ Veel hik *in de baarmoeder*
___ Het kauwen op de tepel of het kauwen op de tepel
___ Fopspeen valt er gemakkelijk uit of blijft er niet in zitten
___ Snurken, luidruchtig ademen of door de mond ademen
___ Kort slapen en vaak wakker worden
___ Baby beweegt veel tijdens slaap/rusteloze slaap
___ Baby lijkt altijd hongerig en niet vol
___ Vertraagd kruipen of lopen

___ De lippen krullen naar beneden tijdens het geven van borstvoeding of het drinken van een flesje
___ Klik- of smakgeluiden tijdens het eten
___ Blaren of eeltplekken op de lippen zuigen
___ Kolieksymptomen / Baby huilt veel
___ Refluxsymptomen
___ Spuugt u vaak? Hoeveelheid / Frequentie _____
___ Gasachtig (toetert veel) / Vaak kieskeurig
___ Er lekt melk uit de mond tijdens het voeden/flesje
___ Neusgeluiden zijn vaak verstopt
___ Baby is gefrustreerd door de borst of fles
___ Constipatie of onregelmatige ontlasting
Hoe lang duurt het voordat een baby eet? _____
Hoe vaak eet de baby? _____
Nog iets anders?

6. Gebruikt uw baby medicijnen? ___ Reflux ___ Spruw Naam van het medicijn: _____

7. Heeft u eerder een operatie ondergaan om het tong- of lipbandje te corrigeren? _____

8. Hoe gaat het mentaal/emotioneel met je? _____

9. **Heeft u nu of in het verleden last gehad van een van de volgende klachten of symptomen? Kruis aan/omcirkel/licht toe.**

___ Gerimpelde, afgeplatte of verbleekte tepels
___ Tepels in de vorm van lippenstift
___ Blaren of gesneden tepels
Pijn op een schaal van 0-10 bij de eerste keer aanhappen _____
Pijn (0-10) tijdens het voeden _____
___ Gevoelens van hopeloosheid/depressie

___ Slechte of onvolledige drainage van de borst
___ Afnemende melkproductie
___ Verstopte melkklieren / stuwing / mastitis
___ Tepelspruw
___ Een tepelhoedje gebruiken
___ Baby geeft de voorkeur aan één kant boven de andere ____ (R/L)

Huisarts _____ Chiropractor/PT/CST _____

Lactatiekundige _____ Andere therapeut/aanbieder _____

Wie heeft u naar ons verwezen? _____ Hoe ver woont u bij ons vandaan? _____

Zuigelingenonderzoeksformulier
(Aangepast van Dr. Marty Kaplan, DDS)

Beoordeling van het Alabama Tongue-Tie Center

Patiëntnaam : _____   Datum: _____

Lip-Tie: Kotlow 1 2 3 4
Presentatie: Dun / Dik / Vezelig / Vlezig Blanching Weefsel: J / N
Pijn bij het tillen: J / N   Diasteem Aanwezig: J / N / NA

Evaluatie van de lip van een baby:
1. Eelt of blaren op de bovenlip? J/N Blaren op alle lippen? J/N
2. Bovenlip krult omhoog en naar buiten (flenzen)? J/N
3. Bovenlip rekt uit en rolt naar het puntje van de neus? J/N
4. Spierspanning: strak / flexibel

Buccale banden : Geen Blanchering R/L Palpatie R/L Baxter Klasse I II III

Tongevaluatie:
Kotlow-classificatie van tongriem: 1- 0-25% 2- 25-50% 3- 50-75% 4- 75-100% tot aan de punt
Voorste tongriem
1. Frenumbreedte: licht <1mm / matig 2-4mm / ernstig > 4mm
2. Barrière voor vingervegen: kleine drempel / matige drempel / hek
3. Bleekt het tandvlees wanneer de tong zich terugtrekt. J / N
4. Vorm van de tong: gekerfd / komvormig / hartvormig / vierkant / mesvormig / tentvormig

Achterste tongriempje:
Vingerveeg: verkeersdrempel / matige drempel / hek / tenten / Eiffeltoren
Verschijning:
1. Dorsale depressie / kuiltje aanwezig: Ja / Nee
2. Tongvezel: dun / dik
3. Vezelinzetstukken: midden 1/3 / posterieur 1/3
4. Diep/Verborgen (Zichtbaar met Retractie / *Submucosaal*)

Functionele graad: TIP ____ Graad 1 (>80%) Graad 2 (50-80%) Graad 3 (25-50%) Graad 4 (<25%)
LPS ____ Graad 1 (>60%) Graad 2 (30-60%) Graad 3 (<30%) Graad 4 (<5/UTO)

Compensatie : FoM tilt op bij het optillen van de tong J/N Spanning: Nek/Mentalis
Graad 4 c/t 3 / Graad 4 c/t 2 / Graad 3 c/t 2 / Graad 3 c/t 1 / Graad 2 c/t 1

Smaak: Plat / Normaal / Hoog gebogen / V-vormig / U-vormig
Intermolaire breedte bij volwassenen: ____ Goed 38-42 mm / Mild 36-38 mm / Matig 34-36 mm / Ernstig <34 mm
Intermolaire breedte kind: ____ Goed 24 mm + leeftijd
Tongoverloop bij LPS: Normaal / Mild / Matig / Ernstig
Tongschelp: Ja / Nee Zacht gehemelte zichtbaar: Ja / Nee Tonsillaire hypertrofie: Ja / Nee

Zuigelingenfrenectomie postoperatief formulier
(Aangepast van Dr. Greg Notestine, DDS)

NABEHANDELINGSINSTRUCTIES VOOR HET LOSLATEN VAN EEN TONGRIEMJE BIJ ZUIGELING

Uw doel is om het gebied te laten genezen en zoveel mogelijk bewegingsvrijheid te geven. Doe de rek- en strekoefeningen terwijl de baby op een aankleedtafel, bed of bank ligt, met het gezicht van u af, net zoals tijdens het onderzoek. Er is een video beschikbaar op onze website www.TongueTieAL.com. Neem binnen 7-10 dagen persoonlijk of online contact op. **Begin de dag NA de behandeling met de rek- en strekoefeningen** . Draag handschoenen (bij voorkeur) of schone handen met geknipte nagels voor de rek- en strekoefeningen.

1. Als de lip of wang ook is losgelaten, steek dan eerst je vingers helemaal in de lipplooi en trek de lip of wang zo hoog mogelijk omhoog en naar buiten, zodat je de witte diamant(en) kunt zien opengaan. **Duw zachtjes maar stevig op het/de gebied(en) en naar binnen en omhoog.** Het kan (soms) licht bloeden, maar als je merkt dat er bloed uit komt, neem dan contact met ons op.
2. Voor de tong: gebruik je niet-dominante duim om op het onderste tandvleeskussentje te drukken en houd de mond open. Druk met één wijsvinger net achter het tandvleeskussentje op de mondbodem en duw langzaam en stevig op en neer over de wond om spanning op de wond te zetten gedurende een paar seconden. Herhaal dit drie keer. Het kan de eerste dag of twee licht bloeden, maar dit is niet erg.
3. Het belangrijkste doel is om de "diamant" op de lip en vooral de tong te openen en te zien. Als je merkt dat deze strak begint te staan, rek/duw dan iets meer om hem weer te openen.
4. Herhaal dit **3 keer per dag gedurende 4 weken.**
5. **Als je niet persoonlijk langs kunt komen** , doe dan een "diepere rekoefening" en duw twee keer zo hard om de zeven dagen om te controleren of de wond niet weer aangroeit. Er is een video beschikbaar op onze website of YouTube-kanaal. Je zult wat bloeding opmerken als de wond weer opengaat of uitrekt, wat betekent dat de wond een beetje aangroeide en nu weer open is. Houd 4-5 minuten druk met een gaasje of een papieren handdoekje en het zal stoppen. De symptomen zouden na de rek moeten verbeteren.
6. Speel een paar keer per dag met schone vingers in de mond van je kind om te voorkomen dat hij of zij een afkeer voor de mond krijgt. Kietel de lippen of het tandvlees, of laat je kind op je vinger zuigen.
7. Bekijk het YouTube-kanaal van Michelle Emanuel voor buikligging en guppy-oefeningen. Doe ze dagelijks.
8. Het vrijgekomen gebied zal na de eerste dag een natte korst vormen. Deze ziet er wit en zacht uit. Het kan verkleuren naar geel of zelfs groen. **Dit is geen infectie** , maar gewoon een korstje in de mond. Het wit/gele gebied wordt elke dag kleiner in de lengte, maar er is NOG STEEDS GENEES! Dus ook al is het witte korstje minder zichtbaar, u moet het blijven oprekken, anders moet de operatie mogelijk worden herhaald. Neem bij vragen contact op met onze praktijk.

Nazorg bij een lactatiekundige is cruciaal als je borstvoeding geeft. Baby's die flesvoeding krijgen, hebben baat bij een bezoek aan een voedingstherapeut. Een fysiotherapeut (chiropractor, CST, enz.) is ook erg nuttig, en bij zware baby's is er mogelijk minder verandering. Je kunt één betere voeding per dag verwachten (twee betere voedingen op de tweede dag, enz.). Soms is er direct een verschil in de voeding, en soms duurt het een paar dagen tot weken. Huid-op-huidcontact, warme baden en rustgevende muziek kunnen erg goed zijn om de baby te kalmeren.

Bij pijn, geef CHILDREN'S TYLENOL of GENEXA (biologisch) (160 mg/5 ml) vanaf THUISKOMEN en gedurende de volgende 2-3 dagen om de 4-6 uur (niet meer dan 5 doses per 24 uur). Voor baby's van 2,7 kg: geef 40 mg of 1,25 ml, voor baby's van 3,2 kg: geef 1,5 ml, voor baby's van 3,6 kg: geef 1,7 ml, voor baby's van 4,5 kg: geef 1,9 ml, voor baby's van 4,5 kg: geef 2,1 ml en voor baby's van 5,5 kg: geef 2,3 ml. Baby's van 5,5-6,5 kg: geef 80 mg of 2,5 ml, voor baby's van 6-7 kg: geef 3 ml. Voor baby's van 8-10 kg: geef 3,75 ml en voor baby's van 11 kg en meer: geef 5 ml. Als uw kind 6 maanden oud is en 5,5-7,7 kg weegt, kunt u INFANT's Motrin (ibuprofen) geven in een dosering van 1,25 ml (50 mg) of 1,875 ml als uw kind meer dan 8 kg weegt. Als uw baby weigert te drinken of pijn lijkt te hebben, controleer dan of de dosering paracetamol correct is en zoek een alternatieve manier om melk bij de baby te krijgen (fles, spuit, beker).

De lip van uw kind zal een paar dagen licht opzwellen en de losgelaten plekken zullen een paar dagen pijnlijk zijn. Na één week zal het er veel beter uitzien, en na twee tot drie weken ziet het er veel beter en bijna normaal uit.

Heeft u vragen? Bel ons dan op 205-419-4333. Voor dringende zaken buiten kantoortijden kunt u contact opnemen met Dr. Baxter op #### of Dr. Trego op #####. Voor noodgevallen kunt u 112 bellen.

Kind tongriemvragenlijst

Naam van de patiënt_____Geboortedatum _____Leeftijd_____Datum van vandaag _____

Medische problemen: _____ Medicatiegebruik: _____

Allergieën:_____Vorigetong-/lipklem? (wanneer/waar)_____

Heeft uw kind een van de volgende problemen ondervonden? Controleer of licht het toe indien nodig.

Toespraak
___ Frustratie met communicatie
___ Moeilijk te begrijpen door ouders
___ Moeilijk te begrijpen voor buitenstaanders
___ %Percentage van de tijd dat u uw kind begrijpt___ Moeite met snel spreken
___ Moeite om woorden te vinden/naar woorden te zoeken
___ Problemenmetgeluiden(welke?)_____
___ Spraakvertraging (wanneer?)_____
___ Stotteren
___ Spreken is moeilijker te begrijpen in lange zinnen
___ Logopedie (hoe lang)_____
___ Mompelend of zachtjes sprekend
___ "BabyTalks" of gebruikt babystem

Problemen met borstvoeding of flesvoeding bij een baby
___ Pijnlijke verpleging of opper/lakkige vergrendeling
___ Slechte gewichtstoename
___ Reflux of spugen
___ Gassy(productsalot)asbaby
___ Melkgelektuitdemond / rommelige eter
___ Slechte melkvoorraad
___ Tepelhoedje nodig voor verpleging
___ Klikkend of smakkend geluid tijdens het eten
___ Criedalot/colicasbaby
___ Ander:

Andere gerelateerde problemen
___ Nek- of schouderspanning of pijn
___ TMG Pijn, klikken of knappen
___ Hoofdpijn of migraine
___ Sterke reflex
___ Langdurig duimzuigen/fopspeengebruik
___ Mond open/mondademen gedurende de dag
___ Amandelen of amandelen eerder verwijderd
___ Oorbuisjesvoorheen /veeloorontstekingen
___ Hyperactiviteit/onoplettendheid
___ Vertraagdlopenofkruipen(nuofeerder)

Voeding
___ Frustratie tijdens het eten
___ Moeilijkheden bij de overgang naar vast voedsel
___ Langzame eter/eet zijn maaltijden niet op
___ Kleine eetlust/moeite met aankomen
___ Grazeonfood gedurende de dag
___ Packingfoodincheekslikeachipmunk
___ Kieskeurige eter/met texturen (welke?)_____
___ Verstikking of kokhalzen in eten
___ Pittig eten
___ Ik wil geen nieuw voedsel proberen
___
___ ConstipatieReflux(medicatie of niet)
___ Heeft invloed op de gezinsdynamiek (niet kunnen vrijen, etc.)

Slaapproblemen
___ Slaapt in vreemde posities (onderin)
___ Slaapt onrustig/schopt/beweegt veel
___ Wordt gemakkelijk of vaak wakker
___ Plast in bed
___ Word moe en niet verfrist wakker
___ Tandenknarsentijdenshetslapen
___ Slaaptmetmondopen
___ Snurken tijdens het slapen (hoe vaak)_____
___ Hijgt naar lucht of stopt met ademen (slaapapneu)
___ Nachtelijke angsten (schreeuwend wakker worden)

Lip-Tie-problemen
___ Moeilijk of moeilijk om je tanden te poetsen
___ Boventanden zijn niet zichtbaar bij het lachen
___ Gap tussen twee voortanden
___ Holtes op de voortanden
___ Problemen met een lepel/lepel omdraaien
___ Problemen met B, P, MorW-geluiden
___ Moeilijkheden met ademhalen door de neus

Zijn er nog andere problemen of zorgen?

Primaire Zorgverlener _____ Chiropractor/PT/CST_____

Logopedist/Voedingstherapeut _____ Andere therapeut/aanbieder_____

Wie heeft jou doorverwezen? _____ Hoever weg woon je? _____

Over de auteurs

Richard Baxter, DMD, MS

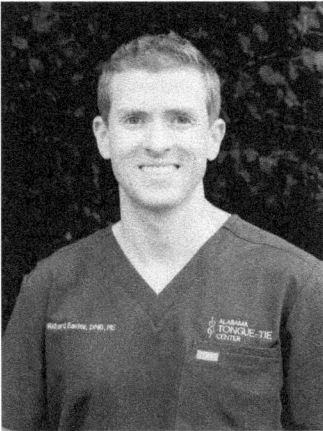

Dr. Richard Baxter is een gecertificeerde kindertandarts en gecertificeerde laserschirurg. Hij woont in Birmingham, AL, met zijn vrouw Tara en drie dochters, Hannah, Noelle en Molly. Hij is de oprichter en eigenaar van Shelby Pediatric Dentistry en het Alabama Tongue-Tie Center, waar hij de CO_2-laser gebruikt om orale beperkingen vrij te maken die problemen veroorzaken met borstvoeding, spraak, tandheelkunde, slaap en voeding. Hij had zelf een tongriem, en zijn drie dochters werden bij de geboorte behandeld voor tong- en lipriem, dus voor hem is dit veld een persoonlijk verhaal. In zijn vrije tijd geniet hij van tijd doorbrengen met zijn gezin, lezen en buitenactiviteiten. Dr. Baxter neemt ook deel aan veel tandheelkundige missiereizen naar het buitenland en werkt momenteel aan verschillende projecten met betrekking tot tongriemen, waaronder onderzoek en educatie.

Megan Musso, MA, CCC-SLP

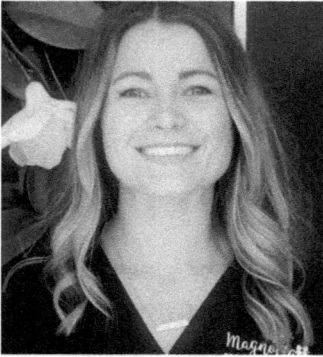

Megan Musso is een gecertificeerde en gelicentieerde logopedist en de oprichter en eigenaar van Magnolia Pediatric Therapy in Lake Charles, Louisiana. Ze behaalde haar bachelor- en masterdiploma's aan Louisiana State University en heeft sindsdien haar passie voor pediatrische voeding en vroege interventie nagestreefd. Megan's ervaringen met het werken met de pediatrische populatie omvatten het behandelen van voedingsstoornissen bij zuigelingen en kinderen met beperkte mondweefsels, medisch fragiele zuigelingen, adolescenten met speciale behoeften en normaal ontwikkelende kinderen met orale aversie of "kieskeurig eten". In haar vrije tijd geniet Megan van een goede kop koffie, reizen met haar man en het coachen van atletiek op Barbe High School.

Lauren Hughes, MS, CCC-SLP

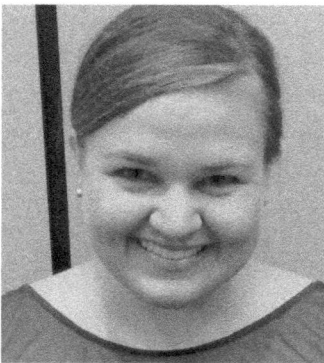

Lauren Hughes is een gecertificeerde logopedist en eigenaar van Expressions Pediatric Therapy in Birmingham, AL. Ze behaalde haar masterdiploma aan de University of Southern Mississippi en heeft training gevolgd om haar begrip van voedings-, orale motor-, spraak- en taalstoornissen te verdiepen om de beste kwaliteit diensten te bieden aan haar cliënten. In haar vrije tijd geniet Lauren van lezen, tijd doorbrengen met vrienden, het kijken naar een goede film en reizen naar nieuwe plaatsen.

Lisa Lahey, RN, IBCLC, COMS

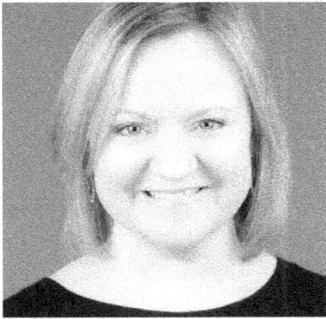

Lisa heeft 22 jaar gewerkt in de gezondheidszorg voor moeders en kinderen als geregistreerd verpleegkundige en lactatiekundige, eerst in de ziekenhuisomgeving van bevalling en kraamzorg, neonatale intensive care en pasgeborenenafdeling. Als IBCLC gedurende 19 jaar heeft Lisa een speciale interesse in beperkte mondweefsels en myofunctionele therapie, en heeft ze veel trainingen en cursussen gevolgd naast haar bachelor verpleegkunde om expertise te bieden aan haar patiënten. Lisa biedt nu lactatieconsulten en holistische modaliteiten voor complexe borstvoedingsproblemen in haar privépraktijk, Advanced Breastfeeding Care. Lisa werkt ook in een functioneel orthodontisch kantoor in Indianapolis, IN, waar ze myofunctionele beoordeling en therapie biedt aan baby's, kinderen en volwassenen. Lisa geeft een IBCLC Master Class-cursus met andere collega's over tongriembeoordeling en orale rehabilitatie. Ze geniet van reizen met haar man en haar vijf kinderen naar nationale parken om te ontspannen en van de natuur te genieten.

Paula Fabbie, RDH, BS, COM

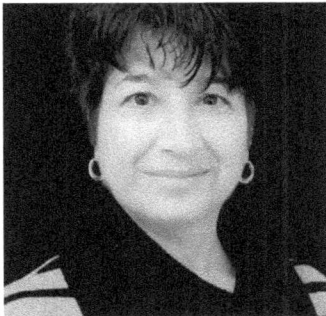

Paula Fabbie, RDH, BS, COM (gecertificeerd orofaciaal myologist) geeft consulten, lezingen en schrijft artikelen over orofaciale myofunctionele stoornissen (OMD's) en hoe deze de algehele gezondheid en slaap beïnvloeden. Paula biedt een unieke kijk op beproefde principes van orale rusthouding gecombineerd met evidence-based wetenschap om haar patiënten te helpen

319

myofunctionele doelen en functionele ademhaling te bereiken. Ze runt Paula Fabbie, LLC, waar ze myofunctionele diensten aanbiedt.

Marty Lovvorn, DC

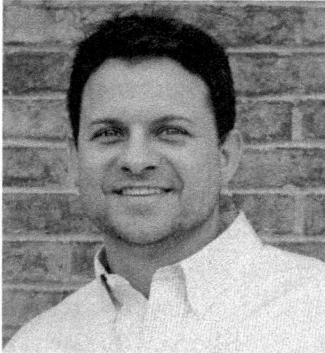

Dr. Marty Lovvorn is de oprichter en leidende Gonstead-dokter van Precision Chiropractic of Alabama. Dr. Lovvorn is afgestudeerd aan Auburn University (B.S.) en Life University (D.C.). Hij is toegewijd aan specialisatie in de wereldberoemde Gonstead-techniek en richt zich op pediatrische ontwikkeling, zwangerschap en prenatale zorg, herstel van sportblessures en gezondheid van volwassenen. Hij is gepassioneerd over het maken van een blijvende impact door educatie en toepassing van principiële chiropractische zorg. Dr. Lovvorn, zijn vrouw en twee kinderen wonen in Birmingham, AL, waar ze genieten van buitenactiviteiten en familietijd.

Michelle Emanuel, OTR/L, NBCR, CST, CIMI, RYT200

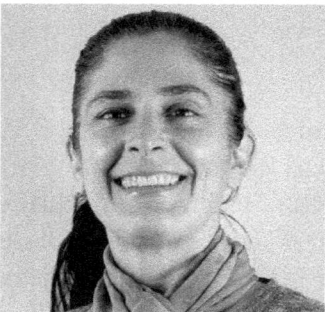

Michelle is een neonatale/pediatrische ergotherapeut, nationaal gecertificeerd reflexoloog, gecertificeerd craniosacraal therapeut, gecertificeerd babymassage-instructeur en een geregistreerd yogaleraar gespecialiseerd in de pre-kruipende zuigeling. Gedurende 17 jaar werkte ze bij Cincinnati Children's Hospital Medical Center, in zowel intramurale/NICU als poliklinische/ontwikkelingsgebieden. Tijdens deze tijd ontwikkelde Michelle de TummyTime!™ Methode (TTM) om ouders en baby's te helpen uitdagingen te overwinnen en van buiktijd te houden. Ze leidt ook professionals op, certificeert en begeleidt hen om gecertificeerd te worden in TTM. De afgelopen jaren heeft Michelle een fulltime privépraktijk, waar ze baby's met hersenzenuwdisfunctie (CND), beperkte mondweefsels (TOTs) en orale motorische/ontwikkelingsproblemen van pre-kruipende baby's evalueert en behandelt. Ze reist ook uitgebreid om haar curriculum te onderwijzen, werkt samen en geeft samen les met andere TOTs-professionals, en is lid van het onderwijzend personeel van de Academy of Orofacial Myofunctional Therapy. Michelle woont in Cincinnati met haar drie kinderen, een zoon op de universiteit en twee dochters, beide op de middelbare school.

On-demand leren.
Transformerende zorg.

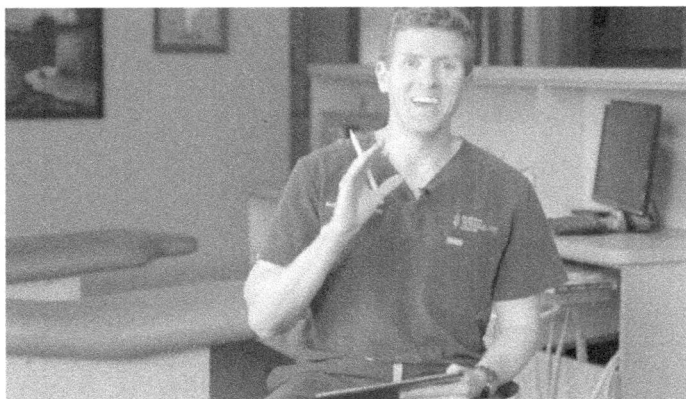

In deze uitgebreide online cursus legt Dr. Richard Baxter in detail uit hoe je patiënten met orale beperkingen kunt evalueren, diagnosticeren en behandelen. Een grondige achtergrond van tongriemen en hun effecten op patiënten door het hele leven wordt besproken, evenals tientallen casussen uitgelegd en het nieuwste onderzoek samengevat. Een module over bedrijfsperspectief beschrijft hoe je teamleden kunt trainen, facturatie- en verzekeringskwesties, en hoe je kunt beginnen met het behandelen van tongriempatiënten. Tot slot helpen volledige patiëntbehandelingsvideo's van onze consultatie-, behandelings- en follow-upmethoden zorgverleners om onze praktijk virtueel te observeren zonder te hoeven reizen of hun praktijken te sluiten. Meld je vandaag aan om op je eigen tijd te beginnen met leren en patiënten met vertrouwen te behandelen.

Leer meer en begin op:
www.TongueTie.com/Professionals